Melanie Jordt
Thomas Girr
Ines-Karina Weiland

Erfolgreich IGeLn
Analyse, Organisation, Vermarktung

2., vollständig überarbeitete und aktualisierte Auflage

Auch diese Bücher könnten Sie interessieren

Unsere Reihe »Erfolgskonzept Praxis- & Krankenhaus-Management«

Kutscher, Seßler
Kommunikation – Erfolgsfaktor in der Medizin
Teamführung, Patientengespräch,
Networking & Selbstmarketing
2007. 144 S. 18 Abb. Geb. € (D) **29,95**
ISBN 978-3-540-48590-2

Papenhoff, Schmitz
BWL für Mediziner im Krankenhaus
Zusammenhänge verstehen –
erfolgreich argumentieren
2009. 145 S. 33 Abb. Geb. € (D) **39,95**
ISBN 978-3-540-89178-9

Ertl-Wagner, Steinbrucker, Wagner
Qualitätsmanagement & Zertifizierung
Praktische Umsetzung in Kranken-
häusern, Reha-Kliniken, stationären
Pflegeeinrichtungen
2009. 204 S. 48 Abb. Geb. € (D) **44,95**
ISBN 978-3-540-89084-3

Schurr, Kunhardt, Dumont
Unternehmen Arztpraxis – Ihr Erfolgsmanagement
Aufbau – Existenzsicherung –
Altersvorsorge
2009, 178 S. 91 Abb. Geb. € (D) **39,95**
ISBN 978-3-540-48559-9

Schüller, Dumont
Die erfolgreiche Arztpraxis
Patientenorientierung –
Mitarbeiterführung – Marketing
3. Aufl. 2010. 192 S. 20 Abb. Geb. € (D) **39,95**
ISBN 978-3-642-00733-0

Papenhoff, Platzköster
Marketing für Krankenhäuser und Reha-Kliniken
Marktorientierung & Strategie, Analyse
& Umsetzung, Trends & Chancen
2010. 152 S. 30 Abb. in Farbe. Geb. € (D)
39,95
ISBN 978-3-540-89090-4

Hollmann
Führungskompetenz für Leitende Ärzte
Motivation, Teamführung,
Konfliktmanagement im Krankenhaus
2010. 200 S. 30 Abb. Geb. € (D) **44,95**
ISBN 978-3-642-05264-4

Frank
Meine Arztpraxis – erfolgreich im neuen Gesundheitsmarkt
Die besten Strategien, Ideen und
Konzepte
2010. 190 S. 15 Abb. Geb. € (D) **39,95**
ISBN 978-3-540-89088-1

Schäfer
Honorararzt - Flexibilität und Freiberuflichkeit
Akquise, Organisation, Recht, Finanzen
2011, 200 S., 25 Abb. Geb. € (D) **39,95**
ISBN 978-3-642-13081-6

Sander, Müller
Meine Zahnarztpraxis – Marketing
Patientengewinnung, Markenbildung,
Positionierung
2011. 165 S. 42 Abb. Geb. € (D) **39,95**
ISBN 978-3-642-13081-6

Tafuro, Franzen
Unternehmen Zahnarztpraxis – die Bausteine des Erfolgs
Teamführung, Betriebswirtschaft,
Marketing, Zeitmanagement,
Zukunftstrends
2012. 209 S. 23 Abb. Geb. € (D) **39,95**
ISBN 978-3-642-17169-7

Weimann, Weimann
High performance im Krankenhaus-management
Die 10 wichtigsten Schritte für eine
erfolgreiche Klinik
2012. ca. 200 S. 60 Abb. Geb. € (D) **49,95**
ISBN 978-3-642-25067-5
Voraussichtlicher Erscheinungstermin:
März 2012

Melanie Jordt

Thomas Girr

Ines-Karina Weiland

Erfolgreich IGeLn

Analyse, Organisation, Vermarktung

2., vollständig überarbeitete und aktualisierte Auflage

Mit 26 Abbildungen und 97 Tabellen

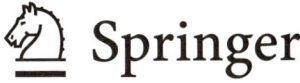 Springer

Melanie Jordt
Huntloser Straße 1
26209 Hatten-Sandhatten

Thomas Girr
Lüneburger Straße 26
21376 Salzhausen

Ines-Karina Weiland
Heuberge 1a
27801 Dötlingen-Neerstedt

ISBN-13   978-3-642-20462-3   Springer-Verlag Berlin Heidelberg New York

Bibliografische Information der Deutschen Nationalbibliothek
Die Deutsche Nationalbibliothek verzeichnet diese Publikation in der Deutschen Nationalbibliografie;
detaillierte bibliografische Daten sind im Internet über http://dnb.d-nb.de abrufbar.

SpringerMedizin
Springer-Verlag GmbH
ein Unternehmen von Springer Science+Business Media
springer.com

© Springer-Verlag Berlin Heidelberg 2012

Planung: Hinrich Küster, Heidelberg
Projektmanagement: Kerstin Barton, Heidelberg
Lektorat: Marion Sonnenmoser, Landau
Umschlaggestaltung: deblik Berlin
Einbandgestaltung:
Linke Abbildung: © photos.com, rechte Abbildung: Springer (Die erfolgreiche Arztpraxis)
Satz: Crest Premedia Solutions (P) Ltd., Pune, India

SPIN: 12258338

Gedruckt auf säurefreiem Papier   22/2122 – 5 4 3 2 1 0

Vorwort

Wir freuen uns, aufgrund der großen Nachfrage und der vielen positiven Rückmeldungen, Ihnen mit dieser Neuauflage nun endlich eine aktuelle und weiter optimierte Ausgabe an die Hand geben zu können.

Dieses Buch soll Ihnen eine schnelle, gewinnbringende und umsetzbare Einführung von individuellen Gesundheitsleistungen in Ihr Praxisunternehmen erleichtern.

Zur benutzerfreundlichen Anwendung haben wir Ihnen die besten bereits in der Praxis erprobten IGeL-Leistungen zusammengestellt, den Bereich des Umgangs mit den unterschiedlichen Kommunikationshilfen/-beispielen erweitert und zusätzlich den Bereich des Mahnwesens aufgenommen.

Nur das im August 2006 in Kraft getretene Allgemeine Gleichbehandlungsgesetz, das unter anderem die Ungleichbehandlung wegen des Geschlechts ächtet, haben wir im Interesse der Freude am Lesen zurückgestellt. Sätze wie »Die Mitarbeiterin bzw. der Mitarbeiter der Praxis ist aufgefordert, gegenüber ihrer Arbeitgeberin bzw. ihrem Arbeitgeber in einer Berufsausübungsgemeinschaft ggf. gegenüber der für Personalfragen zuständigen Ärztin bzw. dem für Personalfragen zuständigen Arzt ihre Kritik an Kolleginnen bzw. Kollegen nicht generalisiert vorzubringen« sind nicht zielführend – nur ermüdend. Daher steht die weibliche Bezeichnung der »Mitarbeiterin« für medizinische Fachangestellte beiderlei Geschlechts, genauso wie auch die Bezeichnung »Arzt« synonym für beide Geschlechter steht.

Wir wünschen Ihnen in Zusammenarbeit mit Ihrem Team und Ihren zukünftigen gesundheitsbewussten Patienten (Kunden) ein gutes Gelingen sowie viel Freude mit dem IGeLn!

» Zusammenkunft ist ein Anfang.
Zusammenhalt ist ein Fortschritt.
Zusammenarbeit ist der Erfolg.
(Henry Ford) «

» Ans Ziel kommt nur, wer eines hat.
(Martin Luther) «

Lesen Sie und packen Sie es an!

Melanie Jordt, Thomas Girr, Ines-Karina Weiland

Inhaltsverzeichnis

Melanie Jordt, Thomas Girr und Ines-Karina Weiland

Die Autoren

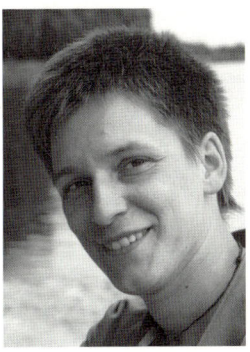

Melanie Jordt ist gelernte Medizinische Fachangestellte und seit 1995 in ihrem Beruf tätig. Nebenberuflich hat sie an der Fachhochschule in Hannover zwei weiterbildende Studiengänge (»Koordinatorin Gesundheitsökonomie« und »Praxismanagerin«) absolviert.

Zu den bisherigen Tätigkeitsschwerpunkten als Medizinische Fachangestellte/Praxismanagerin gehörten u.a.:
- Beratung und Betreuung von Patienten im Rahmen individueller Gesundheitsleistungen
- Abrechnung
- Personalmanagement
- Allgemeine Praxisorganisation/Praxismanagement
- Qualitätsmanagement
- Gestalten von Werbematerialien

Seit 2007 ist sie als Referentin für serviceorientierte Dienstleistungen im Praxisalltag (erfolgreiches IGeLn) tätig.

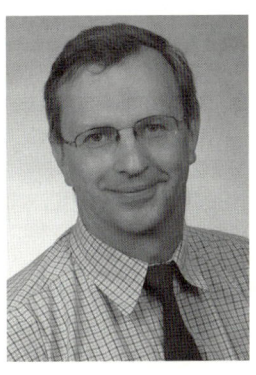

Thomas Girr ist Rechtsanwalt und Notar. Die Kanzlei in 21376 Salzhausen liegt in der malerischen Nordheide nahe Lüneburg am Rande zu Hamburg.

Als Fachanwalt für Medizinrecht mit Schwerpunkt Recht des niedergelassenen Arztes ist er im gesamten Bundesgebiet tätig. Daneben unterrichtet er als Lehrbeauftragter im Fachbereich Weiterbildung und Technologietransfer an der Fachhochschule Hannover niedergelassene Ärzte, Krankenhausärzte und nichtärztliche Mitarbeiter in Arztpraxen.

Thomas Girr ist Vertrauensanwalt der Stiftungsgesundheit, Mitglied der Deutschen Gesellschaft für Kassenarztrecht und Mitglied der Arbeitsgemeinschaft Medizinrecht im Deutschen Anwaltverein.

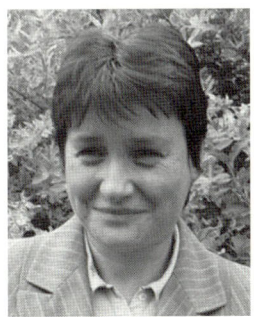

Dipl.-Med. Ines-Karina Weiland studierte an der Martin-Luther-Universität in Halle/Saale Medizin und erhielt 1986 ihre Approbation als Arzt. Als Facharzt für Allgemeinmedizin ist sie nach Beendigung ihrer Ausbildung und erfolgreicher Prüfung durch die Ärztekammer Sachsen-Anhalt seit 1992 tätig.

Seit 1994 praktiziert sie erfolgreich in einer Gemeinschaftspraxis in Dötlichen-Neerstedt.

Ihre IGeL-Schwerpunkte sind Ernährungsberatung und orthomolekulare Medizin. Erfolgreiches IGeLn definiert sie zusammenfassend wie folgt:

»IGeLn macht Spaß, wenn der Patient den Nutzen der angebotenen Leistung erkennt und sich anschließend deutlich besser fühlt!!

Abkürzungsverzeichnis

AA	Arbeitsanweisungen
Abs.	Absatz
Afgis	Aktionsforum Gesundheit Informationssystem
AG	Aktiengesellschaft
AK	Antikörper
AO	Abgabenordnung
ASiG	Gesetz über Betriebsärzte, Sicherheitsingenieure und andere Fachkräfte für Arbeitssicherheit
AU	Arbeitsunfähigkeit
Az.	Aktenzeichen
B	Erstes Zeichen im Aktenzeichen des Bundessozialgerichts
BÄK	Bundesärztekammer
BDSG	Bundesdatenschutzgesetz
BGB	Bürgerliches Gesetzbuch
BGH	Bundesgerichtshof
BIA	Bioelektrische Impedanzanalyse
BITV	Verordnung zur Schaffung barrierefreier Informationstechnik nach dem Behindertengleichstellungsgesetz
BMF	Bundesminister für Finanzen
BMV-Ä	Bundesmantelvertrag-Ärzte
BSG	Bundessozialgericht
BTM	Betäubungsmittel
BVerfG	Bundesverfassungsgericht
BvR	Teil der Aktenzeichen des Bundesverfassungsgerichts
CD	Compact Disc = Tonträger
CL	Checkliste
D	Durchführung
DIN EN ISO	Deutsches Institut für Normung, Europäische Norm, Internationale Norm
DvD	Digital Versatile Disc (digitale vielseitige Scheibe) = universaler Multimediaträger
EBM	einheitlicher Bewertungsmaßstab
EFQM	European Foundation for Quality Management
EKG	Elektrokardiogramm
EKV	Bundesmantelvertrag-Ärzte/Ersatzkassen
EPA	European Practice Assessment/Europäisches Praxisassessment
EStG	Einkommensteuergesetz
GBA	Gemeinsamer Bundesausschuss
GEMA	Gesellschaft für elektroakustische und mechanische Apparate
GEZ	Gebühreneinzugszentrale der öffentlich-rechtlichen Rundfunkanstalten
GG	Grundgesetz
GKV	Gesetzliche Krankenversicherung
GKV-Patient	Mitglied einer gesetzlichen Krankenversicherung
GKV-System	Struktur der gesetzlichen Krankenversicherung
GmbH	Gesellschaft mit beschränkter Haftung
GMG	Gesundheitsmodernisierungsgesetz

GOÄ	Gebührenordnung Ärzte
HIV	Human Immunodeficiency Virus
HNO	Hals-Nasen-Ohren(-Arzt/-Praxis)
HON	Health on Net Foundation
HTML	HyperText Markup Language
HWG	Heilmittelwerbegesetz
IGeL	individuelle Gesundheitsleistungen
JVEG	Justizvergütungs- und -entschädigungsgesetz
KA	Kennzeichnet im Aktenzeichen in allen Instanzen (Sozialgericht, Landessozialgericht, Bundessozialgericht) Verfahren des Vertrags(zahn)arztrechts
KBV	Kassenärztliche Bundesvereinigung
KO-Leistung	Leistungsausschluss für Hausärzte im Vertrag über die hausärztliche Leistung (»Hausarztvertrag«)
KPQM	KVWL-Praxisqualitätsmanagementmodell
KR	Kennzeichnet im Aktenzeichen in allen Instanzen (Sozialgericht, Landessozialgericht, Bundessozialgericht) Verfahren des Krankenversicherungsrechts
KTQ	Kooperation für Transparenz und Qualität im Gesundheitswesen
KV	Kassenärztliche Vereinigung
KVNO	Kassenärztliche Vereinigung Nordrhein
KVP	Kontinuierlicher Verbesserungsprozess
KVWL	Kassenärztliche Vereinigung Westfalen-Lippe
MBKK	Musterbedingungen des Verbandes der privaten Krankenversicherung (1976 und 1994)
MBO	Musterberufsordnung für Ärzte
MDK	Medizinischer Dienst der Krankenversicherung
MFA	Medizinische Fachangestellte
MPG	Medizinproduktegesetz
MPU	Medizinisch-psychologische Untersuchung
PDCA	Plan, Do, Check, Act (nach Walter A. Deming)
PKV-Patient	Mitglied einer privaten Krankenversicherung
PSA	Prostataspezifisches Antigen
QEP	Qualität und Entwicklung in Praxen
QM	Qualitätsmanagement
qu.no	Qualitätsmanagementsystem der KV Nordrhein
R	Kennzeichnet am Ende des Aktenzeichen des Bundessozialgerichts die Zuordnung des Verfahrens zum Revisionsregister (enden grundsätzlich durch Revisionsurteil)
RGSt	Reichsgerichtsentscheidungen in Strafsachen
RPZ	Risikoprioritätenzahl
Rs.	»Rechtssache« (Aktenbezeichnung des Europäischen Gerichtshofs)
RStV	Staatsvertrag für Rundfunk und Telemedien
RVG	Rechtsanwaltsvergütungsgesetz
SGB V	Sozialgesetzbuch, fünftes Buch (gesetzliche Krankenversicherung)
SMART	Spezifisch, messbar, ausführbar/aktionsorientiert, realistisch, terminiert
StGB	Strafgesetzbuch
TMG	Telemediengesetz
TQM	Total Quality Management

U	Teil des Aktenzeichens der Berufungsinstanz Oberlandesgericht in Zivilsachen
UR	Umsatzsteuer-Rundschau (Zeitschrift)
URL	Uniform Resource Locator (einheitliche Ressourcenadresse)
Urt.	Urteil
UStG	Umsatzsteuergesetz
UWG	Gesetz gegen den unlauteren Wettbewerb
v.	vom
VA	Verfahrensanweisungen
VDGH	Verband der Diagnostica-Industrie
ZPO	Zivilprozessordnung
ZR	Teil der Aktenzeichen des Bundesgerichtshofes für Zivilsachen

Individuelle Gesundheitsleistungen (IGeL)

Melanie Jordt und Ines-Karina Weiland

1.1   Einleitung

Individuelle Gesundheitsleistungen (Kurzform: IGeL) sind nicht neu. Diesen Begriff gibt es seit Schaffung des Systems der Gesetzlichen Krankenversicherung (GKV), nur führte er in Zeiten voller (Kranken-)Kassen einen Dornröschenschlaf. Es sind ärztliche Leistungen, die entweder »schon gar nicht« zum Leistungskatalog der GKV gehören oder die im konkreten Behandlungsfall als »unwirtschaftlich« bezeichnet werden.

Schwindende Einnahmen der Krankenversicherungen und der rasante Fortschritt in der Medizin haben die individuellen Gesundheitsleistungen wachgeküsst. Zum einen, weil das Gesundheitsbewusstsein in der Bevölkerung gestiegen ist, zum anderen, weil neue medizinische Erkenntnisse nicht unmittelbar oder gar zwingend Eingang in den Leistungskatalog der GKV finden (vgl. den Leistungsumfang des Modellvorhabens »Akupunktur« und was davon schließlich Eingang in den Leistungskatalog der GKV fand). Und: Das GKV-System ist überhaupt nur noch finanzierbar, wenn der Leistungskatalog der GKV in **Grundleistungen** und **Zusatzleistungen** gegliedert wird und die Arzthonorare weiter budgetiert bleiben, wie es sich bei dem das Praxisbudget ablösende Regelleistungsvolumen gezeigt hat. Auf welche Weise die angekündigte weitere Honorarreform das ändert, ist nicht ersichtlich. Bislang werden zwar Ziele, aber nicht die Wege dahin genannt.

Seriöse IGeL-Angebote sind keine »Abzocke«, sondern versetzen den gesundheitsbewussten Patienten als Kunden in die Lage, sich eine über die Grundversorgung hinausgehende, seinen **individuellen Bedürfnissen angepasste** medizinische Versorgung zu ermöglichen – sinnvoll waren sie schon immer.

Für Sie als Arzt ist es eine unternehmerische Strategie mit Ihrem Team, langfristig die Wirtschaftlichkeit Ihrer Praxis zu sichern, die Sie aber zwingt, neue Wege zu gehen, nämlich unternehmerisch zu denken und zu handeln und die betriebswirtschaftliche Entwicklung Ihrer Praxis vorausschauend zu planen. Dabei bestätigen Umfragen das positive Echo bei den Patienten, wenn ihnen der Arzt mit dem IGeL einen echten Mehrwert (eine echte Verbesserung ihres Wohlbefindens) bietet.

❯ **Glaubwürdige IGeL-Angebote festigen die Arzt-Patienten-Bindung.**

Beachtet man die wichtigsten Komponenten bei der Umsetzung von IGeL in der Praxis (Personalmanagement, Kommunikation, Rechtsgrundlagen, Qualitätsmanagement, etc.), ist das derzeit der Weg zur modernen Praxisführung und -gestaltung.

Nutzen Sie die durch die Budgetierung entstandenen **Freiräume**. Reagieren Sie auf Ihre veränderte berufliche Situation und bieten Sie zusätzlich sinnvolle ärztliche Leistungen an.

❯ **Gutes Gelingen!**

1.2   IGeL-Management

▪ **Planung/Strategie**

Zunächst muss eine Angebotsstrategie entworfen werden, die die Patientenanforderungen und Ihre eigenen Möglichkeiten unter Umsatz-, Absatz- und Gewinnaspekten vereint.

▪ **Konzept**

Damit Ihre Patienten überhaupt wissen, welche individuellen Leistungen Sie als Arzt für sie bereithalten, müssen diese von Ihnen und Ihrem Team angeboten werden. Ihr Praxisteam muss also **Werbung** betreiben!

Hier könnten Sie z. B. folgende Instrumente einsetzen:
– Aushänge/Poster im Wartezimmer
– Informationsbroschüren/Flyer im Wartezimmer
– Informationsbroschüren/Flyer zum Mitgeben nach Hause

Muster für Flyer (»Flyer – IGeL« und »Flyer – Wegweiser«) sind auf den S. 145–148 beigefügt.

▪ **Verkauf**

Die »geworbenen« Interessenten (also Ihre Patienten) informieren sich über Ihre Leistungen und fragen nach der Preis-Nutzen-Relation. Sie und Ihr

Praxisteam müssen nun argumentieren und überzeugen! Denn nur, wenn ein Patient den Nutzen einer Leistung für seine Gesundheit einsieht, ist er bereit, dafür zu bezahlen. Beispiele hierzu finden Sie in ▶ Kapitel 2.3.3.

■ **Kontrolle**

Das Angebot von IGeL ist nur sinnvoll, wenn mit ihm die in der Strategie gesetzten Ziele erreicht werden. Über ein Controlling-System müssen Sie deshalb den quantitativen und qualitativen Erfolg regelmäßig ermitteln.

Überprüfen Sie regelmäßig:
- Haben Sie die angebotenen IGeL entsprechend Ihrer Vorstellungen verkauft?
- Haben Sie eine positive Rückmeldung durch Ihre Patienten erhalten? Waren die Patienten mit Ihrer Leistung zufrieden?
- Sind Ihre Mitarbeiterinnen alle gleichermaßen informiert? Gibt es ggf. (bei einzelnen Mitarbeiterinnen/Leistungen) Nachschulungsbedarf?

○ **Tab. 1.1** Variable und fixe Kosten

Variable Kosten	Fixe Kosten
Personalkosten (Überstunden, Schulungen + Prämien)	Personalkosten (Grundgehälter)
Materialkosten (Strom, Wasser, Papier)	Raumkosten
	Investitionskosten (Zinsen, Abschreibungen oder Leasing)

1.2.1 Ablauf der Einführung

■ **Kritische Marktanalyse**
■■ **Investitionen**

IGeL sollen Ihrer Praxis Gewinn bringen, keinen finanziellen Verlust. Damit dies auch wirklich der Fall ist, müssen im Vorfeld Rentabilität und Wirtschaftlichkeit jeder geplanten IGeL abgeklärt werden. Zur Überprüfung ist die Kenntnis der notwendigen Investitionen, der anfallenden Kosten sowie der zu erzielenden Einnahmen erforderlich. Je nach gewählter Kostenrechnungsart (Voll- oder Teilkostenrechnung) müssen Sie die variablen oder alle Kosten für die zu berechnende IGeL ermitteln. Dies ist die Basis für ein erfolgreiches Kostenmanagement in der IGeL-Praxis. Anschließend, mit Kenntnis dieser Daten, können Sie die Kennziffern wie Rentabilität, **Break-even-point** und Dauer der Amortisation ermitteln. Die Einführung einer IGeL lohnt sich aus betriebswirtschaftlicher Sicht dann, wenn der Break-even-point mit guter Wahrscheinlichkeit zu erreichen ist. Bei größeren Investitionen empfiehlt es sich in der Regel, gemeinsam mit dem Steuerberater eine betriebswirtschaftliche Kalkulation vorzunehmen.

Zu berücksichtigende Aufwandspositionen (vgl. ○ Tab. 1.1):
- variable Kosten
  - Arbeitszeit des Arztes (z. B. Erstgespräch und Beratung, Untersuchungen, Befundbesprechung und Therapieplanung, etc.)
  - Arbeitszeit der Mitarbeiterinnen
  - Verbrauch von Praxismaterial (z. B. Strom/Energie, Wasser, Papier, Praxisbedarf, etc.)

1

> **Formeln der anwendbaren Rechnungsarten**
>
> - **Teilkostenrechnung**
>   Überschuss/Leistung = Honorar – variable Kosten
> - **Vollkostenrechnung**
>   Überschuss/Leistung = Honorar – variable Kosten – Anteil der Fixkosten
> - **Break-even-point**
>   Verhältnis zwischen »Investitionskosten« (Gerätekosten, Finanzierung) und »Einnahmen durch entsprechende IGeL« (Anzahl der Untersuchungen/Monat). Also: Ab welcher Anzahl verkaufter IGeL haben sich Ihre Investitionskosten gedeckt?

- fixe Kosten
  - Dauer der Raumnutzung
  - Gerätenutzung (z. B. Zinsen, Abschreibungen, Leasing, etc.)

■ ■ Beispiele für Patientenbefragung

Gerade für eine Praxis, die in den Selbstzahlerbereich hineinwachsen will oder in diesem Bereich agiert, ist **Praxismarketing** unverzichtbar. Die Praxis soll sich Schritt für Schritt zum professionellen Dienstleistungsunternehmen weiterentwickeln und das Praxisteam in die Lage versetzen, zielgenauer und flexibler auf die Nachfragen der Patienten einzugehen.

Nach einer Studie des Marktforschungsunternehmens Gartnergroup ist es 5- bis 10-mal teurer, einen neuen Kunden zu gewinnen, als einen Kunden zu halten. Andere Untersuchungen zeigen, dass Kunden oftmals nicht aus Preisgründen, sondern wegen mangelnder Servicequalität einen Anbieter wechseln. Übertragen auf das Unternehmen Arztpraxis bedeutet dies, dass **Serviceorientierung** für das gesamte Praxisteam ein absolutes Muss ist!

Bevor Sie eine Befragung starten, sollten Sie für sich abklären, welche Patienten Sie ansprechen möchten (also, ob Sie alle erreichen oder nur eine Stichprobe bilden möchten – **Zielgruppe festlegen**) und wie viele Antworten Sie erzielen möchten. Erfahrungen zeigen, dass Sie in etwa doppelt so viele Patienten befragen müssen, wie Sie später zur

Auswertung ziehen möchten, um ein repräsentatives Ergebnis zu erzielen, da in etwa die Hälfte der Fragebögen unvollständig oder gar nicht ausgefüllt zurückgegeben werden.

> **Tipp**
>
> - Erarbeiten Sie den Fragebogen zusammen mit Ihrem Team unter der Berücksichtigung, nur Fragen zu Themen etc. zu stellen, die Sie auch ändern wollen bzw. können.
> - Stellen Sie nur geschlossene Fragen (Fragen, die nur mit »Ja« oder »Nein« beantwortet werden können), da diese einfacher auszuwerten sind.
> - Mehr als zwölf Fragen sollten Sie nicht stellen. Der Umfang sollte nicht länger als eine Seite sein.
> - Fragen Sie zusätzlich nach Alter, Geschlecht, Beruf und Versicherung (Sinn: Selektion in einzelne Patientengruppen).
> - Anonymität muss **selbstverständlich** sein.
> - Lassen Sie die Fragebögen (inkl. Stift und Klemmbrett) von Ihren Helferinnen direkt ausgeben und erläutern (also nicht im Warte- oder Sprechzimmer auslegen).

Inhalte einer Patientenbefragung Die Befragung von Stammpatienten ist ein wichtiges Instrument, um den Bedarf zu ermitteln. Allein schon die Tatsache, dass sie überhaupt nach ihrer Meinung gefragt werden, stößt bei den meisten Patienten auf positive Resonanz. Schließlich signalisieren Sie als Arzt damit, dass Sie die Wünsche und Bedürfnisse Ihrer Patienten ernst nehmen und zu Änderungen zugunsten Ihrer Patienten bereit sind.

Da für die Praxisentwicklung nur ehrliche Antworten zählen, scheidet eine mündliche Befragung der Patienten durch Sie als Arzt oder durch Ihre Mitarbeiterinnen meist aus. Wenn überhaupt, würden die meisten Patienten mögliche Kritikpunkte in solch einem Gespräch nur sehr versteckt äußern. Sinnvoller ist deshalb ein schriftlicher Fragebogen, der anonym ausgefüllt werden kann und anschließend auch nicht bei einer Mitarbeiterin abzugeben

Punkte, nach denen Sie Ihre Patienten befragen sollten

- Qualität der Patientenbetreuung
- Allgemeiner Eindruck der Praxis
- Sauberkeit der Praxis (Zugang, Anmeldung, Wartezimmer, WC, Behandlungszimmer, etc.)
- Atmosphäre und Praxisklima
- Ausstattung (Empfangsbereich, Wartezimmer und Behandlungsräume)
- Praxisorganisation (Terminvergabe, Länge der Wartezeit)

- Einhaltung von Terminen (Effizienz der Anmeldung)
- Kompetenz und Freundlichkeit Ihrer Mitarbeiterinnen
- Medizinisches Leistungsspektrum (auch ggf. schon bestehende IGeL)
- Gespräch mit dem Arzt (Atmosphäre, verständliche Erläuterungen, Zufriedenheit, ausreichend Zeit)

- Bereitschaft zu Selbstzahlerleistungen
- Park- und Verbindungsmöglichkeiten (Parkplatz vor der Tür? Anreise mit öffentlichen Verkehrsmitteln möglich?)
- Zugang zur Praxis (Aufzug, breite Treppen, Drehtür, Rollstuhlrampe, etc.)
- Internetseite

Liebe Patientin, lieber Patient,

im … (z. B. September) führen wir in unserer Praxis eine Patientenumfrage durch, um unsere Praxis noch gezielter nach Ihren Wünschen zu gestalten/ zu führen. Wir bitten Sie daher in Ihrem Interesse um eine rege Beteiligung!

Vielen Dank

Ihr Praxisteam

Abb. 1.1 Wartezimmeraushang »Ankündigung der Patientenumfrage«

---

ist, sondern stattdessen in eine vorbereitete Box geworfen wird.

▶ **Mit der Befragung erhalten Sie einen sehr guten Überblick über die Zufriedenheit Ihrer Patientengruppe. Entsprechend des Ergebnisses können Sie dann die Steuerung Ihrer Praxis neu ausrichten.**

Tipp

Informieren Sie Ihre Patienten schon im Vorfeld über eine geplante Patientenumfrage (z. B. als Aushang im Wartezimmer, ◼ Abb. 1.1)!

Dauer der Umfrage Die Befragung sollten Sie in etwa über einen Zeitraum von 6–8 Wochen durchführen. Auch die Auswahl des richtigen Zeitpunktes ist hierbei sehr wichtig, um ein repräsentatives Ergebnis zu erhalten (z. B. nicht während der Urlaubszeit). Nach der anschließenden Auswertung sollten Sie gemeinsam mit Ihrem Praxisteam überlegen, welche Maßnahmen Sie ergreifen können, um die ermittelten Kritikpunkte zu ändern.

Ergebnisdarstellung auch für Ihre Patienten Eine anschließende Darstellung der Ergebnisse sollten Sie Ihren Patienten auf keinen Fall vorenthalten. Zeigen Sie z. B. in Form eines Aushanges im Wartezimmer den Patienten offen die an Sie gestellten Anforderungen (also die vom Patienten geäußerten Kritikpunkte), und setzen Sie einen konkreten Termin zum Erreichen der Umsetzung an. Dadurch zeigen Sie Ihren Patienten, wie viel Ihnen ihr Wohlbefinden bedeutet. Das ist Ihr Zeichen der Wertschätzung Ihren Patienten gegenüber!

Ein Musterbeispiel eines Fragebogens finden Sie auf S. 149.

1

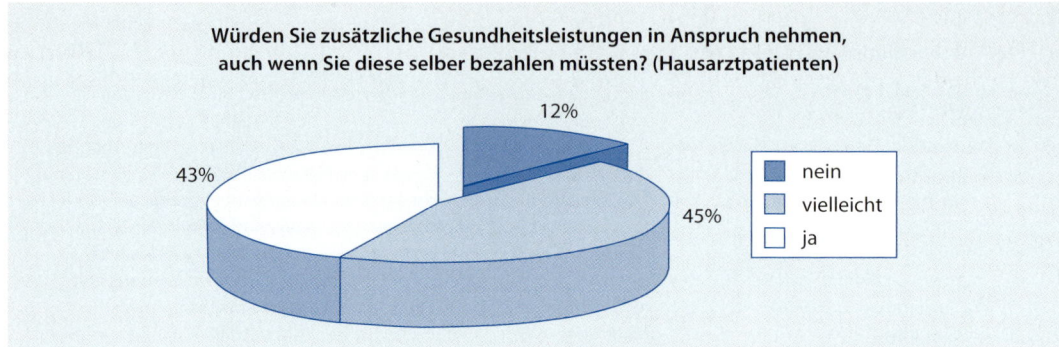

◘ **Abb. 1.2**   Patientenbereitschaft. (Mit freundlicher Genehmigung von Frielingsdorf Consult)

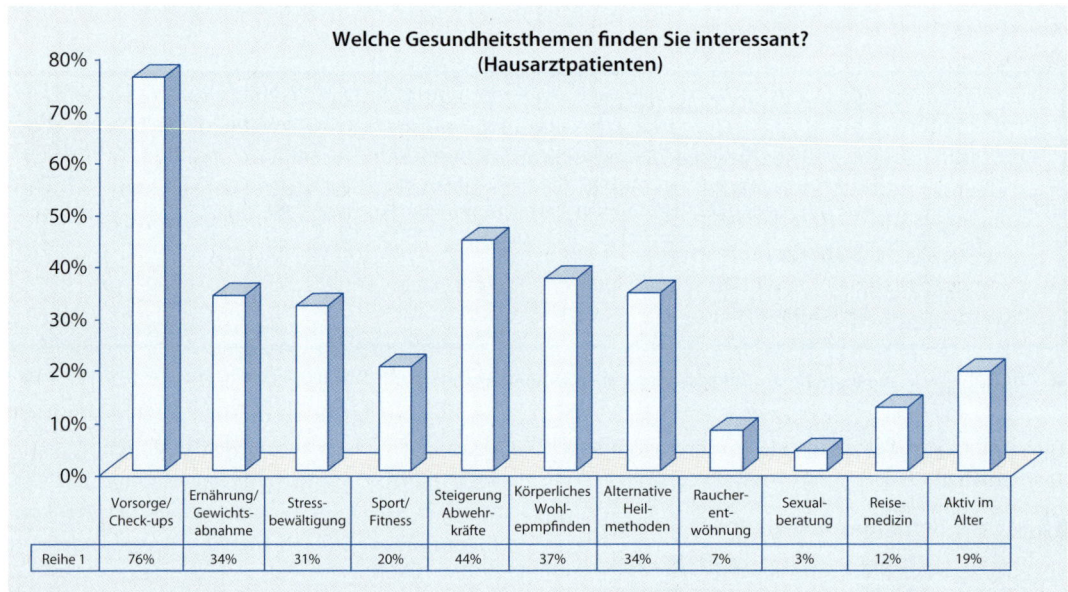

◘ **Abb. 1.3**   Gesundheitsthemen. (Mit freundlicher Genehmigung von Frielingsdorf Consult)

■■ **Patientenbereitschaft**

Die Bereitschaft, Gesundheitsleistungen privat zu zahlen, nimmt mit steigendem Haushaltseinkommen stetig zu, wie eine Umfrage des Emnid-Institutes belegt. In einer Hausarztumfrage (2004) von Frielingsdorf Consult sind schon jetzt 43 % der befragten Patienten bereit, vom Arzt empfohlene Gesundheitsleistungen privat zu zahlen. 45 % sind unentschlossen, und nur 12 % sind dagegen, wie ◘ Abb. 1.2 zeigt. Das Hauptinteresse dabei liegt laut der Studie von Frielingsdorf Consult bei den Vorsorgeuntersuchungen, gefolgt von u. a. den Maßnahmen zur Steigerung der Abwehrkräfte und

der Verbesserung des körperlichen Wohlbefindens (◘ Abb. 1.3).

Eine Umfrage durch TNS Healthcare im Auftrag des Verband der Diagnostika-Industrie (VDGH) kam 2009 zu folgendem Ergebnis: Die Investitionsbereitschaft (»Schmerzgrenze«) von 74 % der Befragten liegt bei einer Höhe von 100 Euro. Eine große Mehrheit der Befragten hält die Angebote von medizinischen Zusatzleistungen sogar für sinnvoll, auch wenn sie (noch) nicht zum Leistungskatalog der GKV gehören und somit nicht erstattet werden. 21 % der Befragten gaben an, sich durch diese Option besser versorgt und stärker in den Therapieprozess integriert zu fühlen. Der Vorteil liege in der Möglichkeit, über den Therapieweg mitentscheiden zu können. Lediglich 11 % der Befragten waren grundsätzlich nicht bereit, die Kosten für medizinische Leistungen selber zu tragen.

Sie sollten und können solche Umfragen natürlich nicht einfach auf Ihre eigene Praxis übertragen. Hier ist die kritische Analyse der Fachrichtung, des Klientels, etc. zu berücksichtigen.

■ ■ IGeL-Gegner

Die GKV (Kostenträger) lehnen das Konzept der individuellen Gesundheitsleistungen weitgehend ab, denn zwei unvermeidliche **Konsequenzen des Konzeptes** der IGeL werden von den Krankenkassen gefürchtet:

- zum einen den Verlust des historischen und sozialpolitischen Monopolanspruchs auf die Definition von Gesundheitsleistungen und
- zum anderen den Verlust des finanziell bereits seit langem nicht mehr darstellbaren Anspruchs, die vollständige individuelle Befriedigung der gesundheitlichen Bedürfnisse ihrer Versicherten übernehmen zu können.

Als Gefahr beschreiben IGeL-Gegner immer wieder, dass das Vertrauen zwischen Arzt und Patient durch IGeL gestört werden kann. Patienten können nicht zwingend davon überzeugt sein, dass der Arzt die IGeL empfiehlt, weil es medizinisch wichtig ist oder nur deswegen, weil er daran verdienen möchte. Solange ausschließlich diese negativen Aspekte die öffentliche IGeL-Wahrnehmung beherrschen, können Politik und Kostenträger keine Einsicht in die Vorteile eigenverantwortlichen Handelns des Patienten erwarten. Selbst ein großer Teil der Ärzte argumentiert immer noch öffentlich: »Wir sind keine Verkäufer – Wir sind ethisch und wollen nur heilen und helfen!«, »Wir haben bisher immer geglaubt, wir müssen gut sein und helfen und am besten nichts dafür nehmen!«

Hier ist Aufklärung gefragt – vor allem durch den richtigen Einsatz von Werbestrategien und IGeL der Ärzteschaft, denn auch Kassenpatienten sollte es nicht vorenthalten werden, mithilfe einer privaten Bezahlung sämtliche Möglichkeiten ausschöpfen, die ihrer Gesundheit förderlich sein können.

IGeLn soll langfristig ein Gewinn für Ihre Praxis sein durch:

- Steigerung des Umsatzes und des Praxisgewinns
- Kompetenzzuwachs Ihrer Praxis/Ihres Praxisteams
- Bewusstseinsänderung bei Ihren Patienten, bei Ihnen als Arzt und bei Ihren Mitarbeiterinnen
- Steigerung des »Wertebewusstseins« für die ärztliche Leistung
- Steigerung der Motivation Ihrer Mitarbeiterinnen
- Verjüngung des Praxisklientels
- Generation-50 plus-Sprechstunde

Sie als Arzt können jedoch von der anderen Seite gesehen werden, nachhaltig das Vertrauen Ihrer Patienten schwächen und sogar an Kompetenzwirkung einbüßen, wenn Sie über Ihre möglichen Produkte oder Behandlungsmethoden nicht informieren und Ihre Patienten dies von anderer Seite (durch Dritte) erfahren.

■ Praxisspezifische Analyse

Gerade wenn Sie eine fachärztliche Praxis betreiben, sollten Sie eine Rundfrage an Ihre zuweisenden Kollegen starten, um zu erfahren, wie zufrieden diese mit Ihrer Praxis sind.

■ Zeitliche Organisation

Für das **IGeL-Bestellsystem** sollten Sie

- feste Termine für das Erstgespräch, evtl. für Blutentnahme sowie für das Nachgespräch vergeben (ggf. IGeL-Sprechstunde außerhalb der normalen Sprechzeit). Diese Termine sollten immer mit ausreichend Zeit für Sie als Arzt, aber auch für Ihre Mitarbeiterinnen eingeplant werden.
- Nach dem Erstgespräch sollten Sie Ihren Patienten eine Bedenkzeit einräumen.

Beantworten Sie sich im Vorfeld folgende Fragen:
- Wie kann ich alles optimal terminieren?
- Welche Änderungen der Praxisabläufe sind nötig, um Untersuchungsabläufe zu modifizieren und/oder zu erweitern?

◻ Tab. 1.2 Zeitbedarf

Art der Behandlung/ Untersuchung	Raum	Arzt	Mitarbeiterin
EKG	EKG-Zimmer	5 Minuten	10 Minuten
Ultraschall	Ultraschall	10 Minuten	3 Minuten

◻ Tab. 1.3 Bedarfsermittlung

Tag	Termin – Patient	Ohne Termin	Labor	Physikalische Therapie	Sonstiges
Vormittag					
Nachmittag					
Gesamt					

– Was muss personell organisiert werden? Gibt es Arbeits-, Pausen-, Urlaubspläne zu beachten?

■ **Kleiner Exkurs zur Gestaltung eines funktionierenden Terminsystems**

Die Kassenarztpraxis ist ein Dienstleistungsunternehmen, da sie gegen ein Kassenhonorar Leistungen an und für Menschen in einer bestimmten Zeit verkauft. Das macht sie zu einem unwirtschaftlichen Unternehmen!

Da die Ihnen zur Verfügung stehende Zeit nicht mehr werden kann, müssen Sie diese effektiv und geplant nutzen, um das wirtschaftliche Wohlergehen Ihrer Praxis gerade auch im Selbstzahlerbereich sicherzustellen. Eine **funktionierende Terminplanung** und ein funktionierendes **Bestellsystem** sind das »A und O« einer jeden Praxis! Allein dadurch können Sie die vorhandene Zeit optimal nutzen und Ihren Patienten eine möglichst kurze Wartezeit bieten. Jede Praxis hat hierbei ihre individuellen Ansprüche.

■■ **Ablauf des Aufbaus eines Terminsystems**

1. **Zeitbedarf festlegen**
   – Planung in Zusammenarbeit mit Ihren Mitarbeiterinnen erstellen
   – Zeitvorgaben der verschiedenen Anlässe feststellen (möglichst mit Stoppuhr und an mehreren Tagen)

– Unterteilung dabei in
  – Zeit für Sie als Arzt
  – Zeit Ihrer Mitarbeiterinnen
– Erstellen Sie dafür eine Liste (◻ Tab. 1.2).

2. **Erstellen des Bedarfs**
   – Wie viele Patienten pro Tag müssen eingeplant werden?
   – Erstellen Sie eine (Strich-)Liste, und überwachen Sie dies mindestens eine Woche (◻ Tab. 1.3).
   – Erstellen Sie ebenfalls eine Liste für die in Ihrer Praxis anfallenden Untersuchungen/ Therapien mit Zeitrahmen (Dauer) und Anzahl pro Tag (◻ Tab. 1.4).

3. **Information Ihrer Patienten**
   – Informieren Sie Ihre Patienten über die Veränderungen in Ihrer Terminvergabe. Dies können Sie im Gespräch machen, aber auch z. B. durch einen Aushang im Wartezimmer (◻ Abb. 1.4).
   – Machen Sie den Patienten den persönlichen Nutzen des Terminsystems deutlich.

Passen Sie Ihren Terminplan entsprechend Ihren ermittelten Zeiten und der Dauer der Untersuchungen etc. an. Bilden Sie ggf. Blöcke für bestimmte Untersuchungen, z. B. Sonografie jeden Dienstag und Donnerstag von 8.00–9.00 Uhr. Sinnvoll ist auch die Einplanung einer »Akut-Sprechstunde«, in der »Kurz-Gespräche/-untersuchungen« erfol-

◘ Tab. 1.4 Leistungsbedarf

Untersuchungen/Behandlungen/Therapien	Anzahl	Dauer/Ablauf
Infusion	3–4 pro Tag	30 Minuten
	Wann?	2-mal vormittags
		2-mal nachmittags

Praxisveränderung!

Liebe Patientin, lieber Patient,
um Sie zukünftig noch besser betreuen zu können und um Ihnen lange
Wartezeiten zu ersparen, haben wir uns entschlossen, ein Terminsystem einzuführen.

Das bedeutet für Sie, dass Sie sich bitte vor einer Behandlung und/oder
Untersuchung telefonisch anmelden (Telefon: 0123 – 12345).

Vielen Dank!

Ihr Praxisteam

◘ Abb. 1.4 Wartezimmeraushang »Praxisveränderung: Terminsystem«

gen und in der Neugier auf Ihre IGeL-Leistungen geweckt werden können. Je mehr Sie Ihr Terminsystem nach Kontaktarten differenzieren und je mehr Kontaktmodule Sie nutzen, umso besser wird Ihr Terminsystem funktionieren!

Achten Sie auf eingebaute Zeitpuffer (z. B. Kaffeepause und Notfallpatienten), das bringt Ihren Plan nicht so schnell aus dem Gleichgewicht.

❯ Wenn der Service in einer Praxis nicht funktioniert und die Kassenpatienten stundenlang warten müssen, werden sie niemals bei einem Zusatzangebot zugreifen.

Eine ständige Qualitätsoptimierung und Ausbau der Patientenorientierung ist somit unverzichtbar.

■■ Optimierung der Praxisabläufe
Die Praxisabläufe sollten Sie so optimieren, dass Ihr Personal entsprechende Freiräume/Möglichkeiten bekommt, auch »zwischendurch« mit Patienten Gespräche über mögliche IGeL zu führen, um somit eine wichtige Vorarbeit für Sie als Arzt leisten zu können.

Tipp

Grundsatz: »Lieber weniger, aber professionell!«

Sie als Arzt und Ihr Praxisteam sollten eine **Checkliste »Inhalt IGeL«** (z. B. Stichworte zur Erstberatung, zu Untersuchungen, zu Ergebnissen, zu therapeutischen oder diagnostischen Konsequenzen, zu Kosten, zur abschließenden Beratung) sowie eine **Checkliste/Arbeitsanweisung »Ablauf IGeL«** erstellen, um die notwendige Routine zu bekommen.

Freiräume für Ihre Mitarbeiterinnen können Sie z. B. durch den Einsatz einer so genannten Servicenummer erreichen. Eine entsprechende Patienteninformation könnte z. B. wie das Muster in ◘ Abb. 1.5 aussehen, um Ihre Patienten auf Änderungen in Ihrer Praxisorganisation hinzuweisen.

Halten Sie grundsätzlich **Arbeitsabläufe schriftlich** fest, und erstellen Sie hierzu Checklisten. Dies ist schon von Seiten des gesetzlich vorgeschriebenen Qualitätsmanagements (QM) sinnvoll und vor allem auch für einen einheitlichen Ablauf Ihrer Praxisarbeiten. Ein Beispiel für eine »Checkliste – Aufbau IGeL« wird auf S. 150 gezeigt.

Liebe Patientin, lieber Patient!

Wir möchten den Ablauf in unserer Sprechstunde weiter für Sie verbessern und Ihre Wartezeit verkürzen!

Deshalb bitten wir Sie um Ihre Mitarbeit, indem Sie fällige Rezepte und Überweisungen telefonisch unter der Servicenummer:

0123 – 12345

vor der Abholung vorbestellen.

Es meldet sich unser Anrufbeantworter. Geben Sie hier bitte folgende Punkte an:
- Vor- und Nachname,
- Geburtsdatum,
- Medikamentenname und -menge.

Bei Überweisungen teilen Sie uns bitte folgende Informationen mit:
- die Facharztrichtung,
- nach Möglichkeit den Anlass.

Ihre Meldung wird aufgezeichnet und zügig bearbeitet. Vormittags aufgegebene Bestellungen können in der Nachmittagssprechstunde abgeholt werden; am Nachmittag aufgegebene Bestellungen am nächsten Tag.

Vielen Dank für Ihr Verständnis!

Ihr Praxisteam

■ **Abb. 1.5** Patienteninformation »Servicenummer«

■ ■ Personal

Gerade bei Selbstzahlerleistungen müssen Sie als Arzt und Ihre Mitarbeiterinnen vom Nutzen ehrlich überzeugt sein und sich zum Experten Ihrer angebotenen Leistungen entwickeln. Eine Analyse Ihrer eigenen Qualifikationen und – genauso wichtig – der Qualifikationen Ihrer Mitarbeiterinnen ist ein weiteres Kriterium bei der Auswahl Ihrer Leistungen. Nur mit Authentizität lassen sich mittel- und langfristig verheerende Vertrauensschäden bei Ihren Patienten verhindern!

❯ Der Weg zum IGeLn beginnt bei der Änderung der Einstellung des Praxisteams zur Zukunft der Praxis: »Weg vom Verwalten, hin zum Gestalten.«

Tipp

Lassen Sie Ihr Personal sämtliche IGeL-Angebote selbst testen. Durch die eigenen Erfahrungen ist es für Ihre Mitarbeiterinnen leichter, auch die Patienten zu überzeugen, denn nur zufriedene Mitarbeiterinnen schaffen zufriedene Kunden!

Schulung Ihrer Mitarbeiterinnen Erfolgreich verkaufen kann nur derjenige, der sich mit seinem Angebot identifiziert und es seinen Kunden gegenüber engagiert vertritt.

Es empfiehlt sich zum **Anfang** nur eine oder **wenige Leistungen** anzubieten, da hierdurch das Erlernen und Einüben (für Arzt/Personal) erleichtert wird.

Motivationsbeispiel für Ihre Mitarbeiterinnen »Träumt einer allein, bleibt es ein Traum. Träumen wir gemeinsam, wird es Wirklichkeit.«

Wichtige Punkte für das Praxisteam

- Kenntnis der Inhalte Ihrer Patienteninformationen zu den angebotenen IGeL
- Kenntnis aller Aspekte zur Durchführung der Leistungen
- Kenntnis der Formulare:
  - Einständniserklärung des Patienten (»Kostenvereinbarung«, S. 169)
  - evtl. Abrechnungsschein für laborgestützte IGeL
  - evtl. spezielle Anforderungsscheine des Labors
- Kenntnis des Abrechnungsverfahrens
- Kenntnis der wichtigsten Fragen der Patienten
- Teilnahme an Schulungen im Bereich Kommunikation, Verkaufsgespräche, etc.

Mitarbeiterbefragung Auch sollten Sie regelmäßig eine Mitarbeiterbefragung durchführen, in der Sie nach der Zufriedenheit mit den Kollegen, dem Praxisablauf, dem Chef, etc. fragen (Beispiel »Mitarbeiterfragebogen«; S. 151).

■■ **Teambesprechungen**
Führen Sie in regelmäßigen Abständen Teambesprechungen (Meetings) durch.

Eine Checkliste für eine Mitarbeiterbesprechung (»Checkliste – Mitarbeiterbesprechung«) sowie ein Beispiel für ein Protokoll eines Meetings (»Dokument – Protokoll Mitarbeiterbesprechung«) finden Sie auf S. 152 und 153.

Personalwechsel Sollten Sie Ihren Personalstand ändern/anpassen müssen, ist es sicherlich sinnvoll, das Stellenangebot für die neue Mitarbeiterin gezielt zu formulieren. Ein Muster ist in ◘ Abb. 1.6 gezeigt. Bei der Stellenausschreibung kommt es auf die **richtige Formulierung** an. Hier sollten Sie Ihre Vorstellungen von Ihrer neuen Mitarbeiterin präzise formulieren. Dadurch erreichen Sie, dass Sie mehr passende Bewerbungen auf Ihre angebotene Stelle bekommen und somit ggf. die »Richtige« finden.

Folgende Inhalte sollten Sie mindestens in der Anzeige aufführen:

- Welche Stelle bieten Sie an?
- Welche Qualifikation fordern Sie?
- Warum bieten Sie die Stelle an?
- Zu welchem Zeitpunkt bzw. ab wann wollen Sie die Stelle besetzen?
- Wer (und wie) sind Sie?
- Welche Leistungen bieten Sie?
- Wie und mit welchen Unterlagen soll die Bewerbung erfolgen?

Folgende Inhalte können für die gezielte Arbeitsplatzbesetzung in der Anzeige sehr hilfreich sein:
- Welche Stelle in der Praxis soll von »ihr« besetzt werden?
- An welchen Arbeitsplätzen möchten Sie »sie« einsetzen?
- Welche berufliche Ausbildung und Erfahrung, welche Fähigkeiten benötigt »sie«?
- Mit welchen persönlichen Eigenschaften passt »sie« am besten zu Ihnen/Ihrem Team?
- Wann benötigen Sie »sie« spätestens?
- Wie, wann und von wem wird »sie« eingearbeitet?
- Wie wollen Sie »sie« in Ihr Praxisteam einbinden?
- Wie ist das Praxisteam? In was für eine Praxis tritt »sie« ein?
- Welche Leistungen werden von Ihnen als Arzt und welche von Ihren Helferinnen erbracht?
- Was für einen Arbeitsplatz und welche Leistungen bieten Sie »ihr«?
- Wie soll »sie« sich bewerben? Welche Unterlagen erwarten Sie von »ihr«?

Leitsprüche Für eine noch bessere und gezieltere Mitarbeit Ihrer Helferinnen stellen Sie einfach einmal verschiedene Leitsprüche für die einzelnen Arbeitsbereiche auf. Hier einige Beispiele:
- **Anmeldung:**
  »Ich möchte dem Patienten die Wohlfühlatmosphäre der Praxis spüren lassen!«
- **Sprechzimmer:**
  »Ich schaffe eine harmonische Sprechzimmeratmosphäre!«

1

Wir sind eine freundliche allgemeinmedizinisch-internistische Landarzt-
praxis. Wegen Mutterschaft wird uns eine langjährige Mitarbeiterin leider verlassen.

Zum **01.10.2012** suchen wir daher eine einfühlsame, ausgebildete
und serviceorientierte **Medizinische Fachangestellte** mit mindestens drei Jahren
Berufserfahrung in allen Tätigkeiten einer Allgemeinarztpraxis.

Wir arbeiten Sie drei Monate lang ein und bieten Ihnen bei uns einen
sehr sicheren Arbeitsplatz in einem sympathischen und serviceorientierten Praxisteam.

Auf Ihre Bewerbungsunterlagen mit aktuellem Passfoto freut sich:

Dr. med. M. Mustermann,
Facharzt für Innere Medizin und Allgemeinmedizin,
Musterweg 1, 12345 Musterdorf,
Telefon 0123 – 12345

◻ **Abb. 1.6**   Stellenangebot

Bewährte Grundregeln für einen effektiven Ablauf von Teambesprechungen (Meetings)

- Meetings sollten Sie regelmäßig einmal die Woche durchführen (30–45 Minuten).
- Überlassen Sie die Moderation einer Ihrer Mitarbeiterinnen (Aufgaben ► unten).
- Geben Sie Ihren Mitarbeiterinnen im Vorfeld schriftlich in Kurzform konkret Informationen über die Themen des Meetings bekannt.

- Geben Sie allen Beteiligten die Möglichkeit, weitere Informationen und/oder Gesprächspunkte zu ergänzen (z. B. indem Sie eine Sammelliste auslegen, auf welche jede Mitarbeiterin wichtige Punkte/Ideen, etc. ergänzen kann).
- Legen Sie ein konkretes Ziel für das Meeting fest.
- Achten Sie darauf, dass Ideen, Meinungen und Lösungsvor-

schläge zum Thema ausgetauscht werden (können).
- Unterstützen Sie das Meeting mit Medien (Flip-Chart, Pinwand, etc.).
- Meetings mit Essen und Trinken sind angenehmer (jedoch das Essen erst nach dem Meeting).
- Unerledigte Themen sollten Sie auf der Liste lassen, um sie später zu bearbeiten.

Aufgaben des Moderators

- Vorbereitung (Themensammlung, Themeninformation an alle Beteiligten weiterleiten)
- Während der Besprechung:
  - Redezeit begrenzen (höchstens 1–2 Minuten – auch für den Chef)
  - Auffordern zu konkreten Aussagen (Vorschläge, Ziele)
  - Dafür sorgen, dass sämtliche Ideen gleichberechtigt behandelt werden
  - Alle Teilnehmer zur Meinungsäußerung auffordern
  - Ergebnisse zusammenfassen
- Nachbereitung:
  - Protokoll anfertigen (Wer macht was, mit wem, bis wann?, Wer kontrolliert?)
  - Jedem Teilnehmer ein Protokoll aushändigen

Wichtige Inhalte eines auf Ihre IGeL bezogenen Meetings

- Wie ist die Akzeptanz und Zahlungsmoral Ihrer Patienten?
- Erfüllen Ihre IGeL die vorgegebenen Rentabilitätsdaten?
- Wurden die gesetzten Ziele/Vorgaben erreicht? Ist ggf. eine Anpassung erforderlich (Erweiterung oder Streichung von Angeboten)?
- Wie sind die Ergebnisse Ihrer Umfragen/Ihrer Öffentlichkeitsarbeit? Welche Werbestrategien sollten geplant und durchgeführt werden?
- Werden interne Praxisvorgaben eingehalten?
- Wie effektiv ist Ihre Motivationspflege?

Dies sind nur zwei Beispiele – lassen Sie Ihrer Fantasie freien Lauf, und finden Sie Ihre individuellen Leitsprüche, die zu Ihnen und Ihren Mitarbeiterinnen passen.

Motivationsmöglichkeiten Auch können verschiedene andere Möglichkeiten zur Motivation Ihrer Mitarbeiterinnen genutzt werden:

- **Die Gehaltserhöhung/Gratifikationszahlung:**
  Eine Anpassung des Gehaltes prozentual entsprechend der »verkauften« Leistungen (durchschnittlich liegt es bei 10 % der Einnahmen) kann eine zusätzliche Motivation sein. Einen nichtgewollten Gewöhnungseffekt bei Ihren Mitarbeiterinnen erhalten Sie nicht, da die Einnahmen und somit auch die Zuwendungen immer anders ausfallen und nicht planbar sind. Schwierig ist es, allen Mitarbeiterinnen gerecht zu werden, da die unterschiedlichen Arbeitsplatzbedingungen Gespräche z. B. im Labor eher ermöglichen als an der Anmeldung. Hierbei sollten Sie auf einen Bonus für die »einzelne« Mitarbeiterin verzichten und lieber alle in einen »Topf« wirtschaften lassen.
  Genaueres ist in ▶ Kapitel 4.11.2 und 4.11.3 ausgeführt.
- **Der Sozialraum:**
  Er dient, geschickt genutzt, nicht nur der Erfüllung von gesetzlichen Auflagen, sondern steigert die Arbeitszufriedenheit und so mittelbar auch die Produktivität.
- **Ein Betriebsausflug:**
  Berücksichtigen Sie hier bei Ihren Ideen die verschiedenen Interessen Ihrer Mitarbeiterinnen. Da hier alle Mitarbeiterinnen in den gleichen Genuss kommen, ist er nicht als Belohnung anzusehen, sondern ist, wie gewollt, ein Motivationsfaktor und dient der Förderung des Teamzusammenhaltes.
- **Die Belohnungen:**
  Hierzu gehören z. B. das Loben und kleine Zuwendungen. Wichtig ist, dies immer bezogen auf eine konkrete Leistung folgen und unter vier Augen geschehen zu lassen. Es sollte keine Selbstverständlichkeit werden, denn dann erreichen Sie sehr schnell einen Gewöhnungseffekt und dadurch eine Verschlechterung

der Wirkung. Kleine Geschenke erhöhen die Arbeitsleistung!
- **Das Praxisessen:**
  Gehen Sie mit Ihren Mitarbeiterinnen ins Restaurant, laden Sie sie zu sich nach Hause ein, oder machen Sie eine Grillparty mit Partnern oder Familie. Achten Sie hierbei auf nicht zu protziges Ambiente und gekünsteltes Gehabe.

> ❯ **Wer aufgehört hat, besser zu werden, hat aufgehört, gut zu sein!**

Mit einer gelungenen Identifikation Ihrer Mitarbeiterinnen mit Ihrem Unternehmen erreichen Sie nicht nur eine höhere Motivation und mehr Erfolg für alle, sondern auch mehr Freude am Arbeiten und damit auch eine höhere Lebensqualität.

■■ **Teamzusammenhalt**

Hier eine kleine Übung, um Ihnen und Ihren Mitarbeiterinnen deutlich zu machen, wie wichtig der Zusammenhalt des gesamten Teams ist!

Übung Halten Sie alle (das gesamte Team) zusammen ein Laken oder eine Tischdecke auf Spannung, und lassen Sie sich dann in die Mitte des Lakens von einer außenstehenden Person ein Glas Wasser stellen. Nun ist Ihre Aufgabe, durch das richtige (Zusammen-)Halten dieses Glas Wasser über eine bestimmte Strecke heil und mit komplettem Inhalt ans Ziel (vorher festgelegt) zu bringen. Sie können die einfachere Variante (ohne Hindernisse) oder die für Fortgeschrittene (mit Hindernissen) wählen.
Eine simple Übung mit großem Erfolg!

■■ **Räumliche Organisation**

Einen **elementaren Faktor** für den erfolgreichen Betrieb Ihrer Praxis stellt die Anordnung der verschiedenen Praxisräume zueinander dar.
Eine gut konzipierte und durchgeplante Praxis kann schon vor der Behandlung oder Untersuchung durch eine gute Raumkonzeption, durch passende Formen, durch ein angenehmes Beleuchtungssystem, aber auch durch die richtige Stimmung, wie z. B. die Farbgebung oder das Raumklima, dem Patienten das Wohlgefühl geben, in der richtigen Praxis und am richtigen Platz zu sein. Ruhe und Wohl-

behagen zu vermitteln sollte Voraussetzung Ihrer Praxis sein! Achten Sie immer darauf, ob Sie selbst sich in Ihren eigenen Räumen auch wohlfühlen.

> **Meistens entscheiden so genannte »weiche« Faktoren, ob ein Patient sich wohlfühlt und Vertrauen aufbauen kann/will.**

Hierzu zählen:

- der persönliche Empfang
- die Freundlichkeit und Zuvorkommenheit der Mitarbeiterinnen
- die Inneneinrichtung (Beispiel Wartezimmer; ▶ unten)
- das Patienteninformationssystem
- der Service
- das Terminmanagement
- die technischen Ausstattungen
- das Beratungsgespräch

Beispiel Das Wartezimmer – der Raum, in dem Ihre Patienten die meiste Zeit in der Praxis zubringen!?

- Prüfen Sie die **Wände** Ihres Wartezimmers mit einem kritischen Blick. Oftmals finden Sie dort alte, manchmal schon vergilbte und eingerissene Aushänge, die schon längst überholt sind bzw. von der Optik her erneuert werden müssten.
- Ist das **Zeitschriftenangebot** vielseitig? Also: Berücksichtigt es das Alter (auch die Kinder) und die Interessensbreite Ihrer Patienten? Ist auch genügend Lesematerial für alle Wartenden vorhanden?
- Eine gute Werbemaßnahme und gleichzeitig Information für die Patienten ist gerade auch im Wartezimmer eine von Ihrem Personal erstellte **Infomappe**. Diese könnte z. B. folgende Inhalte haben:
  - Kopien interessanter Zeitungsberichte zu informativen Themen rund um Wellness und Gesundheit
  - Informationen zu Ihrer Praxis und zu Ihrem Team
  - private Urlaubsbilder und/oder einen Bericht aus Ihrem Urlaub

Ein Beispiel einer Informationsmappe finden Sie auf S. 154–158.

Fragen zur Zielgruppe

- Nach welchen IGeL fragen meine Patienten bereits?
- Welche IGeL passen zu meinem jetzigen Behandlungskonzept?
- Wie sieht das Angebot meiner Mitbewerber aus (Volumen, Qualität, Preisniveau, Marketing)?
- Ist ein Wettbewerb sinnvoll?

■■ **Zielgruppe**

Zu berücksichtigende Aspekte bei der Festlegung einer Zielgruppe ist die Patientenstruktur Ihrer Praxis (Alter der Patienten, Geschlechterstruktur in Verbindung mit der Altersstruktur, regionale Struktur, Bestimmung von Patientengruppen anhand von Diagnosegruppen; dies können Sie sehr gut anhand der Praxis-EDV ermitteln). Soll eine neue Zielgruppe angesprochen werden, müssen Sie eine genaue Analyse des Praxisumfeldes vornehmen.

Aber auch Fragen wie z. B. »Wie gut bin ich für meine Patienten erreichbar?«, »Ist der Weg bis in die Praxisräume barrierefrei?«, »Gibt es ausreichend Parkmöglichkeiten in unmittelbarer Nähe und gute Anbindungen öffentlicher Verkehrsmittel?« ermöglichen Ihnen eine gute Abschätzung Ihrer Chancen.

Nach Festlegung der Zielgruppe müssen Sie aus den zahlreichen IGeL-Listen diejenigen Leistungen herausfiltern, die einen spezifischen Nutzen für diese Zielgruppe haben (◘ Abb. 1.7). Mitbewerber, auch aus anderen Berufsgruppen (Heilpraktiker, Krankengymnasten, Kosmetik- und Fitnessstudios), dürfen hierbei nicht vergessen werden, um eventuell bestehende Lücken im Angebotsspektrum zu schließen, aber auch um eine Überrepräsentanz einzelner Leistungen zu vermeiden.

1.3   Ausarbeitung verschiedener IGeL

Sinn und Zweck ist es, die gezielte und passende Leistungsauswahl von IGeL für das eigene individuelle Praxisprofil zu finden. Die im Folgenden

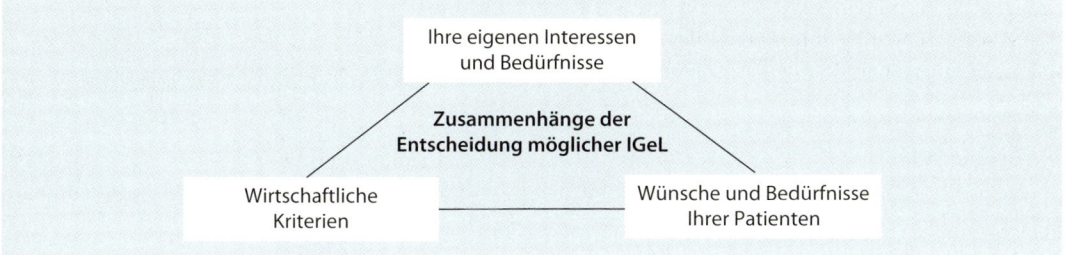

Abb. 1.7 Zusammenhänge der Entscheidung

Die IGeL werden in folgende zehn Gruppen unterteilt:

- Vorsorgeuntersuchungen
- Untersuchungen für Freizeit, Urlaub, Sport
- Medizinisch-kosmetische Leistungen
- Umweltmedizin
- Psychotherapeutische Angebote
- Alternative Heilverfahren
- Sonstige Wunschleistungen
- Laboratoriumsdiagnostische Wunschleistungen
- Ärztliche Serviceleistungen
- Neuartige Untersuchungs- und Behandlungsmethoden

näher beschriebenen IGeL legen in einer Kurzbeschreibung die nach GOÄ (Gebührenordnung für Ärzte) möglichen Einnahmen bei entsprechendem Steigerungsfaktor dar.

Das ideale IGeL-Angebot umfasst folgende Aspekte:

- Es muss einen Nutzen für Ihre Patienten bieten.
- Ein Nachfragepotenzial sollte gegeben sein.
- Wie sieht es mit der Praxisverträglichkeit aus?
- Wird der Preis akzeptiert bzw. ist der Preis gerechtfertigt?
- Kann die IGeL in Ihr Gesamtkonzept integriert werden?

Ändern Sie die **Bezeichnung** Ihrer Angebote von »IGeL« auf z. B. **»Plus«** oder **»Bonus«**. Der Igel hat in der Presse und somit auch in den Augen und Ohren Ihrer Patienten ein negatives Image (»stachelig«). »Plus« oder »Bonus« dagegen umschreiben bereits den Standpunkt dieser Leistung – also eine Extra- bzw. Bonusleistung. Somit könnte z. B. Ihr »General-Check« nunmehr »Plus-Check« heißen. Einen Ausschnitt einer bereits erprobten Liste mit praktikablen Leistungen aus der hausärztlichen Praxis haben wir Ihnen im Anhang (s. S. 194) beigefügt.

1.3.1 Vorsorgeuntersuchungen

General-Check

Der General-Check (Tab. 1.5) beinhaltet eine umfassende ambulante Vorsorgeuntersuchung, einschließlich Belastungs-EKG, Lungenfunktionsprüfung, Ultraschalluntersuchung (je nach Gebiet), eine Untersuchung der Blut- und Stoffwechselwerte sowie des Urins. Der mögliche Preis für die Leistung liegt zwischen 171,27 € und 247,66 € (1,0- bis teilweise 2,3-facher Satz).

Intervall-Check

Der Intervall-Check (Tab. 1.6) ist eine zusätzliche Vorsorgeuntersuchung (zu der 2-jährlichen Gesundheitsuntersuchung, die zu Lasten der Krankenkasse durchgeführt werden kann) einschließlich EKG sowie Untersuchung der Blut- und Stoffwechselwerte. Der mögliche Preis für die Leistung liegt zwischen 80,32 € und 148,15 € (1,0- bis teilweise 2,3-facher Satz).

Kinder-Intervall-Check

Der Kinder-Intervall-Check (Tab. 1.7) ist eine jährliche ergänzende Vorsorgeuntersuchung bis zur Vollendung des 14. Lebensjahres. Der mögliche Preis für die Leistung liegt zwischen 55,72 € und

◘ Tab. 1.5 General-Check

Leistung	GOÄ	Preis bei Faktor 1,0	Höchstfaktor/Schwellenwert	
Beratung	1	4,66 €	2,3	10,73 €
Eingehende Beratung	3	8,74 €	1,5	13,11 €
Rektale Untersuchung	11	3,50 €	1,5	5,25 €
Vorsorgeuntersuchung Erwachsene	29	25,65 €	2,3	58,99 €
Sonografie (ein Organ)	410	11,66 €	1,3	15,16 €
Sonografie (bis drei weitere Organe)	420	4,66 €	1,3	6,06 €
Spirometrie	605	14,11 €	1,3	18,34 €
Fluss-Volumen-Kurve	605a	8,16 €	1,3	10,61 €
Belastungs-EKG	652	25,94 €	1,8	46,69 €
Untersuchung auf Blut im Stuhl	3500	5,25 €	1,1	5,77 €
Blutsenkungsgeschwindigkeit	3501	3,50 €	1,15	4,02 €
Urinteststreifen	3511	2,91 €	1,15	3,35 €
Urinsediment	3531	4,08 €	1,15	4,69 €
Kleines Blutbild	3550	3,50 €	1,15	4,02 €
Differenzialblutbild (zusätzlich)	3551	1,17 €	1,15	1,34 €
Kalzium	3555	2,33 €	1,15	2,68 €
Kalium	3557	1,75 €	1,15	2,01 €
Natrium	3558	1,75 €	1,15	2,01 €
Glukose, nüchtern	3560	2,33 €	1,15	2,68 €
Cholesterin	3562.H1	2,33 €	1,15	2,68 €
HDL	3563.H1	2,33 €	1,15	2,68 €
LDL	3564.H1	2,33 €	1,15	2,68 €
Triglyceride	3565.H1	2,33 €	1,15	2,68 €
Harnsäure	3583.H1	2,33 €	1,15	2,68 €
Kreatinin	3585.H1	2,33 €	1,15	2,68 €
γ-GT	3592.H1	2,33 €	1,15	2,68 €
GOT	3594.H1	2,33 €	1,15	2,68 €
GPT	3595.H1	2,33 €	1,15	2,68 €
TSH	4030	14,57 €	1,15	16,76 €
Summe		171,27 €		247,66 €

Tab. 1.6 Intervall-Check

Leistung	GOÄ	Preis bei Faktor 1,0	Höchstfaktor/Schwellenwert	
Vorsorgeuntersuchung Erwachsene	29	25,65 €	2,3	58,99 €
EKG	651	14,75 €	1,8	26,54 €
Belastungs-EKG	652	25,94 €	1,8	46,69 €
Urinteststreifen	3511	2,91 €	1,1	3,20 €
Blutzucker	3514	4,08 €	1,15	4,69 €
Cholesterin	3562.H1	2,33 €	1,15	2,68 €
Harnsäure	3583.H1	2,33 €	1,15	2,68 €
Kreatinin	3585.H1	2,33 €	1,15	2,68 €
Summe		80,32 €		148,15 €

Tab. 1.7 Kinder-Intervall-Check

Leistung	GOÄ	Preis bei Faktor 1,0	Höchstfaktor/Schwellenwert	
Untersuchung zur Früherkennung von Krankheiten	26	26,23 €	2,3	60,33 €
Neurologische Gleichgewichts- und Ko-ordinationsprüfung	826	5,77 €	2,3	13,27 €
Einsatz von Fragebögen	857	6,76 €	1,8	12,17 €
Sehtest	1200	3,44 €	2,3	7,91 €
Audiometrie	1406	10,61 €	1,8	19,10 €
Urinstix	3511	2,91 €	1,15	3,35 €
Summe		55,72 €	1,8	116,13 €

Auslagen für die Fragebögen können zusätzlich in Rechnung gestellt werden

116,13 € (entsprechend des Steigerungsfaktors zwischen 1,0- und 2,3-facher Satz).

■ **Jugendlichen-Intervall-Check**

Der Jugendlichen-Intervall-Check (■ Tab. 1.8) ist eine jährliche Vorsorgeuntersuchung ab dem 14. Lebensjahr und beinhaltet neben der körperlichen Untersuchung die Audiometrie, den Sehtest sowie eine Urinuntersuchung. Der mögliche Preis für die Leistung liegt zwischen 48,38 € und 102,62 € (1,0- bis teilweise 2,3-facher Satz).

■ **Erweiterte Krebsvorsorge**

Die erweiterte Krebsvorsorge (■ Tab. 1.9) bei Männern über 45 Jahren beinhaltet die Rektoskopie, die Blutabnahme, eine Beratung und die Untersuchung des Urins. Der mögliche Preis für die Leistung liegt zwischen 34,38 € und 69,89 € (je nach Steigerungssatz) zzgl. der Kosten den FOB- oder MPK2-Stuhltest auf okkultes Blut.

■ **Kardiologischer Check**

Der kardiologische Check (■ Tab. 1.10) ist eine körperliche Untersuchung einschließlich Belastungs-

■ Tab. 1.8 Jugendlichen-Intervall-Check

Leistung	GOÄ	Preis bei Faktor 1,0	Höchstfaktor/Schwellenwert	
Untersuchung zur Früherkennung	29	25,65 €	2,3	58,99 €
Neurologische Gleichgewichts- und Koordinationsprüfung	826	5,77 €	2,3	13,27 €
Sehtest	1200	3,44 €	2,3	7,91 €
Audiometrie	1406	10,61 €	2,3	19,10 €
Urinstix	3511	2,91 €	1,15	3,35 €
Summe		**48,38 €**		**102,62 €**

■ Tab. 1.9 Erweiterte Krebsvorsorge

Leistung	GOÄ	Preis bei Faktor 1,0	Höchstfaktor/Schwellenwert	
Beratung	1	4,66 €	2,3	10,73 €
Blutentnahme	250	2,33 €	1,8	4,20 €
Rektoskopie	690	20,40 €	2,3	46,92 €
Urinteststreifen	3511	2,91 €	1,15	3,35 €
Urinsediment	3531	4,08 €	1,15	4,69 €
Summe		**34,38 €**		**69,89 €**
Abrechnung durch das Labor FOB oder MPK2-Test	3572 A	14,57 €	1,15	16,76 €

■ Tab. 1.10 Kardiologischer Check

Leistung	GOÄ	Preis bei Faktor 1,0	Höchstfaktor/Schwellenwert	
Beratung	1	4,66 €	2,3	10,73 €
Körperliche Untersuchung	7	9,33 €	2,3	21,45 €
Echokardiografie	423	29,14 €	2,3	67,03 €
Belastungs-EKG	652	25,94 €	2,3	59,66 €
Summe		**69,07 €**		**158,87 €**

EKG und Echokardiografie. Der mögliche Preis für die Leistung liegt zwischen 69,07 € und 158,87 € (bis teilweise 2,3-facher Satz).

■ Gefäß-Check zur Schlaganfallprophylaxe
Zu dem Gefäß-Check zur Schlaganfallprophylaxe (■ Tab. 1.11) gehören neben der körperlichen Untersuchung und der Beratung die Duplexsonografie sowie die Doppleruntersuchung der Halsgefäße.

Tab. 1.11   Gefäß-Check zur Schlaganfallprophylaxe

Leistung	GOÄ	Preis bei Faktor 1,0	Höchstfaktor/Schwellen-wert	
Beratung	1	4,66 €	2,3	10,73 €
Körperliche Untersuchung	6	5,83 €	2,3	13,41 €
Duplexsonografie der Halsgefäße (1.)	410	11,66 €	2,3	26,81 €
Duplexsonografie der Halsgefäße (2.)	420	4,66 €	2,3	10,73 €
Duplexsonografie der Halsgefäße (3.)	420	4,66 €	2,3	10,73 €
Duplexsonografie der Halsgefäße (4.)	420	4,66 €	2,3	10,73 €
Doppleruntersuchung der oben genannten Gefäße	645	37,89 €	1,8	68,20 €
Summe		74,02 €		151,34 €

Tab. 1.12   Sono-Check

Leistung	GOÄ	Preis bei Faktor 1,0	Höchstfaktor/Schwellen-wert	
Duplexverfahren	401	23,32 €	–	23,32 €
Zuschlag bei transkavitärer Untersuchung	403	8,74 €	2,3	15,74 €
Sonografie, 1 Organ	410	11,66 €	2,3	26,81 €
Sonografie von bis zu drei weiteren Organen (höchstens dreimal)	420	4,66 €	2,3	10,73 €

Der mögliche Preis für die Leistung liegt zwischen 74,02 € und 151,34 € (bis 2,3-facher Satz).

■ **Sono-Check**
Der Sono-Check (**•** Tab. 1.12) ist ein sonografischer Check-up der inneren Organe. Der mögliche Preis dieser Leistung richtet sich nach dem Umfang Ihrer Untersuchungen.

■ **Hirnleistungs-Check**
Der Hirnleistungs-Check (**•** Tab. 1.13) dient zur Früherkennung von Hirnleistungsstörungen unter Anwendung von standardisierten Fragebögen. Der mögliche Preis für die Leistung liegt zwischen 28,80 € und 53,43 € (1,0- bis 1,8-facher Satz).

■ **Schilddrüsen-Check**
Der Schilddrüsen-Check (**•** Tab. 1.14) beinhaltet eine ärztliche Beratung einschließlich symptom-

bezogener Untersuchung, Schilddrüsensonografie und Blutentnahme. Der mögliche Preis für die Leistung liegt zwischen 23,89 € und 53,81 € zzgl. der Kosten für die TSH-Bestimmung im Labor.

1.3.2 Untersuchungen für Freizeit, Urlaub, Sport

■ **Reisemedizinische Beratung**
Zu einer individuellen reisemedizinischen Beratung (**•** Tab. 1.15) können folgende Leistungen gehören: Impfberatung, Impfplan und Zusammenstellung einer Reiseapotheke. Der mögliche Preis für die Leistung liegt zwischen 8,74 € und 13,11 € (1,0- bis 1,5-facher Satz).

Eine Serviceleistung der Praxis zur Erleichterung der Zollabfertigung bei problematischen

Tab. 1.13 Hirnleistungs-Check

Leistung	GOÄ	Preis bei Faktor 1,0	Höchstfaktor/Schwellenwert	
Standardisierte Intelligenz-/Entwicklungstests	856	21,04 €	1,8	37,88 €
Orientierende Testuntersuchungen, ausführlich	857	6,76 €	1,8	12,17 €
Summe		28,80 €		53,43 €

Tab. 1.14 Schilddrüsen-Check

Leistung	GOÄ	Preis bei Faktor 1,0	Höchstfaktor/Schwellenwert	
Beratung	1	4,66 €	2,3	10,73 €
Systembezogene Untersuchung	5	4,66 €	2,3	10,73 €
Blutentnahme	250	2,33 €	1,8	4,20 €
Schilddrüsensonografie	417	12,24 €	2,3	28,15 €
Summe		23,89 €		53,81 €
Abrechnung durch das Labor TSH	4030	14,57 €	1,15	16,76 €

Tab. 1.15 Reisemedizinische Beratung

Leistung	GOÄ	Preis bei Faktor 1,0	Höchstfaktor/Schwellenwert	
Eingehende Beratung	3	8,74 €	1,5	13,11 €
Summe		8,74 €		13,11 €

Medikamenten und/oder Hilfsmitteln könnte eine Liste mit Adressfeld der Praxis sein, in der die von dem Reisenden notwendigen mitzuführenden Medikamente und Hilfsmittel aufgeführt und erläutert sind (Englisch oder Landessprache).

■ **Reisemedizinische Impfung**

Die reisemedizinische Impfung (■ Tab. 1.16) ist eine individuelle Prophylaxeimpfung nach einem vorher abgestimmten Impfplan und einer Impfberatung. Der mögliche Preis für die Leistung liegt zwischen 13,98 € und 29,07 € (bei Faktor 2,3) zzgl. der Kosten für den individuellen Impfstoff.

■ **Sportmedizinische Untersuchung**

Die sportmedizinische Untersuchung (■ Tab. 1.17) ist eine individuelle sportmedizinische Vorsorgeuntersuchung einschließlich eines Belastungs-EKG, einer Lungenfunktionsprüfung sowie der Untersuchung der Blut- und Stoffwechselwerte. Der mögliche Preis für die Leistung liegt zwischen 51,58 € und 87,49 € (bei maximal 2,3-fachem Satz).

■ **Sportmedizinische Beratung**

Die sportmedizinische Beratung (■ Tab. 1.18) dient z. B. zur Wahl einer individuell optimalen Sportart.

◻ Tab. 1.16   Reisemedizinische Impfung

Leistung	GOÄ	Preis bei Faktor 1,0	Höchstfaktor/Schwellen-wert	
Beratung	1	4,66 €	2,3	10,73 €
Symptombezogene Untersuchung	5	4,66 €	1,5	6,99 €
Impfung	375	4,66 €	1,5	6,99 €
Zusatzimpfung	377	2,91 €	1,5	4,36 €
Summe		13,98 €		29,07 €

◻ Tab. 1.17   Sportmedizinische Untersuchung

Leistung	GOÄ	Preis bei Faktor 1,0	Höchstfaktor/Schwellen-wert	
Beratung	1	4,66 €	2,3	10,73 €
Umfangreiche Untersuchung	7	9,33 €	1,5	13,99 €
Attest	70	2,33 €	2,3	5,36 €
Belastungs-EKG	652	25,94 €	1,8	46,69 €
Summe		51,58 €		87,49 €

◻ Tab. 1.18   Sportmedizinische Beratung

Leistung	GOÄ	Preis bei Faktor 1,0	Höchstfaktor/Schwellen-wert	
Beratung	1	4,66 €	2,3	10,73 €
Eingehende Beratung	3	8,74 €	1,5	13,11 €
Summe		13,40 €		23,84 €

Der mögliche Preis für die Leistung liegt zwischen 13,40 € und 23,84 € (bis teilweise Faktor 2,3).

■ **Sportmedizinischer Fitnesstest**

Der sportmedizinische Fitnesstest (◻ Tab. 1.19) ist eine Untersuchung der individuellen körperlichen und sportlichen Leistungsfähigkeit auf Basis der sportlichen Vorsorgeuntersuchung. Anhand der Ergebnisse ist eine individuelle, optimierte Trainingsberatung für ambitionierte Freizeitsportler und Profis möglich. Bei dieser Untersuchung liegt der mögliche Preis zwischen 116,35 € und 196,93 € (1,0- bis maximal 2,3-facher Satz).

■ **Tauchtauglichkeitsuntersuchung**

Die Tauchtauglichkeitsuntersuchung (◻ Tab. 1.20) beinhaltet die ärztliche Beratung, die Lungenfunktionsprüfung, die Durchführung eines Belastungs-EKGs sowie den Laborstatus inklusive des Befundberichtes. Der mögliche Preis dieser Leistung liegt zwischen 83,77 € und 168,35 € (1,0- bis 2,3-facher Satz).

■ **Kindergartenuntersuchung**

Die Kindergartenuntersuchung (◻ Tab. 1.21) ist eine vollständige körperliche Untersuchung einschließlich Beratung und Ausstellung eines Attestes. Der

◘ Tab. 1.19 Sportmedizinischer Fitnesstest

Leistung	GOÄ	Preis bei Faktor 1,0	Höchstfaktor/Schwellen-wert	
Beratung	1	4,66 €	2,3	10,73 €
Ganzkörperstatus	8	15,16 €	1,5	22,74 €
Untersuchung zur Früherkennung	29	25,65 €	2,3	58,99 €
Attest	70	2,33 €	2,3	5,36 €
Spirometrie	605	14,11 €	1,3	18,34 €
Fluss-Volumen-Kurve	605a	8,16 €	1,3	10,61 €
Belastungs-EKG	652	25,94 €	1,8	46,69 €
Laktattest (je Test)	A 3908	17,43 €	1,15	20,11 €
Uriniteststreifen	3511	2,91 €	1,15	3,35 €
Summe		116,35 €		196,93 €

◘ Tab. 1.20 Tauchtauglichkeitsuntersuchung

Leistung	GOÄ	Preis bei Faktor 1,0	Höchstfaktor/Schwellen-wert	
Beratung	1	4,66 €	2,3	10,73 €
Ganzkörperstatus	8	15,16 €	2,3	34,86 €
Befundbericht	75	7,58 €	2,3	17,43 €
Blutentnahme	250	2,33 €	1,8	4,20 €
Lungenfunktion	605	14,11 €	1,8	25,39 €
Belastungs-EKG	652	25,94 €	2,3	59,66 €
Blutsenkungsgeschwindigkeit	3501	3,50 €	1,15	4,02 €
Uriniteststreifen	3511	2,91 €	1,15	3,35 €
Urinsediment	3531	4,08 €	1,15	4,69 €
Blutbild	3550	3,50 €	1,15	4,02 €
Summe		83,77 €		168,35 €

mögliche Preis dieser Leistung liegt zwischen 16,32 € und 37,54 €.

■ **Führerscheinuntersuchung**
Die Führerscheinuntersuchung (◘ Tab. 1.22) be-inhaltet die ärztliche Beratung, den Ganzkörper-status einschließlich der Untersuchung des Urins.

Der mögliche Preis dieser Leistung liegt zwischen 34,97 € und 67,21 € (bis teilweise 2,3-facher Satz).

■ **Untersuchung nach dem Bundesseuchengesetz**
Die Untersuchung nach dem Bundesseuchenge-setz (◘ Tab. 1.23) wird häufig z. B. für Arbeitneh-mer im Bereich der Gastronomie durchgeführt. Sie

▣ Tab. 1.21   Kindergartenuntersuchung

Leistung	GOÄ	Preis bei Faktor 1,0	Höchstfaktor/Schwellen-wert	
Beratung	1	4,66 €	2,3	10,73 €
Vollständige körperliche Untersuchung	7	9,33 €	2,3	21,45 €
Attest	70	2,33 €	2,3	5,36 €
Summe		16,32 €		37,54 €

▣ Tab. 1.22   Führerscheinuntersuchung

Leistung	GOÄ	Preis bei Faktor 1,0	Höchstfaktor/Schwellen-wert	
Beratung	1	4,66 €	2,3	10,73 €
Ganzkörperstatus	8	15,16 €	2,3	34,86 €
Attest	70	2,33 €	2,3	5,36 €
Blutentnahme	250	2,33 €	1,8	4,20 €
Urinteststreifen	3511	2,91 €	1,15	3,35 €
Glukose	3514	4,08 €	1,15	4,69 €
Blutbild	3550	3,50 €	1,15	4,02 €
Summe		34,97 €		67,21 €

beinhaltet eine ärztliche Beratung einschließlich Ganzkörperstatus und Ausstellung eines Attestes. Der mögliche Preis dieser Leistung liegt zwischen 22,15 € und 50,95 € zzgl. der Kosten für die Stuhluntersuchungen beim Labor.

▪ **Allergietest (Berufseignungstest)**
Der Allergietest (▣ Tab. 1.24) beinhaltet eine ärztliche Beratung, Ganzkörperstatus, Bescheinigung und Prick-Test. Der mögliche Preis dieser Leistung liegt zwischen 74,55 € und 171,55 € (1,0- bis 2,3-facher Satz).

▪ **Berufseignungsuntersuchung**
Die Berufseignungsuntersuchung (▣ Tab. 1.25) ist eine Untersuchung inklusive Ganzkörperstatus und ergometrischer Untersuchungen sowie verschiedener Allergiehauttestungen. Die Höhe des möglichen Preises ist hier abhängig vom Umfang der Hauttestungen.

▪ **Flugtauglichkeitsuntersuchung**
Die Flugtauglichkeitsuntersuchung (▣ Tab. 1.26) beinhaltet die ärztliche Beratung, den Ganzkörperstatus einschließlich Lungenfunktionsprüfung, EKG bei Belastung, Hörprüfung sowie Untersuchung des Urins gemäß Richtlinien des BM Verkehr (Privatflugzeugführer, Segelflieger, usw., keine Berufspiloten). Der mögliche Preis dieser Leistung liegt zwischen 76,77 € und 143,29 € (bis teilweise 2,3-facher Satz).

1.3.3   Medizinisch-kosmetische Leistungen

▪ **Sonnenlicht-, Hauttypberatung**
Die Sonnenlicht-, Hauttypberatung (▣ Tab. 1.27) ist eine eingehende ärztliche Beratung zum Hauttyp und zur Empfindlichkeit gegenüber den schädlichen UV-Strahlungen. Der mögliche Preis dieser

1

■ **Tab. 1.23**   Untersuchung nach dem Bundesseuchengesetz

Leistung	GOÄ	Preis bei Faktor 1,0	Höchstfaktor/Schwellen-wert	
Beratung	1	4,66 €	2,3	10,73 €
Ganzkörperstatus	8	15,16 €	2,3	34,86 €
Attest	70	2,33 €	2,3	5,36 €
Summe		22,15 €		50,95 €
Abrechnung durch das Labor Stuhlunter-suchung 1	4538	6,99 €	1,15	8,04 €
Abrechnung durch das Labor Stuhluntersu-chung 2 nach drei Wochen	4538	6,99 €	1,15	8,04 €

■ **Tab. 1.24**   Allergietest (Berufseignungstest)

Leistung	GOÄ	Preis bei Faktor 1,0	Höchstfaktor/Schwellen-wert	
Beratung	1	4,66 €	2,3	10,73 €
Ganzkörperstatus	8	15,16 €	2,3	34,86 €
Bescheinigung	70	2,33 €	2,3	5,36 €
(20-mal) Prick-Test	385	52,40 €	2,3	120,60 €
Summe		74,55 €		171,55 €

Leistung liegt zwischen 13,40 € (1-facher Satz) und 23,84 € (2,3-facher Satz).

■ **Medizinisch-kosmetische Beratung**
Die medizinisch-kosmetische Beratung (■ Tab. 1.28) ist eine eingehende ärztliche Beratung. Der mögliche Preis dieser Leistung liegt zwischen 8,74 € und 13,11 € (1,0- bis 2,3-facher Satz).

■ **Tests zur Prüfung der Verträglichkeit von Kosmetika**
Dies sind verschiedene Hauttestungsverfahren bzgl. der Unverträglichkeit gegenüber Kosmetika (■ Tab. 1.29). Der mögliche Preis richtet sich hier nach Art und Umfang der Testungen.

■ **Korrektur störender Hautveränderungen**
Dies sind Korrekturen störender Hautveränderungen (■ Tab. 1.30) außerhalb der GKV-Leistungspflicht. Zum Umfang der Leistung gehört die einge-

hende ärztliche Beratung mit symptombezogener Untersuchung, Infiltrationsanästhesie, Exzision und Entfernung der Fäden. Der mögliche Preis dieser Leistung liegt zwischen 25,58 € und 58,86 € zzgl. der Sachkosten.

■ **Beseitigung von Besenreisern (Varizen)**
Die Beseitigung von Besenreisern (Varizen) (■ Tab. 1.31) beinhaltet eine eingehende ärztliche Beratung mit symptombezogener Untersuchung, Verödung von Krampfadern und Kompressionsverband. Der mögliche Preis dieser Leistung liegt zwischen 25,94 € und 59,67 € (1,0- bis 2,3-facher Satz).

■ **UVB-Behandlung**
Die UVB-Behandlung (■ Tab. 1.32) beinhaltet die Eigenblutspritzung sowie die Fototherapie. Der mögliche Preis dieser Leistung liegt zwischen 10,55 € und 21,62 € zzgl. der Sach- und Medikamentenkosten.

◻ **Tab. 1.25**   Berufseignungsuntersuchung

Leistung	GOÄ	Preis bei Faktor 1,0	Höchstfaktor/Schwellen-wert	
Beratung	1	4,66 €	2,3	10,73 €
Ganzkörperstatus	8	15,16 €	2,3	34,86 €
Untersuchung zur Früherkennung	29	25,65 €	2,3	58,99 €
Epikutantest, je Test (1.–30. Test)	380	1,75 €	2,3	4,02 €
Epikutantest, je Test (31.–50. Test)	381	1,17 €	2,3	2,68 €
Prick-Test, je Test (1.–20. Test)	385	2,62 €	2,3	6,03 €
Prick-Test, je Test (21.–40. Test)	386	1,75 €	2,3	4,02 €
Reib-, Scratch- oder Skarifikationstest, je Test (bis zu zehn Tests je Behandlungsfall)	388	2,04 €	2,3	4,69 €
Ruhespirografische Untersuchung	605	14,11 €	2,3	25,39 €
Darstellung der Fluss-Volumen-Kurve	605a	8,16 €	2,3	14,69 €
Ergometrische Untersuchung	652	25,94 €	2,3	59,66 €
Brustorganübersicht	5137	26,23 €	1,8	47,21 €

◻ **Tab. 1.26**   Flugtauglichkeitsuntersuchung

Leistung	GOÄ	Preis bei Faktor 1,0	Höchstfaktor/Schwellen-wert	
Beratung	1	4,66 €	2,3	10,73 €
Ganzkörperstatus	8	15,16 €	2,3	34,86 €
Bescheinigung	70	2,33 €	2,3	5,36 €
Lungenfunktion	605	14,11 €	1,8	25,39 €
Fluss-Volumen-Kurve	605a	8,16 €	1,3	10,61 €
Belastungs-EKG	652	25,94 €	1,8	46,69 €
Hörprüfung	1401	3,50 €	1,8	6,30 €
Urinteststreifen	3511	2,91 €	1,15	3,35 €
Summe		**76,77 €**		**143,29 €**

1.3.4   Umweltmedizin

▪ **Umweltmedizinische Erst- und Folgeanamnese**

Die umweltmedizinische Erst- und Folgenanamnese (◻ Tab. 1.33) beinhaltet die Auswertung eines umweltmedizinischen Fragebogens, in welchem detaillierte Fragen zum Arbeitsbereich (z. B. Asbest, Glasfasern), zum Wohnbereich (z. B. Abgase), zur Wohnungsausstattung (z. B. Möbel, Staubsauger, Lüftungssystem), zum Freizeitbereich (z. B. Haustiere, Bastelarbeiten) oder zum Haushalt (z. B. verwendete Reinigungsmittel) gestellt werden. Der mögliche Preis liegt zwischen 26,23 € und 120,66 € (je nachdem, welche Anamnese erfolgt).

◘ Tab. 1.27   Sonnenlicht-, Hauttypberatung

Leistung	GOÄ	Preis bei Faktor 1,0	Höchstfaktor/Schwellen-wert	
Beratung	1	4,66 €	2,3	10,73 €
Eingehende Beratung	3	8,74 €	1,5	13,11 €
Summe		13,40 €		23,84 €

◘ Tab. 1.28   Medizinisch-kosmetische Behandlung

Leistung	GOÄ	Preis bei Faktor 1,0	Höchstfaktor/Schwellen-wert	
Eingehende Beratung	3	8,74 €	1,5	13,11 €
Summe		8,74 €		13,11 €

◘ Tab. 1.29   Tests zur Prüfung der Verträglichkeit von Kosmetika

Leistung	GOÄ	Preis bei Faktor 1,0	Höchstfaktor/Schwellen-wert	
Beratung	1	4,66 €	2,3	10,73 €
Epikutantest, je Test	380	1,75 €	2,3	4,02 €
Prick-Test, je Test	385	2,62 €	2,3	6,03 €
Reib-, Scratch- oder Skarifikationstest, je Test (bis zu zehn Tests je Behandlungsfall)	388	2,04 €	2,3	4,69 €

◘ Tab. 1.30   Korrektur störender Hautveränderungen

Leistung	GOÄ	Preis bei Faktor 1,0	Höchstfaktor/Schwellen-wert	
Beratung	1	4,66 €	2,3	10,73 €
Systembezogene Untersuchung	5	4,66 €	2,3	10,73 €
Verband	200	2,62 €	2,3	6,03 €
Infiltrationsanästhesie kleiner Bezirke	490	3,56 €	2,3	8,18 €
Fäden entfernen	2007	2,33 €	2,3	5,36 €
Probeexzision	2401	7,75 €	2,3	17,83 €
Summe		25,58 €		58,86 €
+ Sachkosten				

▣ Tab. 1.31　Beseitigung von Besenreisern (Varizen)

Leistung	GOÄ	Preis bei Faktor 1,0	Höchstfaktor/Schwellenwert	
Beratung	1	4,66 €	2,3	10,73 €
Systembezogene Untersuchung	5	4,66 €	2,3	10,73 €
Kompressionsverband	204	5,54 €	2,3	12,74 €
Verödung von Krampfadern	764	11,08 €	2,3	25,47 €
Summe		25,94 €		59,67 €

▣ Tab. 1.32　UVB-Behandlung

Leistung	GOÄ	Preis bei Faktor 1,0	Höchstfaktor/Schwellenwert	
Eigenbluteinspritzung, einschl. Blutentnahme	284	5,25 €	2,3	12,07 €
Fototherapie mit selektivem UV-Spektrum	567	5,30 €	1,8	9,55 €
Summe		10,55 €		21,62 €

+ Sach- und Medikamentenkosten

▣ Tab. 1.33　Umweltmedizinische Erst- und Folgeanamnese

Leistung	GOÄ	Preis bei Faktor 1,0	Höchstfaktor/Schwellenwert	
Erhebung der Erstanamnese	30	52,46 €	2,3	120,66 €
Erhebung der Folgeanamnese	31	26,23 €	2,3	60,33 €

▣ Tab. 1.34　Eingehende umweltmedizinische Beratung

Leistung	GOÄ	Preis bei Faktor 1,0	Höchstfaktor/Schwellenwert	
Erörterung (Dauer: mindestens 20 Minuten)	34	17,49 €	2,3	40,22 €

■ **Eingehende umweltmedizinische Beratung**

Bei der eingehenden umweltmedizinischen Beratung (▣ Tab. 1.34) liegt der mögliche Preis zwischen 17,49 € und 40,22 € (1,0- bis 2,3-facher Satz).

■ **Umweltmedizinische Wohnraumbegehung**

Dies ist der ärztliche Besuch mit einer umweltmedizinischen Raumbegehung (▣ Tab. 1.35), bei der Raumluft, Hausstaub und Materialien wie Teppiche und Möbel untersucht werden. Der mögliche Preis

◘ Tab. 1.35 Umweltmedizinische Wohnraumbegehung

Leistung	GOÄ	Preis bei Faktor 1,0	Höchstfaktor/Schwellen-wert	
Besuch	50	18,65 €	2,3	42,90 €
+ Wegegeld				

◘ Tab. 1.36 Umweltmedizinisches Biomonitoring

Leistung	GOÄ	Preis bei Faktor 1,0	Höchstfaktor/Schwellen-wert	
Erörterung (Dauer: mindestens 20 Minuten)	34	17,49 €	2,3	40,22 €

◘ Tab. 1.37 Erstellung eines umweltmedizinisch begründeten Behandlungskonzeptes

Leistung	GOÄ	Preis bei Faktor 1,0	Höchstfaktor/Schwellen-wert	
Eingehende Beratung	3	8,74 €	2,3	20,11 €
Bescheinigung	70	2,33 €	2,3	5,36 €
Summe		11,07 €		25,47 €

dieser Leistung liegt zwischen 18,65 € und 42,90 € zzgl. dem entsprechendem Wegegeld.

▪ **Umweltmedizinisches Biomonitoring**
Unter umweltmedizinischem Biomonitoring (◘ Tab. 1.36) versteht man die Erfassung der Schadstoffbelastung des Menschen durch Messungen der Konzentration von Schadstoffen oder deren Stoffwechselprodukten in Körpermaterialien (z. B. Blut, Plasma, Urin, Haar, Atemluft, etc.). Der mögliche Preis dieser Leistung liegt zwischen 17,49 € und 40,22 € (1,0- bis 2,3-facher Satz).

▪ **Erstellung eines umweltmedizinisch begründeten Behandlungskonzeptes**
Die Erstellung eines umweltmedizinisch begründeten Behandlungskonzeptes (◘ Tab. 1.37) erfolgt auf der Grundlage der umweltmedizinischen Wohnraumbegehung und/oder des umweltmedizinischen Biomonitorings. Inhalt dieser Leistung ist eine eingehende Beratung sowie die Ausstellung

des Behandlungsplans. Der mögliche Preis dieser Leistung liegt zwischen 11,07 € und 25,47 €.

▪ **Umweltmedizinisches Gutachten**
Dies ist eine Erstellung eines umweltmedizinischen Gutachtens (◘ Tab. 1.38). Der mögliche Preis dieser Leistung liegt zwischen 29,14 € und 67,03 € (1,0- bis 2,3-facher Satz).

1.3.5   Psychotherapeutische Angebote

▪ **Stressbewältigungstraining**
Das Stressbewältigungstraining (◘ Tab. 1.39) beinhaltet die Vermittlung von Strategien, die zur Bewältigung von belastenden Ereignissen beitragen, die z. B. mit Angst, Ärger und Schmerzen verbunden sind. Das gestörte emotionale Erleben soll reguliert und eine psychologische Anpassung erreicht werden. Bei der Einzelbehandlung variiert der mögliche Preis zwischen 43,74 € und 100,55 € (2,3-facher Satz). Bei der Behandlung in der Grup-

Tab. 1.38 Umweltmedizinisches Gutachten

Leistung	GOÄ	Preis bei Faktor 1,0	Höchstfaktor/Schwellen-wert	
Gutachten mit einem das gewöhnliche Maß übersteigenden Aufwand	85	29,14 €	2,3	67,03 €

Tab. 1.39 Stressbewältigungstraining

Leistung	GOÄ	Preis bei Faktor 1,0	Höchstfaktor/Schwellen-wert	
Verhaltenstherapie, Einzelbehandlung, mindestens 50 Minuten	870	43,72 €	2,3	100,55 €
Verhaltenstherapie, Gruppenbehandlung, mindestens 50 Minuten, je Teilnehmer	871	8,74 €	2,3	20,11 €

Tab. 1.40 Entspannungsverfahren als Präventionsleistung

Leistung	GOÄ	Preis bei Faktor 1,0	Höchstfaktor/Schwellen-wert	
Übende Verfahren (z. B. autogenes Training), Einzelbehandlung, mindestens 20 Minuten	846	8,74 €	2,3	20,11 €
Übende Verfahren (z. B. autogenes Training), Gruppenbehandlung, mindestens 20 Minuten, je Teilnehmer	847	2,62 €	2,3	6,03 €
Verhaltenstherapie Einzelbehandlung, mindestens 50 Minuten, ggf. Unterteilung in zwei Einheiten von jeweils mindestens 25 Minuten	870	43,72 €	2,3	100,55 €
Verhaltenstherapie, Gruppenbehandlung, mindestens 50 Minuten, je Teilnehmer	871	8,74 €	2,3	20,11 €

pe liegt der mögliche Preis pro Teilnehmer bei 8,74 € und 20,11 € (2,3-facher Satz).

■ **Entspannungsverfahren als Präventionsleistung und/oder Verhaltenstherapien**

Der mögliche Preis dieser Entspannungsverfahren (■ Tab. 1.40) richtet sich hier nach Art und Umfang der Behandlung (Einzel- oder Gruppentherapie) und liegt zwischen 2,62 € und 100,55 € (1,0- bis 2,3-facher Satz).

■ **Kunst- und Körpertherapien**

Die Kunst- und Körpertherapien (■ Tab. 1.41) sind übende Verfahren, psychotherapeutische Behandlungen und Verhaltenstherapien. Der mögliche Preis dieser Leistung liegt zwischen 22,15 € und 120,66 €.

■ **Selbstbehauptungstraining**

Das Selbstbehauptungstraining (■ Tab. 1.42) beinhaltet eine eingehende psychotherapeutische Behandlung inklusive übender Verfahren. Der mögliche Preis ist hier sehr variabel und richtet sich nach Art und Umfang Ihrer Behandlung.

◻ Tab. 1.41 Kunst- und Körpertherapien

Leistung	GOÄ	Preis bei Faktor 1,0	Höchstfaktor/Schwellen-wert	
Übende Verfahren (z. B. autogenes Training), Einzelbehandlung, mindestens 20 Minuten	846	8,74 €	2,3	20,11 €
Übende Verfahren (z. B. autogenes Training), Gruppenbehandlung, mindestens 20 Minuten, je Teilnehmer	847	2,62 €	2,3	6,03 €
Psychotherapeutische Behandlung, mindestens 20 Minuten	849	13,41 €	2,3	30,83 €
Verhaltenstherapie, Einzelbehandlung, mindestens 50 Minuten, ggf. Unterteilung in zwei Einheiten von jeweils mindestens 25 Minuten	870	43,72 €	2,3	100,55 €

▪ **Psychotherapeutische Verfahren zur Selbsterfahrung ohne medizinische Indikation**

Dies ist eine eingehende psychotherapeutische Behandlung inklusive tiefenpsychologisch fundierter Psychotherapie (◻ Tab. 1.43). Der mögliche Preis dieser Leistung liegt zwischen 53,63 € und 131,38 € (1,0- bis 2,3-facher Satz).

▪ **Verhaltenstherapie bei Flugangst**

Die Verhaltenstherapie bei Flugangst (◻ Tab. 1.44) besteht aus einer eingehenden Beratung und der psychotherapeutischen Behandlung. Der mögliche Preis dieser Leistung liegt zwischen 22,15 € und 50,94 €.

▪ **Beratung zur Suchtmittelentwöhnung**

Zu der Beratung zur Suchtmittelentwöhnung (◻ Tab. 1.45) gehört die ärztliche Beratung, die psychotherapeutische Behandlung sowie die Erstellung der Anamnese. Der mögliche Preis dieser Leistung liegt zwischen 71,69 € und 174,29 € (1,0- bis 2,3-facher Satz).

▪ **Biofeedback-Behandlung**

Die Biofeedback-Behandlung (◻ Tab. 1.46) ist ein Entspannungsverfahren, bei dem sich der Patient normale körperliche Vorgänge bewusst macht und lernt, diese zu steuern. Die Leistung beinhaltet die ärztliche Beratung, die klinische Untersuchung und die Biofeedback-Behandlung. Der mögliche Preis liegt zwischen 18,06 € und 41,57 € (1,0- bis 2,3-facher Satz).

▪ **Anti-Tinnitus-Therapie**

Die Anti-Tinnitus-Therapie (◻ Tab. 1.47) beinhaltet übende Verfahren, psychotherapeutische Behandlungen sowie Verhaltenstherapien. Der mögliche Preis dieser Leistung liegt zwischen 70,53 € und 162,22 € (1,0- bis 2,3-facher Satz).

1.3.6 Alternative Heilverfahren

▪ **Akupunkturbehandlung**

Die Akupunkturbehandlung (◻ Tab. 1.48) ist eine aus der traditionellen chinesischen Medizin stammende Therapiemethode, bei der Akupunkturnadeln an bestimmten Punkten der Körperoberfläche entlang der Meridiane eingestochen werden. Sie dient der Regulierung des Flusses der Lebensenergie Qi.

Der mögliche Preis variiert hierbei sehr stark, je nach Umfang und Steigerungssatz. Auch ist bei der Akupunktur zu beachten, dass die von einigen Krankenkassen durchgeführten Modellversuche bei bestimmten Diagnosen beendet sind und zu einem Kostenübernahmeerfolg geführt haben. In diesen besonderen Fällen (Diagnose: chronisches Rücken- oder Knieleiden) werden die Kosten der

□ Tab. 1.42   Selbstbehauptungstraining

Leistung	GOÄ	Preis bei Faktor 1,0	Höchstfaktor/Schwellen-wert	
Beratungsgespräch in Gruppen, je Teilnehmer und Sitzung (mindestens 50 Minuten)	20	7,00 €	2,3	16,09 €
Übende Verfahren (z. B. autogenes Training), Einzelbehandlung, mindestens 20 Minuten	846	8,74 €	2,3	20,11 €
Übende Verfahren (z. B. autogenes Training), Gruppenbehandlung, mindestens 20 Minuten, je Teilnehmer	847	2,62 €	2,3	6,03 €
Psychotherapeutische Behandlung, mindestens 20 Minuten	849	13,41 €	2,3	30,83 €
Tiefenpsychologisch fundierte Psychotherapie, Einzelbehandlung, mindestens 50 Minuten	861	40,22 €	2,3	92,50 €
Tiefenpsychologisch fundierte Psychotherapie, Gruppenbehandlung, mindestens 100 Minuten, je Teilnehmer	862	20,11 €	2,3	46,25 €
Analytische Psychotherapie, Einzelbehandlung, mindestens 50 Minuten	863	40,22 €	2,3	92,50 €
Analytische Psychotherapie, Gruppenbehandlung, mindestens 100 Minuten, je Teilnehmer	864	20,11 €	2,3	46,25 €
Verhaltenstherapie, Einzelbehandlung, mindestens 50 Minuten, ggf. Unterteilung in zwei Einheiten von jeweils mindestens 25 Minuten	870	43,72 €	2,3	100,55 €
Verhaltenstherapie, Gruppenbehandlung, mindestens 50 Minuten, je Teilnehmer	871	8,74 €	2,3	20,11 €
Eingehende psychiatrische Untersuchung bei Kindern/Jugendlichen	885	29,14 €	2,3	67,03 €
Psychiatrische Behandlung bei Kindern/Jugendlichen, mindestens 40 Minuten	886	40,80 €	2,3	93,84 €
Psychiatrische Behandlung in Gruppen bei Kindern/Jugendlichen, mindestens 60 Minuten, je Teilnehmer	887	11,66 €	2,3	26,81 €

Akupunkturbehandlungen bei festgelegter Behandlungsdauer und -anzahl von den Krankenkassen übernommen. Bisher erfolgte die Abrechnung über die entsprechenden Modellvorhaben oder als IGeL (□ Tab. 1.49). Eine vorgefertigte Patienteninformation ist auf S. 159 f. beigefügt.

Voraussetzung für die Abrechnung sind die erforderlichen Diplome und deren Abrechnungsmöglichkeiten (A-Diplom als Grundausbildung + B-Diplom als Vollausbildung).

◻ Tab. 1.43 Psychotherapeutische Verfahren zur Selbsterfahrung ohne medizinische Indikation

Leistung	GOÄ	Preis bei Faktor 1,0	Höchstfaktor/Schwellenwert	
Psychotherapeutische Behandlung, mindestens 20 Minuten	849	13,41 €	2,3	30,83 €
Tiefenpsychologisch fundierte Psychotherapie, Einzelbehandlung, mindestens 50 Minuten	861	40,22 €	2,3	92,50 €
Verhaltenstherapie, Einzelbehandlung, mindestens 50 Minuten, ggf. Unterteilung in zwei Einheiten von jeweils mindestens 25 Minuten	870	43,72 €	2,3	100,55 €

◻ Tab. 1.44 Verhaltenstherapie bei Flugangst

Leistung	GOÄ	Preis bei Faktor 1,0	Höchstfaktor/Schwellenwert	
Eingehende Beratung (mindestens 10 Minuten)	3	8,74 €	2,3	20,11 €
Verhaltenstherapie bei Flugangst (mindestens 20 Minuten)	849	13,41 €	2,3	30,83 €
Summe		22,15 €		50,94 €

◻ Tab. 1.45 Beratung zur Suchtmittelentwöhnung

Leistung	GOÄ	Preis bei Faktor 1,0	Höchstfaktor/Schwellenwert	
Beratung	1	4,66 €	2,3	10,73 €
Beratung (mindestens 10 Minuten)	3	8,74 €	2,3	20,11 €
Psychotherapeutische Behandlung, mindestens 20 Minuten	849	13,41 €	2,3	30,83 €
Anamnese unter neurosenpsychologischen Gesichtspunkten, auch in mehreren Sitzungen	860	53,62 €	2,3	123,34 €

◻ Tab. 1.46 Biofeedback-Behandlung (Lichttherapie)

Leistung	GOÄ	Preis bei Faktor 1,0	Höchstfaktor/Schwellenwert	
Beratung	1	4,66 €	2,3	10,73 €
Klinische Untersuchung	5	4,66 €	2,3	10,73 €
Biofeedback-Behandlung	846	8,74 €	2,3	20,11 €
Summe		18,06 €		41,57 €

◻ **Tab. 1.47**   Anti-Tinnitus-Therapie

Leistung	GOÄ	Preis bei Faktor 1,0	Höchstfaktor/Schwellen-wert	
Beratung	1	4,66 €	2,3	10,73 €
Übende Verfahren (z. B. autogenes Training) Einzelbehandlung, mindestens 20 Minuten	846	8,74 €	2,3	20,11 €
Übende Verfahren (z. B. autogenes Training) Gruppenbehandlung, mindestens 20 Minuten, je Teilnehmer	847	2,62 €	2,3	6,03 €
Psychotherapeutische Behandlung, mindestens 20 Minuten	849	13,41 €	2,3	30,83 €
Verhaltenstherapie, Einzelbehandlung, mindestens 50 Minuten, ggf. Unterteilung in zwei Einheiten von jeweils mindestens 25 Minuten	870	43,72 €	2,3	100,55 €

◻ **Tab. 1.48**   Akupunkturbehandlung

Leistung	GOÄ	Preis bei Faktor 1,0	Höchstfaktor/Schwellen-wert	
Beratung	1	4,66 €	2,3	10,73 €
Akupunktur, je Sitzung; oder	269	11,66 €	2,3	26,81 €
Akupunktur, je Sitzung (Mindestdauer 20 Minuten)	269 a	20,40 €	2,3	46,92 €
Zungen- und Pulsdiagnostik: Untersuchung Organsystem, stomatognathes System/Gefäße	A 6	5,83 €	2,3	13,41 €
Ganzheitsmedizinischer Status nach naturheilkundlichen Gesichtspunkten bzw. nach den Regeln der traditionellen chinesischen Medizin	A 29	25,65 €	2,3	58,99 €
Folgeanamnese für die individuelle naturheilkundliche Therapie, mindestens 30 Minuten (z. B. in der traditionellen chinesischen Medizin/Akupunktur)	A 31	26,23 €	2,3	60,33 €
Moxibustion (ohne Akupunktur)	A 271	7,00 €	2,3	16,09 €
Erstanamnese für die individuelle naturheilkundliche Behandlung/Behandlung nach den Regeln der traditionellen chinesischen Medizin	A 801	14,57 €	2,3	33,52 €

■ **Bioresonanztherapie (BRT)**

Die Bioresonanztherapie (◻ Tab. 1.50) ist eine sanfte, nebenwirkungsfreie, computergesteuerte Schwingungstherapie, die die Selbstheilungskräfte anregt. Auch hier ist der mögliche Preis für die Behandlung stark vom Umfang und dem Steigerungsfaktor

abhängig. Eine vorgefertigte Patienteninformation ist auf S. 161 f. beigefügt.

■ **Ozon-Eigenbluttherapie**

Die Ozon-Eigenbluttherapie (◻ Tab. 1.51) beinhaltet den Aderlass, Einbringung des Ozon in das Blut

◘ Tab. 1.49   Akupunktur – Ausnahmeregelungen (bisher)

Krankenkasse	Anzahl der Behandlungen pro Kalenderjahr	Kosten pro Behandlung	Diagnosen
AOK	6	25,56 €	Kopfschmerz (Migräne, Spannungskopfschmerz)
			chronische Rückenschmerzen (LWS)
			Arthrose (Koxarthrose, Gonarthrose)
Ersatzkassen	6 + 4 nach Verlängerungsantrag	25,56 € Eigenanteil für Patient: 10,23 €	chronische Kopfschmerzen
			chronische LWS-Schmerzen
			chronische Osteoarthroseschmerzen
IKK, LKK, BKK	10	25,56 €	chronische Migräne
			chronische Spannungskopfschmerzen
			chronische LWS-Schmerzen
			chronische Knieschmerzen
			chronische Hüftgelenkschmerzen
TKK, angegliedert auch einige BKK und HKK	10	35,00 € Eigenanteil für Patient: 10 % der Kosten	chronische Kopfschmerzen
			Migräne
			chronische LWS-Beschwerden
			chronische Osteoarthroseschmerzen

sowie die Infusion. Der mögliche Preis dieser Leistung liegt zwischen 18,65 € und 42,89 € je Sitzung (bis teilweise 2,3-facher Satz).

■ **Mikrobiologische Therapie**

Die mikrobiologische Therapie (◘ Tab. 1.52) beinhaltet die eingehende Beratung, symptombezogene Untersuchung, Erörterung sowie die intrakutane Reiztherapie. Der mögliche Preis dieser Leistung ist abhängig von der Anzahl der durchgeführten Injektionen.

■ **Sauerstoff-Mehrschritt-Therapie (SMT) nach Ardenne**

Die Sauerstoff-Mehrschritt-Therapie (SMT) nach Ardenne beinhaltet die Beratung, den Ganzkörperstatus sowie eine Lungenfunktionsprüfung als Eingangsuntersuchung mit darauffolgenden weiteren Behandlungen (◘ Tab. 1.53). Die Kosten sind abhängig von der Anzahl der durchgeführten Behandlungen.

1.3.7   Sonstige Wunschleistungen

■ **Verabreichung von Vitamin- und Aufbaupräparaten**

Dies sind Injektionen oder Infusionen eines Medikaments oder eines und ggf. mehrerer Aufbau-/Vitaminpräparate (◘ Tab. 1.54) auf Wunsch des Patienten, die nicht zu Lasten der gesetzlichen Krankenkassen verordnet werden dürfen/können. Der mögliche Preis dieser Leistung ist abhängig von der Art und Häufigkeit der Verabreichung, zuzüglich der Kosten für das zu verabreichende Präparat.

Ein im Vorfeld der Behandlung aufgestellter Injektionsplan für den Patienten erleichtert Ihnen die Umsetzung dieser Leistung. In diesem Injektionsplan

◼ **Tab. 1.50**   Bioresonanztherapie (BRT)

Leistung	GOÄ	Preis bei Faktor 1,0	Höchstfaktor/Schwellenwert	
Beratung	1	4,66 €	2,3	10,73 €
Resonanztest auf Toxine oder Allergene, umfassendes Screening, Dauer bis zu 60 Minuten	A 396	32,64 €	2,3	75,07 €
Vegetative Funktionsdiagnostik	A 831	4,66 €	2,3	10,73 €
Befunderhebung am Nervensystem	A 832	9,21 €	2,3	21,18 €
Epikutantest (1.–30.), je Test	380	1,75 €	2,3	4,02 €
Epikutantest (31.–50.), je Test	381	1,17 €	2,3	2,68 €
Epikutantest (51.–100.), je Test	382	0,87 €	2,3	2,01 €
Elektromyografische Untersuchung	A 838	32,06 €	2,3	73,73 €
Grundtherapie mit patienteneigenen Schwingungen				
Intrakutane Reiztherapie	A 266	3,50 €	2,3	8,04 €
Infiltrationsbehandlung großer Bezirke	A 491	7,05 €	2,3	16,22 €
Kurzwellenbehandlung	A 549	3,21 €	1,8	5,77 €
Fototherapie, selektive UV-Therapie	A 567	5,30 €	2,3	9,55 €
Injektion perineural	A 255	5,54 €	2,3	12,74 €

◼ **Tab. 1.51**   Ozon-Eigenbluttherapie

Leistung	GOÄ	Preis bei Faktor 1,0	Höchstfaktor/Schwellenwert	
Aderlass	A 285	6,41 €	2,3	14,74 €
Einbringung des Ozons in das Blut	A 261	1,75 €	2,3	4,02 €
Infusion	A 272	10,49 €	2,3	24,13 €
Summe		18,65 €		42,89 €

◼ **Tab. 1.52**   Mikrobiologische Therapie

Leistung	GOÄ	Preis bei Faktor 1,0	Höchstfaktor/Schwellenwert	
Eingehende Beratung	3	8,74 €	1,5	13,11 €
Symptombezogene Untersuchung	5	4,66 €	2,3	10,72 €
Erörterung (Dauer mind. 20 Min.)	34	17,49 €	2,3	40,22 €
Intrakutane Reiztherapie	266	3,50 €	2,3	8,05 €

◻ Tab. 1.53   Sauerstoff-Mehrschritt-Therapie nach Ardenne (SMT)

Leistung	GOÄ	Preis bei Faktor 1,0	Höchstfaktor/Schwellenwert	
Beratung	1	4,66 €	2,3	10,73 €
Ganzkörperstatus	8	15,16 €	2,3	34,86 €
Lungenfunktion	605	14,11 €	1,8	25,39 €
Fluss-Volumen-Kurve	605a	8,16 €	1,3	10,61 €
Belastungs-EKG	652	25,94 €	2,3	59,66 €
Assistierte und/oder kontrollierte apparative Beatmung	427	8,74 €	2,3	20,11 €
Übungsbehandlung auch mit Anwendung medikomechanischer Apparate	510	4,08 €	1,8	7,34 €

◻ Tab. 1.54   Verabreichung von Vitamin- und Aufbaupräparaten

Leistung	GOÄ	Preis bei Faktor 1,0	Höchstfaktor/Schwellenwert	
Beratung	1	4,66 €	2,3	10,73 €
Symptombezogene Untersuchung	5	4,66 €	2,3	10,73 €
Aufbauspritzen i.m. (je Spritze)	252	2,33 €	2,3	5,36 €
Injektion, i.v.	253	4,08 €	2,3	9,38 €
Infusion, i.v. (bis zu 30 Min. Dauer)	271	7,00 €	2,3	16,10 €
Infusion, i.v. (von mehr als 30 Min. Dauer)	272	10,49 €	2,3	24,13 €
+ zusätzlich der Kosten für das Medikament				

können Sie gezielt das entsprechende Medikament auf die angesetzten Injektionen umrechnen und dem Patienten die anfallenden Kosten konkret mitteilen.

■ **Zusätzliche sonografische Schwangerschaftsuntersuchung**

Dies ist eine zusätzliche sonografische Schwangerschaftsuntersuchung (◻ Tab. 1.55) auf Wunsch der Schwangeren bei Nichtrisikoschwangerschaften (»Baby-Fernsehen«). Der mögliche Preis dieser Leistung liegt zwischen 26,23 € und 55,96 € (1,0- bis teilweise 2,3-facher Satz).

■ **Osteodensitometrie**

Die Osteodensitometrie zur Früherkennung von Osteoporose (◻ Tab. 1.56) beinhaltet die ärztliche

Beratung einschließlich symptombezogener Untersuchung und der Osteodensitometrie. Der mögliche Preis dieser Leistung liegt zwischen 26,81 € und 52,94 € (bis teilweise 2,3-facher Satz).

■ **Kolonhydrotherapie**

Die Kolonhydrotherapie (◻ Tab. 1.57) beinhaltet eine Massage im extramuskulären Bereich, die Digitaluntersuchung des Mastdarmes, übende Verfahren sowie die Atmungsbehandlung. Der mögliche Preis dieser Leistung liegt zwischen 42,89 € und 88,91 € (1,0- bis teilweise 2,3-fachen Satz).

■ **Eigenbluttherapie**

Die Eigenbluttherapie (mit oder ohne Zusätze) wird z. B. bei Allergien und/oder Infekten durch-

□ Tab. 1.55   Zusätzliche sonografische Schwangerschaftsuntersuchung

Leistung	GOÄ	Preis bei Faktor 1,0	Höchstfaktor/Schwellenwert	
Zuschlag bei transkavitärer Untersuchung	403	8,74 €	1,8	15,74 €
Ultraschalluntersuchung Mutterschaft VS	415	17,49 €	2,3	40,22 €
Summe		26,23 €		55,96 €

□ Tab. 1.56   Osteodensitometrie

Leistung	GOÄ	Preis bei Faktor 1,0	Höchstfaktor/Schwellenwert	
Beratung	1	4,66 €	2,3	10,73 €
Systembezogene Untersuchung	5	4,66 €	2,3	10,73 €
Osteodensitometrie	5380	17,49 €	1,8	31,48 €

□ Tab. 1.57   Kolonhydrotherapie

Leistung	GOÄ	Preis bei Faktor 1,0	Höchstfaktor/Schwellenwert	
Beratung	1	4,66 €	2,3	10,73 €
Digitaluntersuchung Mastdarm	11	3,50 €	2,3	8,04 €
Atmungsbehandlung	505	4,95 €	1,8	8,92 €
Massage im extramuskulären Bereich	523	3,79 €	1,8	6,82 €
Kalt- oder Heißpackungen oder heiße Rolle je Sitzung	530	2,04 €	1,8	3,67 €
Subaquales Darmbad	533	8,74 €	1,8	15,74 €
Übende Verfahren	846	8,74 €	2,3	20,11 €
Unblutige Erweiterung des Mastdarmschließmuskels	3236	6,47 €	2,3	14,88 €
Summe		42,89 €		88,91 €

geführt (□ Tab. 1.58). Der mögliche Preis dieser Leistung liegt zwischen 9,91 € und 22,80 € bei der ersten Behandlung (mit Beratung) und zwischen 5,25 € und 12,07 € (1,0- bis 2,3-facher Satz) bei den Folgebehandlungen. Eine Patienteninformation finden Sie auf S. 163.

■ **Blutegeltherapie**
Die Blutegeltherapie (□ Tab. 1.59) beinhaltet das Setzen von Blutegeln, die Erstversorgung sowie das Anlegen eines Kompressionsverbandes. Der mögliche Preis dieser Leistung liegt zwischen 16,85 € und 38,75 € zzgl. der Sachkosten.

◘ Tab. 1.58   Eigenbluttherapie

Leistung	GOÄ	Preis bei Faktor 1,0	Höchstfaktor/Schwellenwert	
Beratung	1	4,66 €	2,3	10,73 €
Eigenbluttherapie, einschl. Blutentnahme	284	5,25 €	2,3	12,07 €

◘ Tab. 1.59   Blutegeltherapie

Leistung	GOÄ	Preis bei Faktor 1,0	Höchstfaktor/Schwellenwert	
Beratung	1	4,66 €	2,3	10,73 €
Kompressionsverband pro Egel	204	5,54 €	2,3	12,74 €
Setzen von Blutegeln, je Sitzung	747	2,57 €	2,3	5,90 €
Erstversorgung einer kleinen Wunde inkl. Wundverband pro Egel	2000	4,08 €	2,3	9,38 €
+ Sachkosten (Blutegel und Verbandsmaterial)				

◘ Tab. 1.60   Infusionsbehandlung mit Aufbaustoffen

Leistung	GOÄ	Preis bei Faktor 1,0	Höchstfaktor/Schwellenwert	
Beratung	1	4,66 €	2,3	10,73 €
Infusion, intravenös, bis 30 Minuten Dauer	271	7,00 €	2,3	16,09 €
Infusion, intravenös, über 30 Minuten Dauer	272	10,49 €	2,3	24,13 €
+ Sachkosten und der Kosten für das zu verabreichende Präparat				

■ **Infusionsbehandlung mit Aufbaustoffen**

Dies ist die ärztliche Beratung und i.v.-Infusion mit Aufbaupräparaten (◘ Tab. 1.60). Der mögliche Preis dieser Leistung liegt zwischen 11,66 € und 34,86 € zzgl. der Sachkosten und der Kosten für das Präparat.

■ **Medizinisch nicht indizierte Abklärungsdiagnostik im Rahmen der Beweissicherung nach Drittschädigung**

Dies beinhaltet eine schriftliche gutachterliche Äußerung sowie den Ganzkörperstatus und wird z. B. bei HWS-Schleudertrauma nach einem Unfall erforderlich (◘ Tab. 1.61). Der mögliche Preis dieser Leistung liegt zwischen 32,65 € und 101,89 €.

1.3.8   Laboratoriumsdiagnostische Wunschleistungen

■ **Blutgruppenbestimmung**

Dies ist eine Blutgruppenbestimmung (◘ Tab. 1.62) einschließlich Antikörpersuchtest mit Ausstellung eines Nothilfepasses sowie der dazugehörigen Beratung. Der mögliche Preis dieser Leistung liegt zwischen 36,13 € und 48,45 € (1,15-facher Satz).

■ **HIV-Test**

Der HIV-Test (◘ Tab. 1.63) umfasst einen Suchtest aller HIV-Antikörper sowie die dazugehörige Beratung. Der mögliche Preis dieser Leistung liegt zwischen 24,48 € und 35,04 € (1,15-facher Satz).

▫ **Tab. 1.61** Medizinisch nicht indizierte Abklärungsdiagnostik im Rahmen der Beweissicherung nach Drittschädigung

Leistung	GOÄ	Preis bei Faktor 1,0	Höchstfaktor/Schwellenwert	
Ganzkörperstatus	8	15,16 €	2,3	34,86 €
Schriftliche gutachtliche Äußerung	80	17,49 €	2,3	40,22 €
Ausführliche schriftliche gutachtliche Äußerung	85	29,14 €	2,3	67,03 €

▫ **Tab. 1.62** Blutgruppenbestimmung

Leistung	GOÄ	Preis bei Faktor 1,0	Höchstfaktor/Schwellenwert	
Beratung	1	4,66 €	2,3	10,73 €
Blutentnahme	250	2,33 €	1,8	4,20 €
Abrechnung durch das Labor AB0-Merkmale	3983	29,14 €	1,15	33,52 €

▫ **Tab. 1.63** HIV-Test

Leistung	GOÄ	Preis bei Faktor 1,0	Höchstfaktor/Schwellenwert	
Beratung	1	4,66 €	2,3	10,73 €
Blutentnahme	250	2,33 €	1,8	4,20 €
Abrechnung durch das Labor HIV (Aids)-Test	4395	17,49 €	1,15	20,11 €

▪ Screeningprofil (erweiterter Labor-Check)

Dies ist eine zusätzliche Laboruntersuchung und beinhaltet die Untersuchung der Blut- und Stoffwechselwerte inklusive der Blutsenkung (▫ Tab. 1.64). Der mögliche Preis dieser Leistung liegt zwischen 32,67 € und 39,04 € (je nach Steigerungsfaktor).

▪ FOB- oder MPK2-Test (Stuhltest auf okkultes Blut)

Dies ist eine Untersuchung des Stuhls auf okkultes Blut (▫ Tab. 1.65). Der mögliche Preis dieser Leistung liegt zwischen 4,66 € und 10,73 € (1,0- bis 2,3-facher Satz) zzgl. der Kosten des Labors.

▪ Glukosetoleranztest

Der Glukosetoleranztest (▫ Tab. 1.66) wird u.a. als erweiterter Diabetestest bei Schwangeren durchgeführt. Es ist ein Zuckerbelastungstest mit 4-maliger Bestimmung des Blutzuckerwertes einschließlich der Beratung. Der mögliche Preis dieser Leistung liegt zwischen 13,99 € und 21,46 € zzgl. der Kosten für das Medikament.

▪ Tests zum Ausschluss von Metallallergien

Dies sind Tests zum Ausschluss von Metallallergien (z. B. Nickel), die ohne Vorliegen anamnestischer oder klinischer Hinweise durchgeführt werden (▫ Tab. 1.67). Die Leistung beinhaltet eine Hauttestung durch Epikutantest, Prick-Test und/oder Reib-, Scratch- oder Skarifikationstest sowie die

◘ Tab. 1.64   Screeningprofil (erweiterter Labor-Check)

Leistung	GOÄ	Preis bei Faktor 1,0	Höchstfaktor/Schwellenwert	
Blutentnahme	250	2,33 €	1,8	4,20 €
Blutsenkung	3501	3,50 €	1,15	4,02 €
Kleines Blutbild	3550	3,50 €	1,15	4,02 €
Blutbild, differenziert	3551	1,17 €	1,15	1,34 €
Gesamtcholesterin	3562 H1	2,33 €	1,15	2,68 €
HDL-Cholesterin	3563 H1	2,33 €	1,15	2,68 €
LDL-Cholesterin	3564 H1	2,33 €	1,15	2,68 €
Triglyceride	3565 H1	2,33 €	1,15	2,68 €
Serumkreatinin	3585 H1	2,33 €	1,15	2,68 €
γ-GT	3592 H1	2,33 €	1,15	2,68 €
GPT	3516	4,08 €	1,15	4,69 €
Blutzucker	3514	4,08 €	1,15	4,69 €
Summe		32,67 €		39,04 €

◘ Tab. 1.65   FOB- oder MPK2-Test (Test auf okkultes Blut)

Leistung	GOÄ	Preis bei Faktor 1,0	Höchstfaktor/Schwellenwert	
Beratung	1	4,66 €	2,3	10,73 €
Abrechnung durch das Labor FOB oder MPK2-Test	3572 A	14,57 €	1,15	16,76 €

◘ Tab. 1.66   Glukosetoleranztest

Leistung	GOÄ	Preis bei Faktor 1,0	Höchstfaktor/Schwellenwert	
Beratung	1	4,66 €	2,3	10,73 €
Glukosetoleranztest	3613	9,33 €	1,15	10,73 €
Summe		13,99 €		21,46 €
+ zzgl. der Kosten für das Medikament				

dazugehörige Beratung. Der mögliche Preis dieser Leistung richtet sich nach der Anzahl der durchgeführten Testungen.

■ **Influenza-Test**
Der Influenza-Test (◘ Tab. 1.68) beinhaltet die symptombezogene Untersuchung, Nachweis der Viren sowie ein EKG. Der mögliche Preis dieser Leistung

Tab. 1.67 Tests zum Ausschluss von Metallallergien

Leistung	GOÄ	Preis bei Faktor 1,0	Höchstfaktor/Schwellenwert	
Beratung	1	4,66 €	2,3	10,73 €
Epikutantest, je Test	380	1,75 €	2,3	4,02 €
Prick-Test, je Test	385	2,62 €	2,3	6,03 €
Reib-, Scratch- oder Skarifikationstest, je Test (bis zu zehn Tests je Behandlungsfall)	388	2,04 €	2,3	4,69 €

Tab. 1.68 Influenza-Test

Leistung	GOÄ	Preis bei Faktor 1,0	Höchstfaktor/Schwellenwert	
Symptombezogene Untersuchung	5	4,66 €	2,3	10,72 €
EKG	651	14,75 €	1,8	26,54 €
Summe		19,41 €		37,26 €
Abrechnung durch das Labor				
Influenza-Viren	4644	14,57 €	1,15	16,76 €
Identifizierung von Viren (Gewebekultur)	4667	14,57 €	1,15	16,76 €
Identifizierung von Virus-Antigenen (Gewebekultur)	4668	19,24 €	1,15	22,12 €

Tab. 1.69 Bescheinigungen

Leistung	GOÄ	Preis bei Faktor 1,0	Höchstfaktor/Schwellenwert	
Beratung	1	4,66 €	2,3	10,73 €
Attest (z. B. Schule)	70	2,33 €	2,3	5,36 €
Krankheitsbericht (z. B. Altenheim)	75	7,58 €	2,3	17,43 €

liegt zwischen 19,41 € und 37,26 € zzgl. der Laboruntersuchungen (bis teilweise 2,3-facher Satz).

1.3.9 Ärztliche Serviceleistungen

▪ Bescheinigungen

Dieses sind Bescheinigungen, die außerhalb der kassenärztlichen Pflichten auf Wunsch des Patienten (z. B. Bescheinigung für den Bereich von Kinder-garten, Schule oder Sportverein, Reiserücktritt, etc.) ausgestellt werden (▪ Tab. 1.69). Der mögliche Preis dieser Leistung richtet sich nach Art und Umfang der Bescheinigung. Das Attest (z. B. für die Schule) liegt zwischen 2,33 € und 5,36 € (2,3-facher Satz), die Krankheitsberichte hingegen (z. B. Altenheim) liegen zwischen 7,58 € und 17,43 € (2,3-facher Satz).

Als praktikabel haben sich im Praxisalltag die Anpassung der Gebühren durch die Variation des Steigerungssatzes auf runde Beträge erwiesen. Eine

◻ Tab. 1.70   Gutachten

Leistung	GOÄ	Preis bei Faktor 1,0	Höchstfaktor/Schwellenwert	
Gutachtliche Stellungnahme	80	17,49 €	2,3	40,22 €

◻ Tab. 1.71   Psychometrische Tests

Leistung	GOÄ	Preis bei Faktor 1,0	Höchstfaktor/Schwellenwert	
Projektive Testverfahren	855	42,08 €	1,8	75,75 €
Standardisierte Intelligenz-/Entwicklungstests	856	21,04 €	1,8	37,88 €
Orientierende Testuntersuchungen, ausführlich	857	6,76 €	1,8	12,17 €
Summe		69,88 €		129,18 €

◻ Tab. 1.72   Diätberatung

Leistung	GOÄ	Preis bei Faktor 1,0	Höchstfaktor/Schwellenwert	
Beratung	1	4,66 €	2,3	10,73 €
Beratung (mindestens 10 Minuten)	3	8,74 €	2,3	20,11 €
Vollständige körperliche Untersuchung	7	9,33 €	2,3	21,45 €
Beratungsgespräch in Gruppen, je Teilnehmer und Sitzung, mindestens 50 Minuten	20	7,00 €	2,3	16,09 €
Erörterung, lebensverändernde oder bedrohende Erkrankung, mindestens 20 Minuten	34	17,49 €	2,3	40,22 €

mögliche Klassifizierung wäre z. B. die Zuordnung der Gebühren entsprechend der **Papiergröße** (je Seite):

- A6-Format (5 €) mit der Ziffer 70, Faktor 2,15 (z. B. Ausfüllen von **Bonusheften** der Krankenkassen)
- A5-Format (10 €) mit der Ziffer 75, Faktor 1,32
- A4-Format (15 €) mit der Ziffer 75, Faktor 1,98

▪ Gutachten

Das Gutachten (◻ Tab. 1.70) wird erstellt, z. B. bei der Untersuchung zur Überprüfung des intellektuellen und psychosozialen Leistungsniveaus (z. B. Schullaufbahnberatung auf Wunsch der Eltern).

Der mögliche Preis dieser Leistung liegt zwischen 17,49 € und 40,22 € (je nach Steigerungsfaktor).

▪ Psychometrische Tests

Dies ist eine Durchführung von psychometrischen Tests (◻ Tab. 1.71) auf Wunsch des Patienten in Form von verschiedenen Testverfahren. Der mögliche Preis dieser Leistung liegt zwischen 69,88 € und 129,18 €.

▪ Diätberatung

Die Diätberatung (◻ Tab. 1.72) außerhalb einer konkreten Erkrankung ist eine ärztliche Beratung einschließlich einer umfangreichen Erörterung der Ernährung. Der mögliche Preis dieser Leistung

Tab. 1.73 Ernährungsberatung

Leistung	GOÄ	Preis bei Faktor 1,0	Höchstfaktor/Schwellenwert	
Ernährungstherapeutische Gruppenberatung (4–12 Teilnehmer), je Teilnehmer	20	7,00 €	2,3	16,09 €
Ausgedehnte Diätberatung ohne Vorliegen einer Erkrankung (Einzelberatung)	A 34	17,49 €	2,3	40,22 €
Messung der Körperfettzusammensetzung (Fettgehalt, Wassergehalt, Muskelanteil) mittels BIA (bioelektrische Impedanzanalyse)	A 34	17,49 €	2,3	40,22 €

Tab. 1.74 Raucherentwöhnung

Leistung	GOÄ	Preis bei Faktor 1,0	Höchstfaktor/Schwellenwert	
Beratung	1	4,66 €	2,3	10,73 €
Beratung (mindestens 10 Minuten)	3	8,74 €	2,3	20,11 €
Lungenfunktion	605	14,11 €	1,8	25,39 €
Fluss-Volumen-Kurve	605a	8,16 €	1,3	10,61 €
Beratungsgespräch in Gruppen, je Teilnehmer und Sitzung (mindestens 50 Minuten)	20	7,00 €	2,3	16,09 €
Erörterung, lebensverändernde oder bedrohende Erkrankung, mindestens 20 Minuten	34	17,49 €	2,3	40,22 €
Übende Verfahren (z. B. autogenes Training), Einzelbehandlung, mindestens 20 Minuten	846	8,74 €	2,3	20,11 €
Übende Verfahren (z. B. autogenes Training) Gruppenbehandlung, mindestens 20 Minuten, je Teilnehmer	847	2,62 €	2,3	6,03 €
Psychotherapeutische Behandlung, mindestens 20 Minuten	849	13,41 €	2,3	30,83 €

liegt zwischen 31,49 € und 81,79 € (je nachdem, ob sie als Einzelberatung oder Gruppenberatung durchgeführt wird). Eine vorgefertigte Information für den Patienten finden Sie auf S. 164 (»Ernährungsberatung – Übergewicht«).

■ **Ernährungsberatung**

Die Ernährungsberatung (■ Tab. 1.73) beinhaltet eine ausführliche Diätberatung sowie die Messung der Körperfettzusammensetzung. Der mögliche Preis dieser Leistung liegt zwischen 34,98 € und 80,44 € (abhängig davon, ob sie als Einzelbe-

handlung oder Gruppenbehandlung durchgeführt wird). Als Bonus für Ihre Patienten könnten Sie vorgefertigte Ernährungsratgeber mitgeben. Ein Beispiel finden Sie auf S. 164 (»Ernährungsberatung – Übergewicht«).

■ **Raucherentwöhnung**

Die Raucherentwöhnung (■ Tab. 1.74) ist eine ärztliche Beratung einschließlich einer umfangreichen Erörterung der möglichen Gefährdung und übender Verfahren. Zusätzlich können hierzu die regelmäßigen Motivationsgespräche (in der Regel ein-

◻ Tab. 1.75 Beratung zur Zusammenstellung und Anwendung einer Hausapotheke

Leistung	GOÄ	Preis bei Faktor 1,0	Höchstfaktor/Schwellenwert	
Erörterung (Dauer: mindestens 20 Minuten)	A 34	17,49 €	2,3	40,22 €

◻ Tab. 1.76 Beratung zur Selbstmedikation im Rahmen von Prävention und Lebensführung

Leistung	GOÄ	Preis bei Faktor 1,0	Höchstfaktor/Schwellenwert	
Erörterung (Dauer: mindestens 20 Minuten)	A 34	17,49 €	2,3	40,22 €

◻ Tab. 1.77 Beratung zur Patientenverfügung

Leistung	GOÄ	Preis bei Faktor 1,0	Höchstfaktor/Schwellenwert	
Erstkontakt				
Verbale Intervention im Rahmen der umfassenden Beratung	A 849	13,41 €	2,3	30,83 €
Erhebung einer biografischen Anamnese mit einer Bedingungs- und Funktionsanalyse des bisherigen Krankheitsgeschehens mit schriftlicher Aufzeichnung	A 860	53,62 €	2,3	123,34 €
Zweitkontakt				
Untersuchung und Feststellung der für die Erstellung der Verfügung geforderten notwendigen Einsichtsfähigkeit und freien Willensbildung	A 5	4,66 €	2,3	10,72 €
Erstellung und Ausfüllung der Patientenverfügung, Aushändigung des Exemplars für den Patienten sowie Archivierung des Ärzteexemplars	A 80	17,49 €	2,3	40,22 €
Verbale Intervention im Rahmen der umfassenden Beratung	A 849	13,41 €	2,3	30,83 €
Summe		102,59 €		235,94 €

mal pro Woche) berechnet werden. Der mögliche Preis dieser Leistung ist abhängig von der Anzahl der Folgegespräche.

Erweiternd ist es hier ggf. sinnvoll, zusätzliche Leistungen wie z. B. Akupunktur und/oder Hypnosebehandlung anzubieten.

■ **Beratung zur Zusammenstellung und Anwendung einer Hausapotheke**

Der mögliche Preis dieser Leistung (◻ Tab. 1.75) liegt zwischen 17,49 € und 40,22 € (1,0- bis 2,3-facher Satz).

◘ **Tab. 1.78**	Brightlight-Therapie/Lichttherapie			
Leistung	**GOÄ**	**Preis bei Faktor 1,0**	**Höchstfaktor/Schwellenwert**	
Psychotherapeutische Behandlung bei psycho-reaktiven, psychosomatischen oder neurotischen Störungen, Dauer: mindestens 20 Minuten	849	13,41 €	2,3	30,83 €

◘ **Tab. 1.79**	Apparative isokinetische Muskelfunktionsdiagnostik und -therapie			
Leistung	**GOÄ**	**Preis bei Faktor 1,0**	**Höchstfaktor/Schwellenwert**	
Vollständige körperliche Untersuchung mindestens eines Organsystems	7	9,33 €	2,3	21,45 €
Krankengymnastik	506	7,00 €	2,3	12,59 €
Übungsbehandlung, je Sitzung	510	4,08 €	1,8	7,34 €

■ **Beratung zur Selbstmedikation im Rahmen von Prävention und Lebensführung**

Der mögliche Preis dieser Leistung (◘ Tab. 1.76) liegt zwischen 17,49 € und 40,22 € (1,0- bis 2,3-facher Satz).

■ **Beratung zur Patientenverfügung**

Die Beratung zur Patientenverfügung (◘ Tab. 1.77) umfasst zwei Arztkontakte, die Erhebung einer biografischen Anamnese mit einer Bedingungs- und Funktionsanalyse der bisherigen Krankheitsgeschichte mit einer schriftlichen Aufzeichnung, verbale Intervention, Untersuchung zur Feststellung der geforderten notwendigen Einsichtsfähigkeit und freien Willensbildung sowie die Erstellung, Ausfüllung und Archivierung der Patientenverfügung. Der mögliche Preis dieser Leistung liegt zwischen 102,59 € und 235,94 € (2,3-facher Satz).

1.3.10 Neuartige Untersuchungs- und Behandlungsmethoden

■ **Brightlight-Therapie/Lichttherapie**

Die Brightlight-Therapie der saisonalen Depression (◘ Tab. 1.78) ist eine sehr effektive Lichttherapie zur Behandlung der saisonalen Depression. Sie führt zu einer allgemeinen Steigerung des Antriebs und einer Besserung der Befindlichkeit. Der mögli-

che Preis dieser Leistung liegt zwischen 13,41 € und 30,83 € (2,3-facher Satz) und somit deutlich unter einer medikamentösen oder psychotherapeutischen Behandlungsform.

■ **Apparative isokinetische Muskelfunktionsdiagnostik und -therapie**

Die apparative isokinetische Muskelfunktionsdiagnostik und -therapie (◘ Tab. 1.79) dient zur Rehabilitation nach Sportverletzungen und Operationen am Bewegungsapparat. Sie beinhaltet eine vollständige körperliche Untersuchung mindestens eines Organsystems, die krankengymnastische Behandlung sowie Übungsbehandlung. Der mögliche Preis dieser Leistung liegt zwischen 20,41 € und 41,38 € (bis zum teilweise 2,3-fachen Satz).

1.4 Vermarktung

Das Praxismarketing umfasst alle Bereiche der Arbeit in der Praxis. Die Organisation der Praxisabläufe gehört ebenso dazu wie die Betreuung der Patienten, die Führung des Personals und die Gestaltung der Praxisräumlichkeiten.

Das Ziel eines guten Praxismarketings ist es, Ihre Patienten dazu zu bewegen, Ihre Praxis aus eigener Überzeugung aufzusuchen. Ihr Patient soll sich sicher sein können, bei Ihnen seine individuellen speziellen Wünsche und Erwartungen optimal durch Sie als Arzt und Ihre Mitarbeiterinnen erfüllt zu bekommen. Also: Wecken Sie sein Interesse, bieten Sie Ihre Leistungen an, und lassen Sie Nachfragen des Patienten zu.

> **Ein zufriedener Patient ist der beste Werbeträger Ihrer Praxis!**

1.4.1 Allgemeine Strategie

- **Marketingstrategie**

Hierbei gibt es drei verschiedene Normstrategien, welche die grundsätzlichen Richtungen aufzeigen:

- **Preisstrategie:**
  Das Produkt wird zu einem so extrem günstigen Preis-Leistungs-Verhältnis angeboten, dass es von anderen Wettbewerbern auf Dauer nicht unterboten werden kann.
- **Nischenstrategie:**
  Das gezielte Einsetzen eigener Ressourcen durch eine Spezialisierung des Angebotes.
- **Differenzstrategie:**
  Das deutliche Abgrenzen von anderen Mitbewerbern durch die Gesamtheit und Mischung der Angebote.

Wenn eine Strategie formuliert und eine Zielgruppe bestimmt ist, sollten Sie die **Marketing-Instrumente (Produkt, Preis, Distribution, Kommunikation)** auswählen und gestalten.

- **Produkt**

Hierunter versteht man das Leistungsangebot im engeren Sinne – also in der Arztpraxis die Dienstleistung (die angebotenen IGeL). Zu dem Produkt gehören folgende Einzelinstrumente:

- **Qualität:** Die Qualität des Angebotes wird von den Käufern/Benutzern empfunden und bewertet. Kenntnisse über Erwartungen der Zielgruppe, des Wettbewerbsumfelds und Ihrer eigenen Leistungsfähigkeit sind hier wichtig, um das anzubietende Qualitätsniveau definieren zu können.
- **Sortiment:** Die Sortimentsentscheidungen erfordern das Abwägen von Chancen und Risiken. Ein breites Angebot kann eine Risiko-

streuung bedeuten, aber auch die Gefahr der Verzettelung. Ein schmales (spezielles) Angebot kann zur Profilierung als Spezialist führen, erhöht aber auch die Risikokonzentration.

- **Verpackung:** Eine Dienstleistung ist ein erlebbares Angebot! Deshalb hat es keine Verpackung im eigentlichen Sinne. Hier ist die Verpackung das Ambiente und das Umfeld, in dem die Dienstleistung produziert wird. Entscheidend ist dabei die Sicht des Kunden!
- **Markierung:** Dies ist die Kennzeichnung, durch die ein Angebot optisch von anderen zu unterscheiden ist: der Name, die Farbe, die Schreibweise. Diese sollen der Wiedererkennbarkeit dienen (Corporate Identity).

- **Preis**

Als Preis wird der von einem Käufer/Benutzer zu leistende Gegenwert bezeichnet. Zum Preis gehören folgende Einzelinstrumente:

- **Verkaufspreis:** Dieser soll den Wert der angebotenen Leistung ausdrücken und ist in diesem Sinne auch Wertsignal. Grundlage für die Bestimmung des Verkaufspreises sollte nicht nur Ihre eigene Kalkulation sein. Sie sollten auch Kenntnisse über die Wertschätzung dieses Angebotes der Kunden einholen und die Preise der anderen Wettbewerber berücksichtigen.
- **Konditionen:** Dies sind Auf- oder Abschläge, mit denen der Verkaufspreis variiert werden kann, wobei aber das grundsätzliche Wertniveau erhalten bleibt.

- **Distribution**

Die Distribution beschreibt den Weg, dem Käufer/Benutzer das Leistungsangebot zugänglich zu machen. Zur Distribution gehören folgende Einzelinstrumente:

- **Verkauf** (akquisitorische Distribution): Er umfasst alle Aktivitäten, um das Angebot den Käufern/Benutzern anzubieten. Es ist wichtig zu entscheiden, durch welchen Weg und durch welche Personen die Angebote verkauft werden (können).
- **Logistik** (physische Distribution): Sie bezieht sich darauf, wie das Angebot und der/die Käufer/Benutzer zusammenkommen.

Grundsätzliche Ziele von Kommunikationsaktivitäten

- Bekanntheit als Anbieter besonders in Ihrer Zielgruppe
- Präferenz – Bevorzugung gegenüber anderen Wettbewerbern
- Image – einen gewollten Ruf erreichen

Mögliche Verkaufsinstrumente in der Arztpraxis

- Plakate, Flyer, Praxisinformationen ohne werbenden Inhalt
- Informations- und Aufklärungsschriften zu Krankheiten, Diagnostik- und Therapiemethoden
- Bewegte Bilder (Video) – visuelle Wartezimmer-Präsentationssysteme
- Praxisschild (gut lesbar und informativ)
- Mindestangaben eines Praxisschildes (Name des Arztes; Fach- bzw. Arztbezeichnung; Sprechzeiten; ggf. Zugehörigkeit zu einer Berufsausübungsgemeinschaft)
- Anrufbeantworter (ansprechend besprochen; S. 64)
- Internetauftritt (Homepage; S. 49)
- Recall-Systeme, Mailing (S. 52)
- Persönlicher Kontakt/Gespräche
- Schulungen, Seminare, Info-Veranstaltungen, Tag der offenen Tür
- Corporate Identity

■■ Kommunikation

Unter Kommunikation wird im engeren Sinne die Information des Absatzmarktes über den Anbieter und seine Leistungen verstanden. Im weiteren Sinne bedeutet dies jeden wechselseitigen Kontakt zwischen Ihnen als Anbieter und dem Käufer/Benutzer bzw. anderen Wettbewerbern. Die Kommunikation als Verkaufsinstrument ist ein umfangreiches Thema und wird daher ausführlich in einem eigenen Kapitel genauer ausgeführt (▶ Kap. 2), in dem die Tücken und deren Vermeidung anhand vieler Praxisbeispiele aufgezeigt, aber auch die Grundlagen vermittelt werden.

Meinen Sie, bei sich oder Ihrem Team Unsicherheit in der Verkaufskommunikation zu erkennen, oder wollen Sie vorhandene Fähigkeiten prüfen und vielleicht Neues kennenlernen, bietet

sich für Sie als Arzt und Ihre Mitarbeiterinnen eine Schulung an, die speziell »Verkaufsgespräche« zum Gegenstand hat. So lernen Sie nicht nur die eigenen Stärken und Schwächen kennen, sondern auch die Ihrer Mitarbeiterinnen, und können diese später gezielt einsetzen.

Dienstleistungen zu »verkaufen«, ist gerade für die Mehrzahl der Humanmediziner relativ neu im deutschen Gesundheitswesen.

> ❯ Entscheidend ist nicht das einzelne oben aufgeführte Instrument, sondern die richtige Kombination aller Instrumente zum gelungenen Marketing-Mix.

1.4.2 Strategie zum Verkauf von IGeL

Folgende Punkte könnten einen **möglichen Misserfolg** beim IGeLn begründen:
- Sie bieten Leistungen an, die von Ihren Patienten nicht gewünscht werden (Patienteninteresse verfehlt).
- Sie schaffen sich teure Geräte an, die von ihren Patienten nicht angenommen werden.
- Sie setzen sich und Ihre Mitarbeiterinnen unter Verkaufsdruck (das merkt dann auch der Patient und verweigert!).
- Sie verlieren die Motivation am IGeLn, da Misserfolge (durch zu wenig Übung) überwiegen.

▪ Praxisräume

Tipp		
Die Sicht des Kunden immer mit einbeziehen!		

Um die Patienten an Ihre Praxis zu binden, ist ein angenehmes Ambiente der Praxisräume immens bedeutend. Der Patient (Kunde) soll sich wohlfühlen, weshalb es auch wichtig ist, die Sicht des Patienten (Kunden) in die Ausstattung der Praxisräume mit einzubeziehen. Hier kann sich neben der ansprechenden, sauberen Einrichtung leise »Meditationsmusik« von einem Tonträger ausgesprochen positiv auf das Empfinden der Patienten auswirken (Achtung: GEMA oder GEZ nicht vergessen!).

Formenlehre des Feng-Shui

- Runde und gezackte Formen symbolisieren Dynamik und Bewegung.
- Quadratische Formen symbolisieren Statik und Ruhe.
- Transparente, leichte Materialien symbolisieren Grazie.
- Massive, feste Materialien symbolisieren Gewicht, Bedeutung.
- Ausgeglichene, harmonische Gestaltung symbolisiert Weiblichkeit.
- Kontraststarke, akzentuierte Gestaltung symbolisiert Männlichkeit.
- Die Farben blau, grün, türkis und violett schmeicheln dem nordischen Typ.
- Gelbe, rote, braune, rosa und schwarze Farbe schmeichelt dem mediterranen Typ.

Beachten Sie bei Ihrer **Raumgestaltung**:
- Hängen Sie keine abstrakten Kunstwerke auf (Patienten können sich schlechter entspannen, da sie unterbewusst ständig nach dem Sinn des Bildes suchen).
- Stellen Sie die Stühle im Wartezimmer nicht so eng zueinander (Patienten fühlen sich oft eingeengt oder »wie Hühner auf der Stange«, als Massenware bei der Fließbandabfertigung).
- Sorgen Sie für einen hellen und geräumigen Eingangsbereich, z. B. durch Spiegel und Licht (Dunkelheit und Enge lösen häufig Stress aus).
- Halten Sie Ihren Empfangsbereich in einer angenehmen Höhe, hinter der Ihre Mitarbeiterinnen nicht »verschwinden« (Patienten neigen sonst dazu, Ihre Mitarbeiterinnen aufgrund des geringen Sichtfeldes »nicht ganz für voll« zu nehmen.

▪ ▪ Einrichtung nach Feng-Shui-Regeln

Eine Einrichtung nach Feng-Shui-Regeln (Farben und Formen, die energetisch aufeinander abgestimmt werden) kann hier ebenfalls sehr sinnvoll sein, damit Ihre Räume beruhigend auf Ihre Patienten wirken.

Der erste Kontakt zu Ihrer Praxis ist schon an der Praxistür bzw. am Anrufbeantworter gegeben. Es ist wichtig, auf ein gut lesbares, sauberes und informatives Praxisschild zu achten. Der Anrufbeantworter sollte ansprechend besprochen sein und

alle nötigen Informationen enthalten, damit Ihr Patient (Kunde) sich ernst genommen fühlt und die Telefonnummer Ihrer Praxis ein weiteres Mal wählt (▶ Kap. 2.3.1).

Erzeugen Sie die Einzigartigkeit Ihrer Praxis durch die patientenorientierte Gestaltung Ihrer Räumlichkeiten. Widmen Sie hierbei allen Räumen gleich viel gestalterische Aufmerksamkeit. Nur, wenn die Gestaltung der Praxisräume den hohen Ansprüchen der Patienten genügt, können Sie als Arzt erwarten, auch als professioneller und vor allem hochkompetenter Dienstleister wahrgenommen zu werden.

▪ ▪ Informationsmöglichkeiten Ihrer Patienten

In Vitrinen sollten Sie Bücher, Informationsblätter, Praxisbroschüren und Flyer Ihrer angebotenen IGeL zum Ansehen und Mitnehmen bereithalten (Beispiele für Flyer auf S. 145–148).

Auch eine Patientenbibliothek wäre zu überlegen. Hier können Sie Bücher, Artikel und Broschüren auslegen, in denen die Krankheitsbilder und ihre Behandlungsmöglichkeiten beschrieben werden. Auf den Tischen können Prospektaufsteller über das Angebot Ihrer Praxis informieren.

Plakate, laminierte Zeitungsartikel und Informationen z. B. über Patientenschulungen oder Aufklärungsabende können Sie an einer Pinnwand befestigen. Wenn genug Platz in Ihrer Praxis ist, warum tauschen Sie nicht mal das »gute alte schwarze Brett« durch eine Mini-Litfaßsäule aus?

Bewegte Bilder, meist in Form von digitalen Wartezimmervideos, dienen der Erstansprache der Patienten im Wartezimmer. Patienten werden hier z. B. auf IGeL aufmerksam gemacht und können dann gezielt bei den Mitarbeiterinnen oder Ihnen als Arzt nachfragen.

Die visuelle Präsenz bedeutet die erlebnisorientierte und patientenfreundliche Präsentation aller Produkte und Dienstleistungen Ihrer Arztpraxis. Wer sich in Wort und Bild darstellt, schafft eine sehr persönliche Informationsvermittlung – das Praxisteam wird dadurch »anfassbar und erlebbar«.

Tipp

Durch eine gute visuelle Kommunikation steigen Ihre Chancen, Emotionen zu wecken und die Bedürfnisse der Patienten anzusprechen.

Aushänge, **Plakate** sind die herkömmliche Variante, Ihre Patienten zu informieren. Jedoch sollten Sie diese nicht einfach so an der Wand, Pinnwand, Tür, etc. befestigen. Plakate und Aushänge wirken viel ansprechender in einem passenden Bilderrahmen und haben dadurch eine viel größere Wirkung bei Ihren Patienten. Auch sollten Sie hier unbedingt darauf achten, das die Aktualität stimmt. Schreiben Sie einfach ein Datum auf den Aushang oder das Plakat – so informieren Sie Ihre Patienten über die Dauer der Information, zwingen sich als Verantwortlichen aber auch dazu, die Aktualität im Auge zu behalten!

Die **Praxiszeitung** ist eine Möglichkeit, Ihre Patienten über »News« (aktuelle Änderungen) aus Ihrer Praxis, Kommentare zur Gesundheitspolitik, besondere Aktionen, saisonale Tipps oder über Ihren letzten Urlaub zu informieren (ein Beispiel hierzu finden Sie auf S. 154–158).

Handzettel können Sie für Themen, zu denen Sie als Arzt häufig gefragt werden, erstellen. Hier geht es darum, den Patienten eine Information schriftlich in die Hand zu geben – das spart Ihnen Arbeitszeit (Sie brauchen es oftmals nicht mehr so ausführlich zu erklären, sondern können auf die schriftliche Information verweisen) und gibt dem Patienten Sicherheit, weil er die Information zu Hause in Ruhe nachlesen kann.

▪ Internetauftritt

Zur ausführlichen Information kann eine Homepage dienen. Hier sollten Sie Informationen über Ihre Praxis, die Besonderheiten Ihrer Praxis, Ihr Angebotsspektrum, Ihr Praxisteam, aber auch eine Anfahrtsskizze und die Sprechstundenzeiten bereithalten. Wichtig ist die Aktualisierung! Nichts ist schlechter, als eine Homepage zu besuchen, die veraltete Informationen zur Verfügung stellt! Allgemein sollten in der Darstellung nach außen keine fremdsprachlichen Begriffe verwendet werden, da hierbei ansonsten laut Heilmittelwerbegesetz eine kurze Erläuterung in deutscher Sprache eingefügt werden muss.

▪▪ Inhalte der Homepage

Folgende Informationen sind berufsrechtlich erlaubt, da sie als sachlich und unbedenklich eingestuft worden sind (► Kap. 4.9):

- Ihr Name und die Namen Ihrer Mitarbeiterinnen
- Lichtbild von Ihnen und Ihren Mitarbeiterinnen
- Praxisanschrift
- Kommunikationsdaten (Telefon, Internet, etc.)
- Sprechzeiten
- Facharztbezeichnung
- Erworbene Bezeichnungen/Qualifikationen
- (nach Weiterbildungsordnung, öffentlich-rechtliche); Qualifikationen durch die Ärztekammer sind mit einem Zusatz zu versehen
- Tätigkeitsschwerpunkte
- Krankenkassenzulassung
- Hausärztliche Versorgung
- Bereitschaftsdienst oder Notfallpraxis
- Ankündigung von Kooperationen, gemäß § 22a MBO
- Belegarzt; Krankenhaus
- Ambulante Operationen

Folgende Inhalte sollte eine gute Internetseite (Homepage) enthalten:
- Startseite
- Praxisteam
- Belegärztliche Tätigkeit
- Weiterbildungen und Praxisschwerpunkte
- Privat- und Selbstzahlerleistungen (IGeL)
- Öffnungszeiten
- Sondersprechstunden (z. B. Privatpatienten, IGeL-Sprechstunde, etc.)
- Informationen und Service
- Lageplan und Anfahrtsskizze mit Parkmöglichkeiten
- Linkseite
- Möglichkeit, online Rezepte zu bestellen und Terminabsprachen zu treffen
- Informationen zu Behandlungsmöglichkeiten

▪▪ Pflichtangaben der Homepage

Folgende Angaben sind Pflichtangaben gemäß § 5 Abs. 1 Telemediengesetz (TMG) und ggf. § 55 Abs. 2 Staatsvertrag über Rundfunk und Telemedien (RStV):
- Ihr Name als Arzt
- Gesetzliche Berufsbezeichnung (inkl. des Landes der Verleihung)

Fragen beim Erstellen Ihrer Internetseite

— Farbauswahl und Design
 – Passen die Farb- und Schriftauswahl sowie die Designstrukturen zum Erscheinungsbild Ihrer Praxis?
 – Wirken die verwendeten Farben harmonisch zueinander?
 – Gibt es einen Farbkontrast zwischen dem Hintergrund und der Schrift?
 – Wird die richtige Zielgruppe vom Gesamtdesign angesprochen?
 – Sind die Bilder und Grafiken angemessen und im richtigen Format komprimiert?
— Typografie
 – Ist die verwendete Schrift leserfreundlich?
 – Finden die Style-Sheet-Angaben für eine einfachere

Handhabung der Schriftformatierung Verwendung?
 – Gibt es in großen Schriftblöcken logische, überschaubare Absätze?
 – Ist ein strukturierter Aufbau zu erkennen?
 – Ist die Navigation klar, benutzerfreundlich und logisch aufgebaut?
 – Sind nicht zusammengehörige Elemente wie Navigation und Inhalt mit einer gewissen Distanz voneinander getrennt?
 – Gibt es ein Impressum mit allen rechtlichen Angaben nach § 5 Abs. 1 des Telemediengesetzes?
 – Werden redaktionelle Texte eingestellt, gibt es die An

gabe nach § 55 Abs. 2 Rundfunkstaatsvertrag (RStV)?
— Technik und Programmierung
 – Ist die Seite auf verschiedene Browsertypen abgestimmt?
 – Ist der Seitenaufbau auch auf geringen Übertragungsraten noch angemessen?
 – Ist Ihre Seite auf verschiedenen Bildschirmauflösungen getestet und angepasst worden?
 – Wurde Ihre Seite optimal für die Indizierung von Suchmaschinen vorbereitet? Das heißt, gibt es die so genannten META-Tags im Kopfbereich des Quellcodes? Sind Bilder und Grafiken mit Alternativtexten hinterlegt? Ist ein frameloser Aufbau zu erkennen?

Unzulässige Werbemaßnahmen

Nach den oben angesprochen Gesetzen sind folgende Werbemaßnahmen unzulässig:
— Flugblätter, Postwurfsendungen, unaufgeforderte Mailing-Aktionen
— Plakatierungen
— Werbung auf Trikots und/oder Banden
— Angabe von Referenzen
— unaufgeforderte Wiedereinbestellung ohne medizinische Indikation

— Anschrift mit Rufnummer und E-Mail-Adresse, bei juristischen Personen den/die Vertretungsberechtigte(n)
— Angaben zur zuständigen Ärztekammer und Kassenärztlichen Vereinigung
— Ggf. Registernummer im Handelsregister, Vereinsregister, Genossenschaftsregister oder Partnerschaftsregister
— Bezeichnung der berufsrechtlichen Regelung (Landesberufsordnung) und diese zugänglich machen (z. B. mit Link zur Landesärztekammer

Falls vorhanden ebenfalls anzugeben sind:
— Umsatzsteueridentifikationsnummer (§ 27 a UStG)
— Ggf. Wirtschafts-Identifikationsnummer (§ 139 c Abgabenordnung)

§ 55 Abs. 2 Rundfunkstaatsvertrag:
— Nennung des Verantwortlichen für journalistisch-redaktionelle Texte mit Name und Adresse

Dargestellte Inhalte müssen Sie sachlich halten, da laut Gesetz Informationen nicht unaufgefordert aufgedrängt werden dürfen. Weiteres dazu finden Sie in ▶ Kapitel 4.9.

■ ■ Layout und technische Gegebenheiten

Ihre Startseite sollte die Größe von 40 KB nicht überschreiten, damit auch Patienten mit geringer Übertragungsrate diesen Versuch nicht schon vor Beendigung des Aufbaues der Seite aufgeben.

Beschränken Sie Ihre Internetseite zur besseren Übersicht auf ca. drei Unterebenen, und gehen Sie mit Ihrem Inhalt lieber in die Breite. Visitenkar-

Mögliche Fehler

- **Unverständliche Navigation:** Mit einfachen Wegen sollte der Patient seine gewünschten/gesuchten Informationen finden.
- **Zu kleine Schrift**
- **Pop-ups:** Dies sind zusätzliche Fenster, die sich automatisch öffnen – hiermit sollten sie sparsam umgehen, da sie Irritationen auslösen können.
- **Animierte Startseiten:** Sie beanspruchen viel Ladezeit, und

nicht jeder möchte oder kann darauf warten.
- **Keine Kontaktmöglichkeiten**
- **Zu lange Wartezeit:** Besucher warten ca. zehn Sekunden auf das Laden der Seite – dies sollten Sie einhalten.
- **Tote Links:** Kontrollieren Sie regelmäßig Ihre angegebenen Links auf Aktualität der Adresse.

- **Veralteter Inhalt:** Aktualisieren Sie Ihre Informationen regelmäßig, und erneuern Sie z. B. Fotos Ihres Personals, falls ein Wechsel stattgefunden hat, etc.
- **Grammatik- und Rechtschreibfehler**
- **Gesetzesverstöße:** Beachten Sie die Gesetze (HWG, UWG, TMG und RStV).

---

ten, Briefbögen oder Patienteninformationen mit Angabe der Internetadresse erzeugen ein positives Image des Arztes und runden Ihr professionelles Marketing ab.

Das Heilmittelwerbegesetz (HWG), das Gesetz gegen unlautereren Wettbewerb (UWG) und das bereits genannte Telemediengesetz (TMG) bedürfen der strikten Beachtung im Umgang mit Werbemaßnahmen (▸ Kap. 4.8 und 4.9).

■ ■ **Platzierung in den Suchmaschinen**

Beim Platzieren Ihrer Internetseite in den Suchmaschinen ist eine präzise Angabe der Metadaten Ihr Schlüssel zum Erfolg! Damit Ihre Homepage bei Suchmaschinen gut platziert ist, muss Ihre Seite folgende Eigenschaften aufweisen:

- Einen aussagekräftigen Titel haben (der Titel wird bei den meisten Suchmaschinen als erste Zeile eines Eintrages angezeigt)
- Den Schlüsselbegriff in der Domain bzw. der URL (wenn der oder die Begriffe, unter denen Sie gefunden werden wollen, bereits im Domainnamen oder der URL enthalten sind, wird Ihre Seite von einigen Suchmaschinen immer zuerst angezeigt)
- Gut strukturierte Metadaten, -tags (dies sind die Daten, die Sie im Internetexplorer unter »Ansicht«/»Quelltext anzeigen« hinterlegen können und die als Beschreibungstext in den Suchmaschinen auftauchen).

So macht die Suchmaschine, was Sie wollen:

- Schreiben Sie Ihre Suchbegriffe in Kleinbuchstaben.
- Benutzen Sie Operatoren: »+« und »−«.
- Schreiben Sie feststehende Begriffe in Anführungszeichen.
- Schließen Sie verschiedene Schreibweisen mit so genannten Wildcards (*) ein.

■ **Patienteninformationsmaterial**

Die meisten Informationen, die auch dauerhaft im Gehirn gespeichert werden, werden über die Augen (visuell) aufgenommen. Daher ist es sicherlich sinnvoll, wichtige Informationen (Patienteninformationen) schriftlich und vor allem mit Bildern festzuhalten.

Beispiele für mögliche schriftliche Patienteninformationen:

- Patienteninformationen zu verschiedenen Gesundheitsthemen (Informationen zu den verschiedenen IGeL-Leistungen, Impfinformationen, Ernährungsinformationen zu verschiedenen Krankheitsbildern, Informationen zu bestimmten Untersuchungsmethoden, etc.)
- Visitenkarten mit sämtlichen Kontaktmöglichkeiten Ihrer Praxis (E-Mail, Telefon, Anschrift, etc.)
- Adresslisten möglicher Fachärzte im Umfeld bei Überweisungspatienten
- Informationen zu sozialen Diensten (häusliche Pflege, Altenpflege, Pflegeheime, Frauenbeauftragte, Einkaufsdienste, Fußpflege, etc.)

Tipps zum Erstellen einer Praxisbroschüre

- Entwickeln Sie Ihre eigene durchgehende Gestaltungslinie, um Professionalität zu vermitteln.
- Erstellen Sie als Leseanreiz einen interessanten Einstieg.
- Wiederholen Sie die Überschrift sinngemäß gleich im ersten Satz. Dadurch erreichen Sie ein schnelles Einprägen des Themas beim Leser.
- Verwenden Sie kurze Unterkapitel, um die Aufnahme der Inhalte zu erleichtern.
- Formulieren Sie knapp und präzise. Vermeiden Sie lange Schachtelsätze (Verwenden Sie wenig Text).

- Vermeiden Sie negative Begriffe.
- Verwenden Sie einen großen und leicht lesbaren Schrifttyp. Verwenden Sie keine Kursivschrift oder Großbuchstaben. Heben Sie Merkpunkte prägnant hervor.
- Verwenden Sie öfter Bilder (…»Ein Bild sagt mehr als 1000 Worte«). Bei Aufzählungen bieten grafische Symbole eine Auflockerung Ihres Textes.
- Formulieren Sie in patientengerechter Sprache und wohlklingend, um Aufmerksamkeit zu erwecken; hier einige Beispiele:

- »Machen Sie sich ein Bild von uns.«
- »Das wollten Sie immer schon über uns wissen.«
- Lassen Sie freie Bereiche zwischen den Texten und Abbildungen (Freiflächen dienen der besseren Orientierung und Konzentration beim Leser).
- Wählen Sie ein Format in der Größe des Standardumschlages, damit ggf. der Versand problemlos ablaufen kann (z. B. an Neupatienten, die sich telefonisch angemeldet haben).

Diese schriftlichen Informationen vermitteln Ihrem Patienten die nötige Sicherheit, da Sie ihm dadurch zusätzlich die Möglichkeit geben, alles Wichtige noch einmal nachzulesen und es ggf. noch besser zu verstehen.

Bei der Erstellung von Patienteninformationsmaterial sollten Sie auf die patientengerechte Ansprache und Ausdrucksweise achten (▸ Kap. 2). Bilder von Operationen und offenen Wunden schrecken den Patienten ab. Solche Bilder können Angstgefühle hervorrufen und gehören schon deshalb nicht frei zugänglich in das Wartezimmer, auf Praxisbroschüren oder auf die erste Seite (Ebene) der Homepage. Könnte solchen Bildern obendrein die Wirkung beigemessen werden, sie suggerierten dem Betrachter, die IGeL in Anspruch nehmen zu *müssen*, um das Dargestellte zu vermeiden, handelt es sich um einen eindeutigen Verstoß gegen das Heilmittelwerbegesetz mit all seinen möglichen, auch kostenintensiven Folgen!

■ **Recall-Systeme**

Ein noch nicht weit verbreiteter Service ist es, die Patienten an bestimmte Termine (z. B. Impfungen, Vorsorgen) telefonisch oder per Post (Brief oder E-Mail) zu erinnern. Diesen Service sollten Sie in sachlicher Form anwenden und jegliche Anpreisung der eigenen Person oder der Praxis vermeiden. Dann ist es als freundliche Erinnerung und

notwendige ärztliche Fürsorge zu bewerten und nicht als Werbung.

Wenn Patienten es wünschen, könnten Sie hier auch vereinbaren, sie über neue Behandlungstechniken oder ein erweitertes Angebotsspektrum Ihrer Praxis zu informieren. Diese Art der »Werbung« darf Ihre Praxis allerdings nur anbieten, wenn die Patienten sich dazu bereit erklären. Hierzu beim ersten Besuch an die Unterschrift auf der Einverständniserklärung denken (Musterbeispiele s. S. 165–167).

■ **Das persönliche Gespräch**

Eines der wichtigsten Verkaufsinstrumente ist die persönliche Ansprache. Hierbei gilt es v. a., Ihren Patienten immer mit seinem Namen anzusprechen. Halten Sie sich ständig vor Augen, dass Ihre Art des Umgangs mit dem Patienten den Empfindungen des Patienten und seiner zukünftigen Zufriedenheit entsprechen sollen! Kunden sind deutlich aufgeschlossener, wenn es darum geht, weitere Leistungen in Anspruch zu nehmen, wenn sie zufrieden sind. Zufriedene Kunden sind loyaler zum Anbieter und eher bereit, ihn auch in ihrem persönlichen Umfeld weiter zu empfehlen.

Wichtig im Zusammenhang mit dem persönlichen Verkauf ist eine »verkaufsfreundliche Atmosphäre«. Gespräche sollten Sie nicht in der Anmeldung zwischen Tür und Angel und in der täg-

Grundvoraussetzungen, um das Vertrauen des Patienten zu gewinnen

- Grundsätzlich: Ansprache des Patienten (Kunden) mit seinem Namen
- Lächeln (angenehmen Blickkontakt halten)
- Deutliche Aussprache, langsames Sprechen, freundlicher Klang der Stimme
- »Bitte« und »Danke« großzügig verwenden
- Kein »Fachchinesisch« sprechen

- Nicht über das Gesundheitssystem schimpfen (Ihr Patient kann nichts dafür und möchte nur Ihre Hilfe bekommen)
- Gezieltes Zuhören (selbst weniger reden, aber immer wieder fragen). Wiederholen Sie zusammengefasst die Äußerungen des Patienten und signalisieren Sie ihm, dass Sie ihn verstanden haben.

- Seien Sie mit Ihrer vollen Aufmerksamkeit bei dem Patienten.
- Erledigen Sie keine Nebentätigkeiten während eines Gespräches mit dem Patienten.
- Formulieren Sie Fragen, in denen die Gedankengänge des Patienten verarbeitet sind (z. B. »Sie scheinen mit der Behandlung nicht zufrieden zu sein?«).

lichen Hektik führen. Wenn Sie sich ausreichend Zeit nehmen und dem Patienten den Nutzen einer Maßnahme in Ruhe in einer angenehmen Umgebung erklären, fühlt er sich gut aufgehoben und ist eher von den angebotenen Dienstleistungen zu überzeugen.

Ausführliche Informationen zum persönlichen Gespräch finden Sie in ▶ Kapitel 2.3.3.

Um den Patienten die für ihn individuell passenden IGeL anbieten zu können, gibt es bei einigen der Arzt-Software-Programme oftmals die Möglichkeit, Patienten- und Behandlungsdaten mit den IGeL-Angeboten auf Übereinstimmungen abzugleichen. Auch haben Sie hier häufig die Möglichkeit der schnellen Erstellung von IGeL-Rechnungen und -Kostenplänen. Sprechen Sie hierzu doch einfach mal mit Ihrem Software-Anbieter!

■ **Schulungen, Seminare, Informationsveranstaltungen**

Neben den oben genannten Möglichkeiten gibt es noch die Patientenschulung als Verkaufsinstrument. Bei entsprechender Praxisgröße laden Sie Ihre Patienten zu einem bestimmten Thema doch einmal direkt in Ihre Praxisräume ein. Sie als Arzt, Ihre Praxismitarbeiterinnen oder aber auch Dozenten von außen stellen den Patienten ein Thema rund um die Gesundheit vor. Es sollten Praxisbroschüren und Flyer mit den angebotenen IGeL ausliegen, und am Ende der Veranstaltung sollten Ihre Praxismitarbeiterinnen als Ansprechpartner für die Patienten zur Verfügung stehen.

■■ **Patientenschulung**
- Die Patienten müssen hierbei eine Bestätigung durch Sie als Arzt finden.
- Geben Sie dem Patienten Rückmeldungen auf dem Weg zu seinem Ziel (z. B. verbesserte Laborwerte), damit er in seinen Bemühungen bestärkt wird.
- Zeigen Sie dem Patient nicht Verbote auf, sondern machen Sie ihm deutlich, was er alles darf (positiv formuliert ist alles nur noch halb so schlimm).

❯ **Das Wichtigste bei einer Schulung ist, dass alle Personen, die die Schulung durchführen (Sie und Ihre Mitarbeiterinnen), mit Überzeugung und Freude dabei sind.**

■■ **Kooperationsmöglichkeiten**
Da der Selbstzahlermarkt nicht nur in den Arztpraxen weiter zunimmt, sollte auch über Kooperationsmöglichkeiten mit den in der Region befindlichen Mitbewerbern nachgedacht werden – z. B. Apotheken, Sportstudios, Sportvereine, Kosmetikerinnen, Ernährungsberatern.

Eine Möglichkeit wäre hier die Zusammenarbeit mit Selbsthilfegruppen, denn dieser Trend steigt deutlich an. Hier können Sie und Ihr Team Vertrauensarbeit leisten und Unsicherheiten und Furcht bei Ihren Patienten abbauen. Stellen Sie einer örtlichen Selbsthilfegruppe doch einfach Ihre Räume zur Verfügung. Allein dieser geschützte Rahmen Ihrer Praxis erleichtert es Ihren Patienten, dieses Angebot zu nutzen. Sinnvoll ist dies auch im

1

Vorbereitung einer Schulung

- Legen Sie einen Schulungsbeauftragen fest, der die Schulungen vorbereitet, Materialien beschafft und zusammenstellt sowie Patienten an Termine erinnert.
- Suchen Sie einen Raum (z. B. das Wartezimmer) aus, der genügend Platz für alle Teilnehmer bietet und in dem Sie auch die gewählten Hilfsmittel und die Technik problemlos einsetzen können.
- Geben Sie den Patienten die Termine schriftlich mit und erinnern Sie die Patienten ggf. 1–2 Tage vorher noch einmal telefonisch an den Schulungstermin.
- Stellen Sie den Teilnehmern Schulungsunterlagen zur Verfügung, die die wichtigsten Inhalte wiedergeben.
- Sorgen Sie dafür, dass auch für die Übungen genügend Ver-

brauchsmaterial vorhanden ist. Die Ausstattung einer 20-köpfigen Patientengruppe mit Sportkleidung – ohne produktwerbenden Aufdruck – dürfte die Wertgrenze überschreiten. Auch kann eine Beeinflussung der Therapiefreiheit des Arztes nicht ausgeschlossen werden (vermehrte Verordnung des vom Hersteller vertriebenen Arzneimittels unter Vernachlässigung neutraler Verordnungsgesichtspunkte) und daneben auch einen (unzulässigen) »Wuncheffekt« bei den Patienten auslösen (»Bei dem Arzt gibt es tolle Sportkleidung…«). So hat der Verein Freiwillige Selbstkontrolle für die Arzneimittelindustrie e. V. 2004 das kostenlose Zur-Verfügung-Stellen von so genannten Bobbycars an Pädiater erfolgreich

unterbunden – Az. 2004.8–20 (1. Instanz).
- Visualisieren Sie wichtige Punkte (Flipchart, Pinnwand, etc.).
- Beziehen Sie die Patienten in die Schulung ein, und fragen Sie nach ihren Erfahrungen und Wünschen. Damit zeigen Sie Ihren Patienten, dass Sie sich für sie interessieren, und die Patienten sehen, dass andere ähnliche Probleme haben.
- Gliedern Sie die Veranstaltung in einzelne Blöcke – dabei sollten Theorie und Übungen im ständigen Wechsel stehen.
- Lassen Sie die Schulung auch durch die Teilnehmer bewerten (entweder durch einen Fragebogen oder durch einfaches Nachfragen, was Sie hätten besser machen können). Das gibt Ihnen die Möglichkeit, sich zu verbessern.

Hinblick auf das Qualitätsmanagement, denn dabei gilt der Nachweis der externen Kooperation und Kommunikation mit z. B. Selbsthilfegruppen etc. als erreichtes Qualitätsziel!

- **Corporate Identity**

❯❯ **Eines gilt bei allen zuvor beschriebenen Medien: Ein einheitliches Marketingkonzept gibt ein wiedererkennbares Gesicht und hebt die Praxis aus der grauen Masse der Konkurrenz heraus.**

Corporate Identity setzt sich aus folgenden drei Bereichen zusammen:
- **Corporate Communication**
Beinhaltet die Produkt- und Unternehmenskommunikation. Wie werden die Praxisleistungen und der Betrieb »Arztpraxis« kommuniziert (persönliche Gespräche, Broschüren, Flyer, Info-Tafeln, etc.)?
- **Corporate Behavior**
Einheitliches Auftreten und Verhalten gegenüber der Außenwelt (Patienten, andere Praxen,

Krankenhäuser, Krankenkassen), die »gelebte Praxiskultur« (Umgang mit Patienten, Umgang der Mitarbeiterinnen untereinander, die Art der Personal- und Organisationsentwicklung sowie die Innovationskultur).
- **Corporate Design**
Visuelle Ausdrucksformen in Form eines optischen Bildes der Praxis (Gestaltung der Praxisräume, Visitenkarten, Briefbögen, Namensschilder, Praxiskleidung, etc.) – eine einheitliche Gestaltung bzw. immer wiederkehrende, charakteristische Merkmale erhöhen den Wiedererkennungswert.

Ein optimales Zusammenwirken dieser drei Komponenten macht die Corporate Identity komplett. Corporate Behavior füllt das Bild mit Leben, Corporate Communication kommuniziert die Betriebsidentität nach außen, und Corporate Design macht diese optisch sichtbar.

Ein Leitbild (Unternehmerziel), nach dem Ihr gesamtes Praxisteam arbeitet und es auch nach außen hin vertritt, erleichtert es Ihnen, als Einheit aufzutreten.

■■ Beispiele für ein Leitbild

- »Für uns stehen der Kunde (Patient) und seine Zufriedenheit im Mittelpunkt.«
- »Wir sind zufrieden, wenn unsere Patienten zufrieden sind.«
- »Wir bieten Ihnen über die gesetzliche Grundversorgung hinausgehende, für Sie wichtige Angebote.«
- »Wir wollen im Umkreis von … der kompetenteste Berater für Patienten mit … sein.«

Übergreifend ist ein Punkt besonders wichtig: Ihre Patienten sollten von Ihrem Praxispersonal so behandelt werden, wie dieses auch selbst behandelt werden möchte. Denn: Eine hohe Kundenzufriedenheit ist die beste Werbung für Ihre Arztpraxis (► Kap. 2).

> **Tipp**
>
> Durch eine einfache Frage bei einem neuen Patienten können Sie das Image Ihrer Praxis erfahren: Fragen Sie Ihren Patienten, was ihn bewegt hat, zu Ihnen zu kommen.

Achten Sie auf ein einheitliches »sauberes« Bild nach außen! Namensschilder und eine einheitliche Arbeitskleidung sind ein wichtiger Hinweis für Ihren Patienten, dass Sie und Ihr Praxisteam sich mit der Leistung identifizieren und nach außen hin als Einheit auftreten. Machen Sie eine Praxis- und auch Hofbegehung. Was fällt Ihnen auf? Ist Ihr Praxisschild sauber, oder hat es eine Reinigung nötig? Ist die Fassade in Ordnung, oder benötigt sie einen neuen Anstrich? Muss der Garten in Ordnung gebracht werden? Sind Holzteile (Bank, Türrahmen, etc.) in einem guten Zustand, oder benötigen auch sie einen neuen Anstrich? Dies sind die ersten Verkaufsinstrumente Ihrer Praxis. Ein gutes Erscheinungsbild wirkt wie »schon fast gewonnen«.

■■ Einige Beispiele für mögliche Fehler beim Start des Igelns

- Zu viele IGeL als Einsteiger anzubieten (Sie sollten nur Leistungen anbieten, hinter denen Sie als Anbieter auch stehen und bei denen Sie Ihre Patienten entsprechend überzeugend beraten können).

Praxislogo

- Das Logo soll nicht nur zu Ihnen und Ihrem Team passen, sondern noch Jahre später als Assoziation wirken.
- Ihr Team sollte sich mit dem Logo identifizieren.
- Eine Darstellung auf der Teamkleidung erhöht das Zusammengehörigkeitsgefühl.
- Sinnvoll ist der Vordruck von Blankobögen mit Ihrem farbigen Praxislogo.
- Vergrößern Sie Ihr Logo auf ca. 50 cm, und machen Sie daraus einen Aufkleber für Ihr Praxisfenster.
- Je origineller das Logo, desto schneller wird es behalten und assoziiert.

- Pauschalvergütungen anzubieten (wenn Sie sich hier nicht auf die GOÄ berufen, muss der Patient die Rechnung nicht begleichen).
- Das Verschweigen sinnvoller IGeL (dadurch nehmen Sie dem Patienten bestimmte Chancen und Lösungsmöglichkeiten, auch die Möglichkeit, seine Bedürfnisse nach Gesundheit und Wohlbefinden zu befriedigen).
- Potenziellen IGeL-Gegnern Angst machen (erzeugen Sie niemals Angst bei dem Patienten, oder setzen Sie Ihre Kollegen herab; auch sollten Sie Ihren Patienten niemals in Bezug auf sein geistiges oder finanzielles Vermögen unterschätzen).
- Sie als Arzt klären Ihr Team nicht sinnvoll auf.
- Schlecht analysiertes Leistungsspektrum (fehlende Marktanalyse oder Leistungen, die an den Vorstellungen der Patienten vorbeigehen).
- Ihre Wort- und Körpersprache sind falsch (► Kap. 2.2.4).

■■ Die häufigsten Ursachen für mangelnden IGeL-Erfolg

- Fehlende patientengerechte Nutzendarstellung
- Mangelnde Techniken zur Einwandentkräftigung
- Zu geringe IGel-Werbung (innerhalb der Praxis)
- Fehlende definierte Ziele (SMART)
- Keine systematische Analyse (Markt- u. Kundenforschung)
- Fehlende/unzureichende Motivation der Mitarbeiterinnen

1

- Fehlende betriebswirtschaftliche Kalkulation (vgl. S. 4 »Formeln der anwendbaren Rechnungsarten«)
- Mangelhafte rhetorische Fähigkeiten der Mitarbeiterinnen
- Defizite in der Organisation (vgl. S. 7 »Zeitliche Organisation«)
- Fehlende/schlechte Preisargumentation

Entscheidend jedoch ist und bleibt der richtige Mix dieser Instrumente und selbstverständlich Ihre Bereitschaft zur Umsetzung!

Beispieldokumente finden Sie im ▶ Anhang zu folgenden Themen:

- Kostenvereinbarung für individuelle Gesundheitsleistungen (S. 169).
- Begleitinformation bei Überweisung zum Kollegen (S. 171).

1.5   Fazit

Ein vorbildliches Beispiel des guten Marketings im Bereich der Selbstzahlerleistungen ist die stationäre Versorgung. Hier sind bereits ca. vier Millionen GKV-Versicherte für zusätzliche Leistungen (z. B. die Chefarztbehandlung, das Zweibettzimmer, etc.) privat zusatzversichert. Diese Ansatzpunkte des Marketings sind heutzutage auch zum Pflichtprogramm für die Arztpraxen geworden, um einerseits die Patienten zufriedenzustellen, andererseits um das eigene finanzielle Einkommen zu steigern.

Das Verhalten Ihrer Patienten hat sich grundlegend verändert. Im Gegensatz zu früher kommen Ihre Patienten jetzt nicht mehr nur zur Behandlung einer Erkrankung zu Ihnen, sondern erwarten von Ihnen vielmehr präventive Leistungen – denn die Grenzen zwischen normaler Krankenversorgung und Wellness werden immer durchlässiger! Auch erhält die Entwicklung des Statussymbols »Gesundheit und Lebensqualität« einen immer größeren Stellenwert. Ihr (ehemaliger) Kassenpatient wird somit immer mehr zum Selbstzahler (Privatpatienten – VIP-Patient) und erwartet von Ihnen als Arzt, aber auch von Ihrem Team die entsprechende Leistung und den entsprechenden Service.

❯ **Der Aufbau eines IGeL-Angebotes, das zu Ihrer Praxis und zu Ihrem Praxisteam passt, ist ausschlaggebend für die Gewinnmaximierung.**

> **Die Schritte des Marketings (Öffentlichkeitsarbeit) im Überblick am wörtlichen Beispiel »Aktion«**
>
> - Schritt 1: Analyse, Strategie, Konzeption
> - Schritt 2: Kontakt, Beratung, Verhandlung
> - Schritt 3: Text, kreative Gestaltung
> - Schritt 4: Implementierung
> - Schritt 5: Operative Umsetzung
> - Schritt 6: Nacharbeit, Evaluation

Wichtig ist, dass die von Ihnen angebotenen Leistungen überzeugend sind und Sie als Arzt (Anbieter)

- hinter den wissenschaftlichen Grundlagen Ihrer angebotenen (zertifizierten) IGeL stehen,
- für sich die geeignete Form der Werbung finden und vertreten können,
- durch eine aktive Patientenanalyse die Erwartungen Ihrer Selbstzahlerkunden übertreffen,
- sich der zunehmenden Konkurrenzsituation stellen und sich durch Qualitätssicherung von Ihren Konkurrenten unterscheiden,
- kontinuierlich das Leistungsspektrum optimieren und den Nutzen für Ihre Patienten (Kunden) erhöhen,
- Ihre Mitarbeiterinnen dahingehend motivieren, mitzudenken, Engagement zu zeigen und flexibel zu sein – eine serviceorientierte Mitarbeiterin zu werden!

Alles in Maßen (entsprechend der Marktanalyse) mit einem, zusammen mit dem Team, aufgestelltem Zeitplan und einem kontinuierlichen Controlling sind hier die Schlagwörter, denn zu viel IGeLn kann Ihrem Ansehen auch schaden. An der Sinnhaftigkeit und dem Nutzen des IGeL-Konzepts besteht jedoch längst kein Zweifel mehr. Im Gegenteil: Es bietet Ihnen als Arzt einen vielfältigen Nutzen, da Sie mehr berufliche Unabhängigkeit erreichen können und Ihre Lebensqualität und Lebensfreude und nicht zuletzt Ihr finanzielles Einkommen effektiv steigern können.

❯ **Fangen Sie jetzt an!**

Kommunikation

Melanie Jordt und Ines-Karina Weiland

2.1   Einleitung

Der Begriff »Kommunikation« kommt aus dem Lateinischen (communicare = teilen, mitteilen, teilnehmen lassen; gemeinsam machen, vereinigen) und bezeichnet den wechselseitigen Austausch von Gedanken.

Die gekonnte Kommunikation ist Ihr »Grundkapital« im Umgang mit Ihren Mitarbeiterinnen und Patienten. Nur, wenn Sie die Grundregeln der Kommunikation verinnerlichen (also nicht nur kennen), haben Sie die Möglichkeit, Ihr Gegenüber entsprechend durch Ihr sowohl sprachliches als auch körperliches Verhalten zu beeinflussen/zu lenken.

> Nicht zu kommunizieren ist nicht möglich.

Das bedeutet, dass jeder Mensch, auch ohne zu reden, ständig Nachrichten versendet.

2.2   Grundlagen

Die kommunikative Kompetenz wird v. a. von Ihnen als Arzt, aber auch von Ihren Mitarbeiterinnen erwartet! Entscheidend bei der Kommunikation ist nicht, was Sie als Sprecher (»Sender«) sagen, sondern vielmehr das, was bei Ihrem Patienten, dem »Empfänger«, ankommt. In der Regel setzt der Sender einige unbekannte Dinge in einem Gespräch als gemeinsame Basis voraus und erreicht dadurch fast immer falsche Interpretationen und das unvermeidbare Aneinander-Vorbeireden. Die Verständigung zwischen Sender und Empfänger ist hierbei grundlegend abhängig von der Einstellung zur Gesprächssituation, der Einstellung insgesamt zum Gesprächspartner, der Redekunst, der Körpersprache und der Psyche.

> Grundlegend zum Verständnis bei der Aufnahme von Informationen durch den Patienten ist zu beachten, dass nur ca. 5 % des Gesagten die sachlichen Informationen ausmachen und die restlichen 95 % auf der reinen Beziehungsebene ablaufen (◘ Tab. 2.1). Diese 95 % jedoch geben die entscheidenden Impulse für das Geschehen auf der Sachebene!

▪ Eisbergmodell
Entscheidungen werden dem Eisbergmodell (◘ Abb. 2.1) zufolge zu ca. 20 % von der rationellen Seite aus und zu 80 % von der emotionalen Seite aus getroffen.

▪ Grundbedürfnisse (nach Maslow)
Entsprechend der Grundbedürfnisse eines jeden Menschen hat Maslow eine Pyramide entwickelt, die die Grundbedürfnisse in ihrer Reihenfolge aufbauend bildhaft darstellt (◘ Abb. 2.2).

▪ Der »erste Eindruck«
Besonders der erste Eindruck spielt bei der Kommunikation eine entscheidende Rolle für den Verlauf des Gespräches. Etwa 95 % des ersten Eindrucks werden durch das Aussehen, die Kleidung, die Haltung, Gestik und Mimik sowie die Sprechgeschwindigkeit, die Stimmlage, Betonung und Modulation (Dialekt) bestimmt. Der Inhalt dieser Worte ist für lediglich ca. 5 % der Bildung des ersten Eindrucks maßgeblich.

2.2.1   Sender-Empfänger-Modell

Das Sender-Empfänger-Modell vermittelt den Austausch von Nachrichten. Ein Sender gibt eine Nachricht (Informationen, Ideen und auch Gefühle) an einen Empfänger weiter. Dabei sind sowohl die verbalen als auch die nonverbalen Kommunikationsmittel entscheidend für die Interpretation des Gesagten durch den Empfänger (◘ Tab. 2.2).

Um die Verständigung zu überprüfen und die Nachricht des anderen zu entschlüsseln, gibt es die Möglichkeit, ein so genanntes Feedback zu geben (◘ Abb. 2.3). Das bedeutet, dem Gegenüber mitzuteilen, wie diese Nachricht bei einem selbst angekommen ist und was sie bei einem bewirkt hat.

Die Qualität einer Kommunikation wird sehr stark beeinflusst durch die Rückmeldung auf die Signale des Gesprächspartners. Hierzu reicht oftmals als nonverbales Zeichen, z. B. das Zucken mit der Augenbraue, ein Stirnrunzeln oder ein abschweifender Blick. Als Zeichen der Ehrlichkeit hingegen gilt es, dem Gegenüber ins Gesicht zu blicken. Ein ausweichender Blick vermittelt bei Ihrem Gegenüber das Gefühl, Sie hätten etwas zu verbergen.

▪ Tab. 2.1 Informationsaufnahme

	Patient ent-scheidet mit	Arzt appel-liert an
Verstand	5 %	95 %
Gefühl	95 %	5 %

> **Ein Blick sagt mehr als tausend Worte!**

▪ Abb. 2.1 Eisbergmodell

2.2.2 Die vier Seiten einer Nachricht

Jede Art der Kommunikation (der Übermittlung von Nachrichten) arbeitet über vier so genannte »Seiten«, durch die die Informationen bei Ihrem Gesprächspartner aufgenommen werden (▪ Tab. 2.3).

In der **Sachebene** geht es ausschließlich um die Sachinformationen (Fakten, Daten, Informationen), die eine Nachricht enthält. Also: »Worüber informiere ich?« Bei der Übermittlung von Sachdaten sollten Sie folgende **Regeln** beachten:

- Benutzen Sie eine klare, einfache Satzstrukturierung.
- Verwenden Sie Fremd- und Fachwörter nur bei Personen, bei denen Sie voraussetzen können, dass diese den Jargon auch beherrschen.
- Gliedern Sie Ihre Aussage, und schweifen Sie nicht ab.

Auf der Ebene der **Selbstoffenbarung** geht es darum, was der Sender an Informationen von sich als Person kundgibt. In jeder Nachricht steckt ein Stück Selbstoffenbarung: sowohl die gewollte Selbstdarstellung als auch die ungewollte Selbstenthüllung. Viele Unsicherheiten und Ängste stecken in dieser Botschaftsseite, da vielleicht Offenheit mit Schwäche gleichgestellt wird. Oft stößt man bei dieser Ebene an seine persönlichen Grenzen.

Aber es gibt auch **Vorteile** beim direkten Einsatz der Selbstoffenbarungsseite:

- Die Selbstoffenbarungsseite schafft Identifikation.
- Sie vermittelt Anteilnahme.
- Sie schafft eine Basis des Vertrauens.

Die **Beziehungsebene** ist in der zwischenmenschlichen Kommunikation von besonders großer Bedeutung. Der Gesprächspartner ist der Empfänger unserer Botschaft und bekommt hier zu spüren, wie seine eigene Person vom Gegenüber eingeschätzt wird: »Was halte ich von Dir, wie stehen wir zueinander?« Oft zeigt sich diese Ebene in der gewählten Formulierung, im Tonfall und in anderen nichtsprachlichen Begleitsignalen. Diese Seite der Nachricht wird vom Empfänger als besonders wichtig eingestuft, denn hier fühlt er sich als Person in bestimmter Weise behandelt (oder auch misshandelt).

Der **Appellaspekt** einer Nachricht hat die Funktion, Einfluss auf den Empfänger zu nehmen. Der Sender möchte mit seiner Botschaft etwas bewirken. Dieser Versuch, Einfluss zu nehmen, kann mehr oder minder offen oder versteckt sein. Ein verdeckter Appell kann Irritationen und Missverständnisse auslösen, wodurch der Empfänger der Botschaft nicht genau weiß, was von ihm verlangt wird. Ein offener Appell führt zur Klarheit im Gespräch. Beide Seiten (Sender und Empfänger) wissen, was zu tun ist, und haben gleichzeitig eine Basis für Verhandlungen.

2.2.3 Aktives Zuhören

In dem Kinderbuch »Momo« beschreibt der Autor Micheal Ende ein kleines Mädchen, das eine außergewöhnliche Fähigkeit besitzt wie kein anderer: das Zuhören! Diese Eigenschaft wird häufig unterschätzt, ist aber wesentlich wichtiger und v. a. schwieriger als das Sprechen! Also:

2

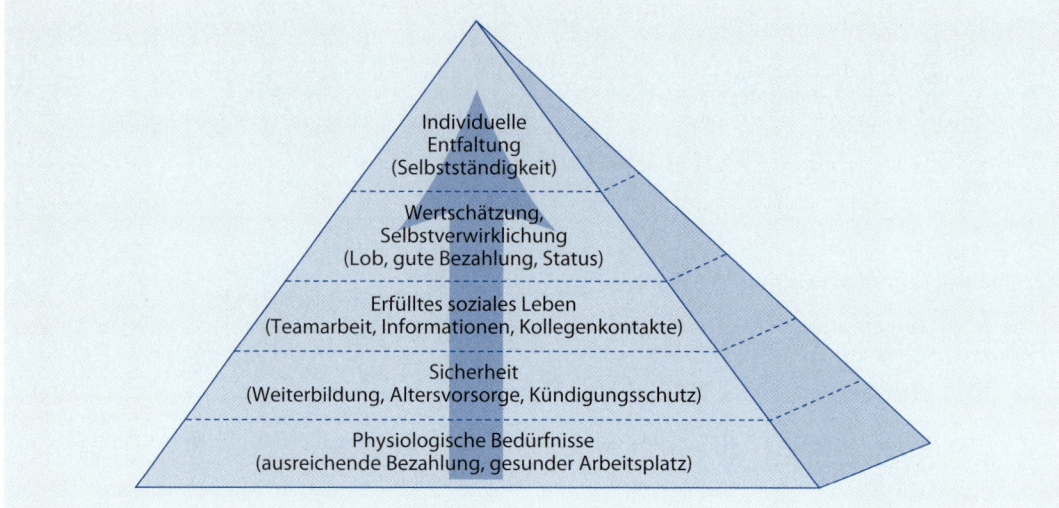

Individuelle
Entfaltung
(Selbstständigkeit)

Wertschätzung,
Selbstverwirklichung
(Lob, gute Bezahlung, Status)

Erfülltes soziales Leben
(Teamarbeit, Informationen, Kollegenkontakte)

Sicherheit
(Weiterbildung, Altersvorsorge, Kündigungsschutz)

Physiologische Bedürfnisse
(ausreichende Bezahlung, gesunder Arbeitsplatz)

◻ **Abb. 2.2**   Grundbedürfnisse nach Maslow

◻ **Tab. 2.2**   Kommunikationsmittel

Verbal	Nonverbal
Klare und einfache Sprache	Blickkontakt
Wortwahl	Gestik
Tonfall	Mimik
Bildhafte Sprache	Körperhaltung
Lautstärke der Stimme	
Betonung	
Deutlichkeit	
Beispiele aus dem Erlebnis-feld des Empfängers	
Fragen	

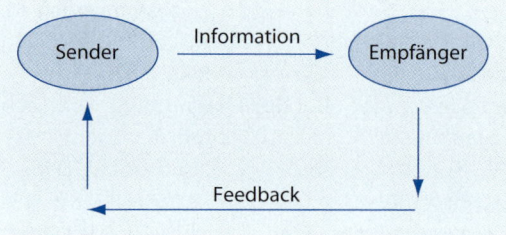

◻ **Abb. 2.3**   Informationsaustausch/-ablauf

❯ **Wer gut reden will, muss auch zuhören können!**

Wenn Sie aktiv zuhören können, erfahren Sie viel Wesentliches und sind ein begehrter Gesprächspartner – das klingt selbstverständlich, aber Zuhören will gelernt sein.

Dass gutes Zuhören sehr viel mit Sprechen zu tun hat, hat der griechische Philosoph Epiktet (55–135 n. Chr.) vielleicht mit seiner Aussage gemeint: »Der Mensch hat zwei Ohren und nur eine Zunge – damit er doppelt so viel hören kann wie er spricht.«

Der Grad unserer Bereitschaft, zuzuhören, hängt allerdings von vielen Faktoren ab. Wenn man sich dem Sprecher verpflichtet fühlt, wird man sicher aktiver zuhören. Je mehr Interesse man dem Sprecher als Person oder dem Thema entgegenbringt, desto höher ist die Bereitschaft, zuzuhören – also die Motivation.

Aktives Zuhören bedeutet:
– ruhiges Zuhören und das Interesse des Gegenübers herauszuhören,
– den Inhalt zu bewerten,
– den Gesprächspartner ausreden zu lassen und ihn nicht zu unterbrechen, also zurückhaltend zu bleiben,
– neue Anregungen zu entdecken,
– eine aktive Körperhaltung (offen und zugewandt) einzunehmen und den Blickkontakt beizubehalten,

⬛ **Tab. 2.3** Die vier Seiten einer Nachricht

Die vier Seiten einer Nachricht	Inhalt
Sachebene (worüber der Sender informiert)	»Wie ist der Sachinhalt zu verstehen?«
Selbstoffenbarungsebene (was der Sender von sich selbst kundgibt)	»Was ist das für einer?«
	»Was ist mit ihm?«
	»Was halte ich von Dir?«
	»Wie stehen wir zueinander?«
Beziehungsebene (wie der Sender und der Empfänger zueinander stehen)	»Wie redet der eigentlich mit mir?«
	»Wen glaubt er, vor sich zu haben?«
Appellebene (wozu der Sender den Empfänger veranlassen möchte)	»Was soll ich tun, denken und/oder fühlen aufgrund seiner Mitteilung?«

Tipps für positive Beziehungsbotschaften

- Zeigen Sie Anteilnahme – dies ist generell eine sehr wichtige Art, die Beziehungsseite anzusprechen.
- Äußern Sie freundliche Ermutigungen – bauen Sie auf.
- Zeigen Sie Respekt.
- Achten Sie auf Ihre Wortwahl – beachten Sie das »Sprachniveau« Ihres Gegenübers, ohne dass Sie selbst in dessen Jargon oder Dialekt verfallen müssen.
- Treten Sie höflich und bestimmt auf – verpacken Sie Ihre Aussagen nicht.

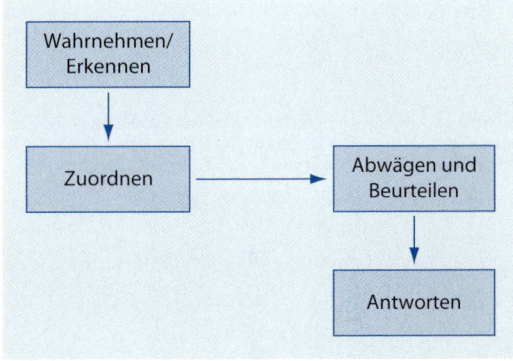

⬛ **Abb. 2.4** Aktives Zuhören

- den verschiedensten Ablenkungen zu widerstehen,
- tolerant zu sein,
- Qualität zu bringen, denn aktives Zuhören verbraucht wesentlich mehr Energie als selber zu reden.

Der ganze **Vorgang des Zuhörens** gliedert sich in vier aufeinander folgende **Phasen** (⬛ Abb. 2.4):

- **Wahrnehmen/Erkennen:**
  Zunächst muss das Gesagte akustisch verstanden werden. Störquellen wie Lärm, schlechte Aussprache des Sprechers oder die Müdigkeit des Zuhörers müssen überwunden werden, damit die Aussagen aufgenommen werden können.

- **Zuordnen:**
  In dieser Phase sollten Sie sich als Zuhörer fragen, wie die Aussage gemeint ist. Sie sollten das Gesagte möglichst in einen Zusammenhang mit anderen Aussagen des Sprechers stellen. Damit bemühen Sie sich, den Sinn der Aussagen zu verstehen (so wie der Sprecher die Aussage weitergeben wollte). Sie versuchen dann, frei von den eigenen Werten die Aussage zuzuordnen.

- **Abwägen und Beurteilen:**
  Die zunächst wertfreie Aussage sollten Sie abwägen und bewerten und sich dann Ihre eigene Stellungnahme überlegen.

2

◘ Tab. 2.4 Körpersignale	
Sprachliche Signale (»Was« – 5 %)	**Nichtsprachliche Signale (»Wie« – 95 %)**
Sprechinhalt (was Sie sagen)	Sprechweise (Stimmlage, Lautstärke, Sprechtempo, Sprachmelodie, Betonung)
	Verhalten (Mimik, Blickkontakt, Gestik, Haltung, Distanz zum Gesprächspartner, Kopfbewegungen)
	Äußere Erscheinung (Kleidung, Geruch, Frisur, Schmuck, etc.)

Häufige Fehler beim aktiven Zuhören

- Dem Patienten wird keine Möglichkeit gegeben, seine Gefühle zu äußern und sich auszusprechen.
- Der Patient fühlt sich nicht ernst genommen.
- Der Patient wird frühzeitig unterbrochen und darf nicht ausreden.

— **Antworten:**
Jetzt können Sie reagieren, also antworten. Sie äußern Ihre eigene Ansicht – also die Zustimmung oder Ablehnung der Aussage.

Tipp

Lernen Sie das Zuhören. Nur wer gut zuhören kann, erwirbt Sympathien und bekommt wertvolle Hinweise über die Gefühle und Gedanken des Gegenübers.

❯ **»Reden ist Silber, Schweigen ist Gold!«**

Bekommt Ihr Patient das Gefühl, dass Sie ihm aufmerksam zuhören, fühlt er sich als Persönlichkeit mit seinem Problem angenommen. Er wird gelöster und reagiert weniger emotional. Auch kann er sich auf das Wesentliche besser konzentrieren und benötigt dadurch weniger Zeit, um sich klar auszudrücken.

Eine kleine, aber sehr aufschlussreiche Übung zum »aktiven Zuhören« haben wir auf S. 172–174 beigefügt.

2.2.4   Nonverbale Kommunikation/Körpersprache

Die **Körpersprache** ist bedeutend älter als die gesprochene Sprache, jedoch für uns heute fast zu einer Fremdsprache geworden, deren Signale wir nicht mehr verstehen oder verstehen wollen. Dennoch sprechen wir permanent mit dem Körper und sind dabei sehr wirkungsvoll.

Wenn Sie ein waches Auge für die Signale der Körpersprache haben, können Sie viele Gespräche erfolgreicher verlaufen lassen als bisher. In manchen sprachlosen Augenblicken sagen eine Geste oder ein Blick mehr als tausend Worte. Der Körper vermittelt hierbei eine Vielzahl von Signalen durch Haltung, Mimik, Gestik, Blickkontakt und nicht zuletzt auch durch die Kleidung (◘ Tab. 2.4).

Häufig wird die Wirkung der **nonverbalen Kommunikation** deutlich unterschätzt. Sie macht jedoch einen viel größeren Anteil an der zwischenmenschlichen Verständigung aus als der Inhalt unserer gesprochenen Worte (▶ hierzu auch ◘ Tab. 2.2), also:

❯ **Was wir sagen, hat nicht so eine starke Wirkung wie die Art, wie wir es sagen.**

2.2.5   Grundregeln der Kommunikation

❯ **»Die wichtigste Stunde ist immer die Gegenwart, der bedeutendste Mensch ist immer der, der Dir gerade gegenübersteht!«**

Beispiele für Körpersprache

- **Oberkörper**
  - Aufrechte, gestraffte Haltung (Dynamik und Vitalität)
  - Zusammengesunkener Oberkörper (Antriebsmangel; evtl. depressive Verstimmung)
  - Neigung des Oberkörpers zum Partner (Interesse am Gegenüber; Einladung zum Dialog)
  - Zurückgelehnter Oberkörper (Skepsis; Abneigung oder innere Ablehnung)
  - Sitzen auf der Stuhlkante (Zeitmangel; Ungeduld; Wunsch, das Gespräch ab-

  zubrechen; Unterwürfigkeit und Unsicherheit)
  - Starkes Zurücklehnen und Wippen auf den Hinterbeinen des Stuhles (Rückzug in die Position des Beobachters; abwartende Haltung)
  - Kurzes Anheben oder Zurechtrücken des Stuhls (Zeichen des Unbehagens)
- **Haltung der Beine**
  - Füße an den Knöcheln übereinandergeschlagen (Zurückhaltung, innere Spannung und Gefahr)
  - Füße umschlingen die Stuhlbeine (Ausdruck einer

  starren, unnachgiebigen Position)
  - Locker übereinandergeschlagene Beine (Aufgeschlossenheit)
  - Offener, legerer Sitz mit vorgestreckten Beinen (Vertraulichkeit; territoriale Ansprüche)
  - Breiter Sitz mit quergelegtem Schienbein (schützende Barriere)
  - Aufrechtes Sitzen mit geschlossenen Knien und Fußknöcheln (Haltung des »braven Kindes«: Verkrampfung, Unsicherheit und Ängste werden verborgen)

Vermeiden Sie stets Floskeln (»…wenn Sie meinen…«), Konjunktive (könnte, müsste, etc.) und das Wort »aber«. Sprechen Sie immer in ganzen Sätzen. Auch sollten Sie darauf achten, nicht zu viele Emotionen aufkommen zu lassen, denn je mehr Emotionen im Spiel sind, desto mehr entfernt man sich von der eigentlichen Sache.

Überzeugungskraft erreichen Sie, indem Sie klare, deutliche und eindeutige Formulierungen wählen (**Sachlichkeit**). Auch müssen Sie sich mit der Sache identifizieren und komplett dahinterstehen (**Glaubwürdigkeit**). Eine natürliche und bildhafte Ausdrucksweise erhöht hierbei die Intensität.

▪▪ Tipps, die für alle Arten von Gesprächen gelten

- Bereiten Sie sich innerlich auf das Gespräch und das Gegenüber vor.
- Ermöglichen Sie durch die Raumgestaltung, etc. eine freundliche Gesprächsatmosphäre.
- Nehmen Sie Ihren Gesprächspartner, aber auch sich selbst immer ernst.
- Gehen Sie auf Empfindungen des Gegenübers ein, und zeigen Sie auch Ihre eigenen Gefühle.
- Achten Sie immer auch auf die Körpersprache (Ihre eigene, aber auch die des Gegenübers).
- Sprechen Sie offen und ehrlich.
- Vermeiden Sie vorschnelle Interpretationen, und hören Sie gut zu.

2.3 Kommunikation in der Arztpraxis

▪ Einheitliche Patientenkommunikation

Wichtig ist, dass Sie in Ihrer Praxis eine einheitliche Patientenkommunikation entwickeln. Hierbei ist besonders die **Einfühlung in die Vorstellungswelt** Ihres Patienten einer der Schlüssel zum Erfolg. Genauso entscheidend ist es aber auch, den Patienten aktiv an der Lösung seines Problems mitarbeiten zu lassen, anstatt nur einen Ratschlag zu erteilen, den er evtl. anschließend wieder verwirft.

Zeigen Sie Ihren Patienten durch Ihr Verhalten und Ihre Gesprächsführung, dass Sie sich auf ihn als Patienten freuen und alles tun werden, um ihn zufriedenzustellen.

Eine vorgefertigte Arbeitsanweisung betreffend der einheitlichen Kommunikation in Bezug auf die Terminvergabe ist als Anlage (Arbeitsanleitung »Einheitliche Patientenkommunikation«; S. 168) beigefügt. Empfehlenswert ist es, auf bestimmte Regeln im Umgang mit Ihrem Gegenüber zu achten:

- Der eigene Gesichtsausdruck:
  Zeigen Sie Ihre Emotionen; blicken Sie Ihrem Gegenüber in die Augen.
- Das Einhalten des Wohlfühlabstandes:
  Kommen Sie Ihrem Gegenüber nicht unaufgefordert »zu nahe«, also in seine Intimzone (ca. eine Armlänge).

2

◘ Tab. 2.5	Lieblingssinne der Patienten (Ausdrucksweise)		
Visuell	**Auditiv**	**Kinästhetisch**	**Olfaktorisch-gustato-risch**
(Seh-Menschen)	(Hör-Menschen)	(Fühl-Menschen)	(Geschmacks-Menschen)
»Scheint gut«	»Klingt gut«	»Gefühl«	»Schmecken«
»Sehe«	»Sagen«	»Begreifen«	»Riechen«
»Ein Bild machen«	»Ton«	»Im Griff«	»Würze«
»Helle Freude«	»Hören«	»Guter Eindruck«	»Duften«

— Das Führen von Gesprächen sollten Sie nicht aus der Hand geben.

— Führen Sie Gespräche immer auf der Beziehungsebene.

— Veranschaulichen Sie die Inhalte durch Bildersprache (Visualisierung).

— Unterstützen Sie das, was Sie sagen, auch durch Ihre Körpersprache.

— Sprechen Sie mit den Worten Ihrer Patienten, und vermeiden Sie möglichst medizinische Fachausdrücke.

— Hören Sie dem Patienten zu, statt ihn zu verhören (die häufigste Frage von Ärzten: »Seit wann haben Sie…?«).

— Nennen Sie erst Gemeinsamkeiten und dann den Unterschied (Beispiel: »Für XY, das stimmt, da haben Sie recht, da reicht es, wenn…, aber gegen YZ schlage ich… vor.«).

— Akzeptieren Sie emotionale Inhalte.

— Versuchen Sie herauszuhören, auf welchen »Lieblingssinn« (◘ Tab. 2.5) der Patient reagiert bzw. welchen er selbst anspricht. (Beispiel: Aussage des Patienten: »Ich sehe mich schon, wie ich wieder richtig laufen kann.« Damit spricht er selbst die visuelle Ebene an und ermöglicht Ihnen, genau auf dieser auch zu antworten und somit eine bessere Aufnahme des Gesagten zu erzielen).

■ **Häufige Fehler**

Die Kommunikation ist häufig das **größte Managementproblem** in der Praxis. Sie entscheidet über Ihren Erfolg oder Misserfolg! Zu den häufigsten »Fehlern« gehören hierbei:

— Die Unterbrechung des Patienten nach durchschnittlich schon 18 Sekunden zum ersten Mal.

— Auch werden häufig Patientennamen vergessen oder verwechselt, was für den Patienten sehr verletzend sein kann.

— Verstohlenes Schauen nach der Uhr während des Gespräches.

— Fehlendes authentisches Auftreten.

— Fehlende eigene Wahrnehmung (wie ist Ihr eigenes Verhalten während des Gespräches?).

— Die fehlende zielorientierte Gesprächsführung (führen Sie kein Verhör).

2.3.1 Telefon/Anrufbeantworter

Das Telefon ist Ihre **Schnittstelle zum Kunden**, also auch Ihre akustische Visitenkarte, und bedarf daher einer bewussten optimalen Pflege, um Ihre Patienten an Ihre Praxis zu binden.

Das professionelle Telefonmanagement in der Arztpraxis fängt bei der Gestaltung des Arbeitsplatzumfeldes an und hört bei der Ausstattung dessen auf. Die persönliche Einstellung Ihrer Mitarbeiterinnen muss hier besonders stimmen!

■ **Das »Was« und »Wie« des Gesagten**

Gerade im Bereich der telefonischen Kommunikation gibt es einige wichtige Punkte, die Sie unbedingt berücksichtigen sollten. Tatsache ist, dass die für die persönliche Kommunikation wichtigen körperlichen Signale (Mimik, Gestik, Körperhaltung) hier eher im Hintergrund stehen, also nur geringfügig auf Ihren Gesprächspartner wirken. Bei der telefonischen Kommunikation zählt v. a. das gesprochene Wort und die Betonung des Gesagten.

Wenn ein neuer Patient in Ihrer Praxis anruft, entscheidet er sich in den ersten Sekunden, wel-

Wichtige Grundregeln

- Lassen Sie das Telefon nach Möglichkeit nicht zu oft läuten. Nichts ist dem Patienten (Kunden) so wichtig wie der Erstkontakt.
- Vermeiden Sie ein ständiges Besetztzeichen, und lassen Sie sich ggf. mehrere Leitungen freischalten.
- Gestalten Sie Ihren Telefonarbeitsplatz praktikabel. Das bedeutet, dass die benötigten Arbeitsmittel (Notizzettel, Rückrufliste, Terminplaner, etc.) immer an ihrem Platz und ausreichend vorhanden sein sollten.
- Die Begrüßung Ihres Anrufers darf nicht hektisch klingen.
- Konzentrieren Sie sich 100%ig auf das Gespräch, also den Anrufer und sein Anliegen (der Anrufer spürt es, wenn Sie andere Dinge gleichzeitig erledigen).
- Sprechen Sie laut genug, langsam und deutlich (der Tonfall, das Sprechtempo und die Betonung lassen Ihren Anrufer spüren, welche innere Ein-

stellung Sie haben und ob sein Anruf erwünscht ist).
- Achten Sie auf Ihre Stimmlage (eine zu hohe Stimmlage erweckt den Eindruck von Unsicherheit; wichtige Punkte werden durch eine gesenkte Stimmlage hervorgehoben und durch Pausen unterstützt).
- Sitzen Sie bequem? Es macht einen großen Unterschied, ob Sie verkrampft stehen oder bequem sitzen.
- Vermeiden Sie die Worte »aber« und »nur« (»aber« schafft eine gewisse Distanz, und das Wort »nur« wirkt erniedrigend).
- Nennen Sie immer wieder den Namen Ihres Anrufers, und sprechen Sie ihn direkt an.
- Stellen Sie die Balance zwischen Sachlichkeit und Emotionalität her.
- Hören Sie Ihrem Anrufer »aktiv« zu, und zeigen Sie Verständnis für seine Probleme (»Das kann ich gut verstehen«, oder »Interessant!«, etc.).
- Wiederholen Sie die Kundenwünsche (z. B.: »Sie möchten

also einen Termin für eine Auffrischimpfung?«).
- Behalten Sie stets eine gewisse Grundfreundlichkeit (auch bzw. v. a. auch bei schwierigen Patienten).
- Lassen Sie den Anrufer bei Rückfragen, etc. nie länger als 30 Sekunden warten. Geben Sie, falls dies der Fall sein sollte, ggf. den Hinweis »Ich habe Sie nicht vergessen«.
- Kann ein Telefonat nicht ungestört und ablenkungsfrei geführt werden, sollten Sie es auf einen späteren Zeitpunkt verschieben. Bieten Sie einen Rückruf an, oder nennen Sie einen Ausweichtermin.
- Achten Sie darauf, dass Sie keinen Patienten abwimmeln. Wer schon am Telefon abgewimmelt wird, kommt meistens nicht in Ihre Praxis, sondern geht eher zu Ihrer Konkurrenz.
- Bieten Sie Ihrem Patienten immer mindestens zwei Möglichkeiten an (z. B. bei einem Terminwunsch: »Möchten Sie um 10.15 Uhr oder lieber um 15.30 Uhr kommen?«).

chen Eindruck Ihre Praxis auf ihn macht. Bei einer freundlichen und kompetenten Begrüßung wird er sich gut aufgehoben fühlen.

> **Tipp**
>
> Vereinbaren Sie hierzu in Ihrem Team eine einheitliche Kommunikation, und stellen Sie schriftlich wichtige »Benimmregeln« auf.

> **Tipp**
>
> Statistisch erwiesen ist es, dass die meisten Menschen das zuletzt Genannte wählen! Wenn Sie also lieber den Termin um 15.30 Uhr vergeben möchten, stellen Sie Ihre Frage wie folgt: »Möchten Sie um 10.15 Uhr oder lieber um 15.30 Uhr kommen?«

▪ Begrüßung

Bei der Annahme eines Telefonates sollten Sie zuerst den Patienten begrüßen und daraufhin eine kleine Pause folgen lassen, bevor Sie anschließend den Namen der Praxis sowie den eigenen Namen nennen. Dieses Vorgehen gibt Ihrem Patienten die Möglichkeit, sich an Ihre Stimme zu gewöhnen, den nachfolgenden Text (Name der Praxis, etc.) deutlich zu verstehen und sich auf Sie als Gesprächspartner einzustellen.

▪▪ Beispiel
- »Guten Tag!«
- Kleine Pause.
- »Sie sind verbunden mit der Praxis Dr. Mustermann und sprechen mit Frau Meyer. Was kann ich für Sie tun?«

2

Tipps für den Umgang mit »Problempatienten«

— **Gelassen bleiben.**
Auch wenn es in einer gereizten Situation schwer fällt, hören Sie sich die Argumente des Anrufers an, und setzen Sie nicht sofort eine Antwort dagegen.

— **Ruhe bewahren und Empathie einsetzen.**
Empathie bedeutet die Fähigkeit, sich in den anderen hineinversetzen zu können und nicht sofort eine Wertung vorzunehmen. Also: Gereizte Patienten nicht sofort in die Schublade »unfreundlicher Typ« packen.

— **Kontrolle der eigenen Emotionen.**
Sich selbst stoppen und tief durchatmen. Allein das Innehalten verändert oft die eigene Haltung zu der Situation. Nehmen Sie die Angriffe der Patienten nicht persönlich. Es geht meistens nicht um Ihre Person, sondern um allgemeine Probleme, für die Sie jetzt nur der Ansprechpartner sind.

— **Wind aus den Segeln nehmen.**
Üben Sie Selbstdisziplin, und bleiben Sie gelassen und geduldig. Die Fähigkeit, sich selbst und den eigenen Ärger zurückzunehmen, ist ein Zeichen von Persönlichkeit. Verwenden Sie hilfreiche Formulierungen (»Ich-Botschaften« wie z. B.« Ich kann gut verstehen, dass…«).

— **Problem lösen.**
Bieten Sie dem Anrufer aktiv Hilfe an. Gehen Sie dabei sanft, aber auch souverän vor. **Klugheit ist leise – auch am Telefon.**

> **»Es gibt keine zweite Chance für den ersten Eindruck!«**

■ **Technische Voraussetzungen**
Über folgende technische Voraussetzungen sollte Ihre Praxis bezüglich des Telefons verfügen:

— Genügend Amtsleitungen (kein ständiges »Besetztzeichen«, schnelle Erreichbarkeit)
— Haedset mit Kopfhörer und Mikrofon (Hände sind frei)
— Dokument »Telefonnotiz« (nichts geht verloren); ein Beispiel hierzu finden Sie auf S. 175 (»Dokument Telefonkontakte«)
— Spiegel an jedem Telefonarbeitsplatz (Lächeln erzeugt Ruhe und wird positiv »gehört«)

■ **Störliste**
Um den Ablauf der Sprechstunde nicht zu stören, sollten Sie im Vorfeld eine Liste erstellen, wer während der Sprechstunde stören darf (also durchgestellt werden darf) und wer zu einem späteren vereinbarten Zeitpunkt zurückgerufen wird. Wer nicht auf der Liste steht, wird nicht durchgestellt (▶ Kap. 3.5.3).

■ **»Problempatienten«**
Auch wenn alle vorher genannten Grundlagen geschaffen sind, kommt es immer wieder mal im Praxisalltag zu Konfliktsituationen am Telefon.

■ **Anrufbeantworter**
Der Anrufbeantworter stellt einen nicht unbedeutenden Marketingfaktor der Arztpraxis dar. Eine ansprechende Gestaltung des Ansagetextes (z. B. für den Wochenenddienst) ist daher nicht zu unterschätzen, gerade weil bekannt ist, dass ca. 60 % der Anrufer sofort wieder auflegen, sobald der Anrufbeantworter »anspringt«.

Für das Besprechen Ihres Anrufbeantworters sollten Sie sich Zeit lassen, denn es geht hierbei um Ihre »akustische Visitenkarte«! Sprechen Sie langsam und deutlich (nicht gehetzt und nuschelig), und vermeiden Sie störende Hintergrundgeräusche (Drucker, Kirchenglocken, etc.).

Zuerst ist es wichtig, sich Gedanken darüber zu machen, welche Informationen der Patient wirklich benötigt. Müssen in einer Gemeinschaftspraxis wirklich alle Namen der Ärzte genannt werden, oder reicht die einfache Bezeichnung der Praxis (z. B. »Guten Tag! Sie sind verbunden mit der internistischen Facharztpraxis Dr. Mustermann und Partner…«)? Schreiben Sie sich Ihre Formulierungen auf, und üben Sie einige Male (möglichst vor einem Spiegel) diesen Text ruhig, deutlich, mit einer freundlichen Stimme und langsam zu sprechen, bevor Sie den Anrufbeantworter dann wirklich besprechen.

Wichtige Grundregeln

- Sorgen Sie zunächst immer für eine positive Gesprächsatmosphäre (Raumgestaltung, etc.).
- Sichern Sie den möglichst ungestörten Gesprächsverlauf (Lärm, Hektik aus der Gesprächssituation heraushalten, Störungen vermeiden).
- Stellen Sie sich auf Ihr Gegenüber ein.
- Beginnen Sie das Gespräch stets mit »offenen Fragen« (► unten).
- Lassen Sie den Patienten immer ausreden.
- Hören Sie ihm aufmerksam (aktiv) zu, und seien Sie natürlich (authentisch). Stellen Sie den Patienten in den Mittelpunkt und Ihre eigenen Belange zurück.
- Sprechen Sie den Patienten immer mit seinem Namen an.

- Vermeiden Sie Fremdwörter und v. a. den so genannten Fachjargon.
- Halten Sie stets Blickkontakt, und achten Sie auf Ihre Körperhaltung, Gestik und Mimik. Setzen Sie auf Ihre positive Ausstrahlung, und lächeln Sie.
- Benutzen Sie stets positive Worte wie z. B. »bitte«, »für Sie«, »gerne«, »danke«, etc.
- Verzichten Sie auf Belehrungen und strenge Anweisungen wie z. B. »Sie müssen…«.
- Geben Sie eventuelles Nichtwissen zu, und nutzen Sie nicht Ihre fachliche Überlegenheit aus. Machen Sie Ein- und Zugeständnisse.
- Geben Sie kurze, klare und verständliche Informationen (KUSS-Form = kurz und sehr simpel), und sprechen Sie dabei langsam und nicht monoton. Senken und heben Sie die

Stimme, und machen Sie an wichtigen Stellen Pausen, denn Pausen lassen wichtige Aussagen oder eine Frage nachwirken. Auch signalisieren Sie nach jedem Hauptgedanken durch eine Pause, dass eine neue Überlegung folgt.
- Greifen Sie die Gefühle des Patienten auf, und geben Sie ihm durch Ihre Körpersprache zu erkennen, dass Sie ihm zuhören.
- Seien Sie ehrlich, und loben Sie den Patienten.
- Sprechen Sie stets ruhig und freundlich.
- Zeigen Sie auch Ihre eigenen Gefühle (Gefühle prägen sich länger in der Erinnerung ein).
- Fordern Sie Ihren Patienten zu Fragen auf (Kontrollfunktion, ob der Patient alles verstanden hat).

> **Tipp**
>
> Heften Sie sich Ihre Aufzeichnungen in einen Ordner ab. Somit sind Sie jederzeit wieder griffbereit und wieder verwendbar. Sie gewährleisten dadurch Ihren Patienten gegenüber eine einheitliche Ansprache und eine gute Wiedererkennbarkeit sowie Nachvollziehbarkeit.

Überprüfen Sie regelmäßig Ihren aufgesprochenen Begrüßungsansagetext, und korrigieren Sie diesen immer wieder, bis Ihr Sprechtempo und Ihr Tonfall wirklich sympathisch klingen.

> **Tipp**
>
> Auch Ihre Kollegen bzw. deren Anrufbeantworter können Ihnen hilfreiche Tipps geben, wie man einen Anrufbeantworter am besten bespricht und wie man ihn nicht besprechen sollte. Rufen Sie doch einmal außerhalb der Öffnungszeiten Ihre Kollegen an und hören sich deren Ansage an.

2.3.2 Arzt/Mitarbeiterin – Patient

Ihr Auftreten als Arzt/Mitarbeiterin ist ein wichtiges Qualitätsmerkmal auf Seiten Ihres Patienten. Hierbei beurteilt Ihr Patient die Art und Weise, wie mit ihm umgegangen wird und wie Sie als Arzt/Mitarbeiterin sich ihm zuwenden. Machen Sie sich hierzu immer wieder bewusst, dass es vorrangig um das Anliegen des Patienten, also sein Interesse und seinen Nutzen geht. Ihr Patient ist nur zufrieden, wenn er das bekommt, was er will.

Auch ist es wichtig, nie zu vergessen, dass jeder Patient anders ist und auch als Individuum behandelt werden möchte. Hierbei dient schon der Händedruck als eine wichtige Informationsquelle, um sich frühzeitig auf das Befinden des individuellen Patienten einstellen zu können. Ebenso dient der Händedruck der ersten Kontaktaufnahme und der Einschätzung darüber, wie der Kontakt von Seiten des Patienten gewünscht ist (»kurz« = wenig Berührung, »langumfassend« = Nähe suchen).

2

Legen Sie in Ihrem Sprech-/Behandlungszim-
mern doch einfach kleine Notizzettel aus. Dies
ist ein relativ preiswerter Service an Ihre Patienten mit einem sehr hohen Nutzen. Sie geben Ihren Patienten dadurch die Möglichkeit,
Fragen und wichtige Punkte, die ihm während
des Wartens auf die Behandlung einfallen, zu
notieren. Sie selbst haben dadurch den Vorteil,
einen Patienten mit wesentlich konkreteren
Vorstellungen vor sich zu haben, und verkürzen ggf. die Gesprächs- bzw. Behandlungszeit!

Vorteile der Freundlichkeit

- Sie erreichen eine größere Beliebtheit bei Ihren Patienten.
- Sie erreichen eine positive »Mund-zu-Mund-Werbung« über Ihre Praxis.
- Sie erreichen selbst eine bessere »Stressresis-tenz«.
- Sie erhöhen Ihren Spaß an der Arbeit.
- Sie senken Ihre Fehlerquote.
- Sie erhöhen Ihr eigenes Wohlbefinden und er-reichen eine bessere Ausgeglichenheit.

Bei der Kommunikation werden inhaltlich und auf
der Beziehungsebene emotionale Informationen
gesammelt, die einen großen Spielraum für Speku-
lationen und Interpretationen lassen. Bei einem Patienten, der z. B. Schmerzen oder Angst hat, muss
von Ihrer Seite als Arzt bzw. als Mitarbeiterin mit
einer um ein Vielfaches erhöhten Aufmerksamkeit
gerechnet werden. Hierbei ermittelt sozusagen der
Patient durch die Deutung der Art Ihrer Körpersprache (Ihrer Gestik und Mimik, Ihres Augenkon-
taktes, etc.) Ihre innere Anspannung und wertet
bzw. interpretiert diese. Häufige Gefahr hierbei ist,
dass der Patient sich nicht ernst genommen und
mit seinen Sorgen allein gelassen fühlt.

Gelingt es Ihnen, eine positive Beziehung auf-
zubauen, wird der Patient eher bereit sein, von sich,
seinen Beschwerden und seinem Anliegen zu er-
zählen. Erst auf der Grundlage einer positiven Beziehung und erfolgreicher Verständigung können
Sie eine effiziente Behandlung bzw. den Vorschlag
möglicher individueller Gesundheitsleistungen folgen lassen.

Häufig kommt es gerade in Gesprächen zwischen Arzt und Patient zu **Missverständnissen**, die
besonders ausgeprägt sind, wenn das Gegenüber
(der Patient) über eine gewisse Bildung verfügt.
Hierbei wird häufig fälschlicherweise aufgrund der
Bildung des Patienten auch von einer hohen Kompetenz im medizinischen Bereich ausgegangen.
Von ärztlicher Seite wird die medizinische Fach-
sprache benutzt, wodurch Missverständnisse vor-
programmiert sind.

Wenn der Patient nun auch noch nicht zugeben
kann bzw. will, dass er nicht verstanden hat, was der

Wichtige Verhaltensregeln beim Umgang mit Patienten

- Wenden Sie sich nach Möglichkeit immer nur einem Patienten zu.
- Erledigen Sie keine anderen Dinge, während Sie mit dem Patienten sprechen.
- Vermeiden Sie einen belehrenden Tonfall und die Befehlssprache (z. B. »Sie müssen…« oder »Sie dürfen nicht…«).
- Vermeiden Sie unnötige Störungen (erstel-len Sie eine »Störliste«: Wer darf stören und wann?). Der Patient muss immer das Gefühl haben, dass er zu diesem Zeitpunkt der Wich-tigste ist.
- Lassen Sie sich niemals Zeitdruck anmerken.

Arzt gesagt hat, oder er sich schämt und den Arzt
nicht enttäuschen möchte, kann es schwerwiegen-
de Folgen haben, wie ein Beispiel aus der Ärzte-
Zeitung zeigte, bei der eine Patientin zur Antikon-
zeption ein Ovulum durch die Bezeichnung »oval«
als »oral« ansah und es dann auch entsprechend
»oral« anwendete.

Gerade am Anfang eines Gespräches sollten
Sie dem Patienten »**offene Fragen**« stellen und ihn
ausreden lassen. Patienten, die zu Beginn des Gespräches ausreden dürfen, haben später weniger
Nachfragen. Diese »offenen Fragen« sind so genannte **W-Fragen**, die viel Spielraum für die Antwort des Patienten lassen. Dadurch erhalten Sie
wichtige Informationen über Wünsche, Vorstellungen, Meinungen und Gedanken und ermöglichen
zusätzlich dem Patienten, seine Äußerungen zu

◼ **Tab. 2.6**   Positive Formulierungen

Statt	Besser
»Sie haben dann keine Probleme mehr mit…«	»Sie können dann gut wieder…« oder »Sie können dann leichter/besser…«
»Da müssen Sie gleich morgens um XY Uhr da sein!«	»Bitte kommen Sie ganz pünktlich um XY Uhr!«
»Sie bekommen noch einen Herzinfarkt, wenn Sie nicht kürzer treten.«	»Sie werden merken, wie gut es Ihnen geht, wenn Sie sich immer wieder Erholungs- und Entspannungspausen gönnen. Auch wird dadurch Ihre Leistungsfähigkeit wieder zunehmen.«
»Das ist nicht schlechter als ihr bisheriges Medikament, es ist nur nicht so teuer.«	»Das Medikament ist genauso gut wie Ihr bisheriges, und es ist zudem auch noch preiswerter.«
»Wenn Sie wieder viel essen, wird Ihr Cholesterinspiegel weiter steigen.«	»Wenn Sie weiter auf Ihre Ernährung achten und maßhalten, dann wird es Ihnen auch weiterhin gut gehen.«
»Ihr Zustand wird sich nicht verbessern, wenn Sie die Diät nicht befolgen.«	»Es wird Ihnen immer besser gehen, wenn Sie die Diät einhalten.«
»…hat praktisch keine Nebenwirkungen.«	»…ist sehr gut verträglich.«
»Das ist nicht so schwierig.«	»Das ist sehr leicht/einfach.«
»Wenn Sie nicht mit dem Rauchen aufhören, bekommen Sie noch Krebs.«	»Sie werden merken, wie Sie sich immer wohler fühlen und besser atmen können, wenn Sie mit dem Rauchen aufhören.«
»Das geht nun mal nicht anders.«	»Das ist der beste Weg.«

Beispiele für »offene Fragen«

— »Was führt Sie zu mir?«
— »Was kann ich für Sie tun?«
— »Wo genau tut es weh?«
— »Wann treten die Beschwerden besonders auf?«
— »Worauf legen Sie bei der Behandlung besonderen Wert?«
— »Was ist Ihnen besonders wichtig?«

Beispiele für »geschlossene Fragen«

— »Sind Sie verzweifelt, weil das Medikament noch nicht gewirkt hat?«
— »Waren Sie mit der bisherigen Behandlung zufrieden?«
— »Habe ich Sie richtig verstanden, dass die Medikamentenverträglichkeit für Sie eine wichtige Rolle spielt?«

❯ **Wer fragt, ist ein Narr für eine Minute. Wer nicht fragt, bleibt ein Narr für immer! (Chinesisches Sprichwort)**

differenzieren, neue Schwerpunkte zu setzen sowie die Fragestellung seinem Thema anzupassen.

Durch **geschlossene Fragen** hingegen ermöglichen Sie Ihrem Patienten nur eine kurze und knappe Antwort (»Ja« oder »Nein«), die allerdings wenig aussagekräftig ist, da der Patient keine Möglichkeit hat, dies weiter zu erläutern bzw. zu differenzieren!

Positive Formulierungen wirken sich positiv auf die physische Verfassung Ihres Patienten aus. Geben Sie negative Vorhersagen, so wird sich Ihr Patient (unterbewusst) so verhalten, das dieses »Negative« dann auch entsprechend eintritt.

Sie benötigen sehr viel Einfühlungsvermögen, um zu wissen, wie Sie Ihrem Patienten etwas sagen können. In ◼ Tabelle 2.6 sind einige Beispiele vorteilhafter Formulierungen aufgeführt.

2

◻ Tab. 2.7   Formulierungshilfen »Killerphrasen«

Killerphrase	Bessere Formulierung
»Nein, das geht nicht!«	»Ich kann jetzt XY für Sie tun!«
»Warten Sie, ich bin gerade beschäftigt!«	»Ich bin gleich für Sie da, einen kleinen Moment bitte!«
»Rufen Sie doch später noch mal an!«	»Wann darf ich Sie diesbezüglich zurückrufen?«
»Dafür bin ich nicht zuständig!«	»Meine Kollegin Frau XY wird Ihnen sofort behilflich sein!«
»Das kann ich besser beurteilen!«	»Ich tue mein Bestes, dies umgehend zu klären!«
»Weiß ich nicht, da bin ich überfragt!«	»Ich werde mich sofort informieren!«

Diese Aufmerksamkeit auf Ihre Formulierungen bringt Ihnen einen großen Gewinn an Vertrauen und positiver Rückmeldungen Ihrer Patienten!

■ **Alle Sinne ansprechen**
Um einen größtmöglichen Erinnerungseffekt des Patienten an das von Ihnen Gesagte zu erhalten, ist es sinnvoll, alle Sinne des Patienten in das Gespräch mit einzubeziehen. Hierbei gibt es viele Möglichkeiten der visuellen und greifbaren Gestaltung des Gespräches:
— Malen Sie dem Patienten medizinische Erklärungen per Skizze (z. B. Erklärung einer Blinddarmentzündung) auf.
— Lassen Sie den Patienten Tätigkeiten selbst ausführen: Lassen Sie z. B. Ihren Patienten die Heparin- oder Insulin-Injektion 2- oder 3-mal in der Praxis vor Ihren Augen selbst durchführen. Dies vermittelt ihm Sicherheit und Vertrauen.

❯ **Was immer Du sagst, sage es kurz, und sie werden Dir zuhören. Sage es klar, und sie werden es verstehen. Sage es bildhaft, und sie werden es im Gedächtnis behalten! (Joseph Pulitzer)**

■ **Zuhören/Reflektion des Gesagten**
Hören Sie Ihrem Patienten »aktiv« zu, indem Sie seine Aussagen in Ihren eigenen Worten wiedergeben und ihm somit zeigen, dass Sie ihn verstanden haben. Sie geben Ihrem Patienten dadurch die Möglichkeit, diese Aussagen als »richtig« zu bestätigen oder als »falsch« abzulehnen. Auch soll-

ten Sie möglichst Doppelbefragungen durch Ihre Mitarbeiterinnen und anschließend durch Sie vermeiden.

Tipp

Sprechen Sie mit Ihren Patienten in der **KUSS-Form** (kurz **u**nd **s**ehr **s**impel). Benutzen Sie also kurze Sätze mit einfachen und verständlichen Worten.

Vermeiden Sie möglichst immer die so genannten Killerphrasen, und verwenden Sie positiv klingende Formulierungen. In ◻ Tabelle 2.7 sind einige Beispiele aufgeführt.

■ **Räumliche Gegebenheiten**
Nicht zu vergessen sind bei der Wirkung von Kommunikation auch die räumlichen Gegebenheiten. Gespräche sollten Sie unbedingt in einem »geschützten« Raum (ohne Störungen durch Dritte bzw. das Telefon) führen.

Wo immer das Gespräch abläuft (Sprechzimmer, Hausbesuch, Krankenzimmer), muss versucht werden, einen möglichst **ungestörten Kontakt** zu sichern, denn dieser zählt zu den wichtigsten gesprächsfördernden Faktoren. Unterbrechungen durch Mitarbeiterinnen, Telefon, Gegensprechanlage oder andere Patienten müssen unterbunden oder aber wenigstens minimiert werden (erstellen Sie am besten, wie schon erwähnt, eine Störliste: Wer darf stören und wann?)! Gespräche auf dem Flur, bei offener Tür oder im Vorübergehen zählen

---

Tipps für den Umgang mit schwierigen Patienten

— Hören Sie ruhig zu, und zeigen Sie immer Verständnis für die Reaktion des Patienten bzw. machen Sie ihm deutlich, dass Sie ihn ernst nehmen. Erklären Sie ruhig und sachlich die Situation. Das löst die Spannungen und erzeugt bei dem Patienten das Gefühl, dass er recht hat.

— Machen Sie dem Patienten dies ggf. auch durch die direkte Aussage »Sie haben recht, ...« deutlich. Damit nehmen Sie ihm schon den »Wind aus den Segeln«.

— Versetzen Sie sich gedanklich in die Lage des Patienten, und stellen Sie sich dann selbst die Frage: »Wie fühle ich mich, wenn ich krank bin?«

— Verzichten Sie stets auf Rechtfertigungen, da Sie sich selbst dadurch in die Defensive bringen.

— Achten Sie darauf, dass das Gespräch unbedingt auf der Sachebene bleibt.

— Werden Sie niemals persönlich, und lassen Sie nicht zu, das der Patient dies tut.

— Bleiben Sie immer freundlich.

— Erfragen Sie Lösungen, und bieten Sie dem Patienten mehrere Lösungen an. Dadurch bekommt Ihr Patient wieder das Gefühl vermittelt, dass er entscheidet bzw. recht hat. Ein Beispiel hierfür wäre: »Wie lange haben Sie noch Zeit? Oder sollen wir gleich einen neuen Termin vereinbaren?«

---

zu den **kommunikativen Todsünden** und sollten daher unbedingt vermieden werden!

Auch ist die Sitzordnung bei der Kommunikation nicht zu unterschätzen. Sie sollten sich nicht unbedingt Ihrem Patienten durch Ihren Schreibtisch getrennt gegenüber setzen. Dies schafft eine kühle Atmosphäre und eine Barriere, die es erst einmal zu überwinden gilt. Besser ist eine Sitzanordnung über Eck (der Stuhl des Patienten steht an einer Seite Ihres Schreibtisches). Die optimale Gesprächsdistanz beträgt ca. 90–150 cm und ermöglicht somit eine leicht zu überbrückende Entfernung für etwaige Körperkontakte bzw. gibt dem Patienten die Möglichkeit, heikle Themen ohne erhobene Stimme anzusprechen.

Sie sollten stets mit Ihrem Patienten auf gleicher Höhe sitzen, damit er sich nicht erniedrigt und unterlegen fühlt. Im Gegenteil können Sie ihm sogar durch die eigene tiefere Sitzposition (z. B. Behandlungshocker) signalisieren, dass Sie sein Partner sind.

■ **Gesprächsabschluss**

Zum Abschluss eines Gespräches ist es sinnvoll, den Patienten aufzufordern, **Fragen zu stellen**. Diese Aufforderung hat eine **Kontrollfunktion**. Hat der Patient verstanden, worum es geht? Gibt es hemmende oder blockierende Einflüsse, die den Patienten am Fragen hindern? Haben sich Missverständnisse in das Gespräch eingeschlichen? Geht es Ihnen als Arzt und dem Patienten überhaupt um die gleiche Sache?

Auch ist es zum Abschluss eines Gespräches sehr wichtig, dass der Patient weiterhin als Kunde behandelt wird. Stehen Sie gemeinsam mit ihm auf, begleiten Sie ihn aus dem Sprechzimmer, und verabschieden Sie sich von ihm mit einem Händedruck und direkten Augenkontakt. Übergeben Sie die weitere Information des Patienten über sinnvolle IGeL Ihren Mitarbeiterinnen. Diese können sich zusammen mit dem Patienten in eine ruhige Gesprächsatmosphäre zurückziehen und Ihren Patienten/Kunden informieren.

Tipp

Sollen nach der Beendigung des Gespräches oder der Untersuchung weitere Untersuchungen oder Folgetermine vereinbart werden, vermeiden Sie es möglichst, Ihre Mitarbeiterinnen während eigener Arbeitsabläufe anzusprechen. Verwenden Sie hier lieber Laufzettel, die Sie Ihren Patienten direkt mitgeben können. Dadurch leidet die Arbeitsqualität Ihrer Mitarbeiterinnen nicht, weil diese nicht immer die eigene Arbeit unterbrechen müssen und sich 100%ig auf den Patienten konzentrieren können.

Einen Musterlaufzettel finden Sie auf S. 176 sowie auf S. 177 (»Dokument – Laufzettel Patient«).

2

■ Tab. 2.8 Patientenorientierte Formulierungen	
Schlecht	**Patientenorientiert**
»Das ist völlig unmöglich!«	»Das ist mir bisher leider nicht bekannt, ich werde mich aber sofort informieren!«
»Sie haben mich falsch verstanden!«	»Ich denke, da habe ich mich unklar ausgedrückt.«
»Da täuschen Sie sich!«	»Könnte es vielleicht sein, dass…?«
»Ich erkläre Ihnen jetzt…!«	»Sie erfahren jetzt…!«
»Ich wollte Sie ansprechen wegen…!«	»Es gibt ein neues Medikament, welches besonders für Sie interessant ist…!«
»Ich möchte Ihnen das einmal zeigen…!«	»Sie können sich selbst ein Bild dazu machen…!«
»Ich kann Ihnen empfehlen…!«	»Wenn Sie sich dafür entscheiden, hat es für Sie folgenden Vorteil…!«

▪ Umgang mit »schwierigen« Patienten

In jeder Praxis gibt es auch »schwierige« Patienten: Patienten, die immer sofort zu Ihnen ins Sprechzimmer gelangen möchten, oder solche, die an allem und jedem etwas zu kritisieren haben – Patienten, in deren Augen Sie und Ihr Team also einfach nichts richtig machen! Hierbei geht es meistens nicht um Sie als Person, sondern um die Situation als solche.

Schwierige Gesprächssituationen entstehen häufig dann, wenn die Erwartungen des Patienten nicht erfüllt wurden!

> ▶ **Wer positiv spricht, entgeht Konflikten.**

Wichtig, gerade auch im Umgang mit schwierigen Patienten, sind auf den Patienten orientierte Formulierungen, die positive Signale und Bilder hervorrufen. In ■ Tabelle 2.8 sind einige Beispiele patientenorientierter Formulierungen und solcher, die schnell zur Eskalation führen können, dargestellt.

Tipp	
Gehen Sie immer davon aus, dass das, was Sie gerade sagen (oder sagen wollen), von Ihrem Gegenüber missverstanden wird. Dies wird Ihr Kommunikationsverhalten enorm verbessern!	

2.3.3   Kommunikation bezogen auf den Verkauf von IGeL

Durch die Veränderungen im Gesundheitswesen verändern sich auch die unterschiedlichen Rollen, Aufgaben und Erwartungen von Arzt und Patient. Immer häufiger wird die Zusammenarbeit von Arzt und Patient unter dem Blickwinkel der **Dienstleistung** betrachtet. Sie als Arzt werden zu einem Anbieter medizinischer Leistungen, die Ihr Patient in seiner Rolle als Kunde nur annimmt, wenn er zufrieden ist mit der Zusammenarbeit.

Der **Einstieg** in ein Verkaufsgespräch ist häufig der schwierigste Schritt. Durch umfangreiche und v. a. professionelle Informationsmaterialien (Aushänge, Flyer, etc.) können Sie Ihre Patienten schon im Vorfeld informieren bzw. deren Interesse wecken. Häufig kommen dadurch die Patienten von allein auf das Thema »IGeL« zu sprechen. Dies werden insbesondere Patienten sein, bei denen die Therapiemöglichkeiten der Schulmedizin an ihre Grenzen gelangt sind.

▪ Verkaufsgespräch oder doch Beratungsgespräch?

Genaugenommen führen Sie als Arzt auch nicht unbedingt ein Verkaufsgespräch, sondern eher ein Beratungsgespräch, da Sie aus Ihrer langjährigen Erfahrung heraus darüber informieren, welche Möglichkeiten es gibt, um das Wohlbefinden und die Gesundheit zu steigern bzw. wiederzuerlangen.

Für alle Türkei- oder Mallorca-Urlauber gilt:

Reisen nur mit Impfschutz!

Warum: Die Gefahr liegt im Wasser
(Zähneputzen, Duschen, Eiswürfel,
Orangensaft, Salat etc.).

**Drei kleine Gesundheitsimpfungen
schützen!**

Preis: 200 € für 10 Jahre = **nur 20 € im Jahr!**

Ihre Sicherheit im Urlaub:
Der »Gesundheitsairbag!«

Sprechen Sie uns an!

◘ **Abb. 2.5** Wartezimmerplakat »Reiseimpfungen«

Nutzen:
medizinischer:
- Anstieg des Vitaminspiegels
- Erhöhung O2-Transport im Blut

emotionaler:
- Steigerung der Leistungsfähigkeit
- Wieder »fitter«/unternehmungslustiger
- Erhöhung der Lebensqualität

Leistungsinhalt:
Beratung und Erstinjektion durch Arzt
Folgeinjektionen durch Mitarbeiterinnen

◘ **Abb. 2.6** Notiz als Gesprächsvorbereitung

Hilfen zum Inhalt eines Verkaufsgespräches

- MUSS-Informationen (Was müssen Sie Ihrem Patienten bzgl. der angebotenen IGeL vermitteln?)
- KANN-Informationen (Was halten Sie zusätzlich für sinnvolle Informationen?)
- Nutzenargumente (maximal 5 Punkte)
- Bildliche Nutzendarstellung (Welche Fotos, Skizzen, Abbildungen, etc. können unterstützend wirken und eingesetzt werden?); s. hierzu »Tipps zum Erstellen einer Praxisbroschüre«, S. 52.

Dies ist Ihre »Ware«, wenn Sie mit einem Patienten sprechen!

Legen Sie auf den Tisch des Sprechzimmers ein Buch zu einem IGeL-Thema oder zu verschiedenen Wellnessbereichen. Wen diese Themen interessieren, der wird in dem griffbereiten Buch blättern, während er auf Sie wartet. Dies ermöglicht Ihnen dann die gezielte Ansprache Ihres Patienten: »Sie interessieren sich für das Thema?«

▪ **Patienteninteresse wecken**
Gerade für den Verkauf einer Leistung ist es wichtig, das Interesse des potenziellen Käufers (des Patienten) zu wecken und ihm seinen persönlichen Nutzen, den er dadurch erhält, deutlich zu machen. Patienten fällt es im Allgemeinen schwer, Geld für eine Leistung auszugeben, die sie nicht kennen bzw. in der sie ihren eigenen Nutzen nicht sehen können!

Hierzu ist es wichtig, dass v. a. auch Ihr Praxisteam konkrete Handlungsanweisungen bekommt, um mit wenig Zeitaufwand den gekonnten Gesprächseinstieg, die notwendige Nutzenargumentation sowie das motivierende Sprechen über Ihre angebotenen IGeL-Leistungen und Preise umzusetzen. Eine gute Möglichkeit, leicht mit dem Patienten ins Gespräch zu kommen, sind Plakate (»Eyecatcher«), die schon im Vorfeld das Interesse wecken (◘ Abb. 2.5).

Achten Sie bei der Nutzenargumentation darauf, medizinisch seriöse Formulierungen zu benutzen, nicht in den »Fachjargon« zu verfallen sowie den Nutzen zusammenhängend mit max. drei Nutzenargumenten bildlich darzustellen. Ihr Patient ist dadurch in der Lage, sich seinen Nutzen anschaulich vorstellen zu können.

▪ **Gesprächsvorbereitung**
Erfolgsentscheidend ist bei jedem Gespräch die gute Gesprächsvorbereitung. Wenn Sie eine Leistung verkaufen wollen, müssen alle Mitarbeiterinnen über den vollen Umfang dieser Leistung informiert sein, also:
- Wen wollen wir mit dieser Leistung erreichen/ansprechen?
- Was ist der medizinische und der emotionale Nutzen für den Patienten? Was bekommt Ihr Patient für sein Geld? (Vermeiden Sie das Wort »Kosten«, besser z. B. »bekommen«.)
- Was gehört alles zum Umfang dieser Leistung?

2

Grundregeln bei der Formulierung während des Verkaufsgesprächs

- Sprechen Sie immer laut, langsam, deutlich und betont. Benutzen Sie kein Fachvokabular.
- Sprechen Sie entscheidende Worte immer langsamer als den Rest Ihres Satzes.
- Kündigen Sie den individuellen Nutzen des Patienten an: »Und nun kommt der entscheidende Vorteil für Sie« oder »Wissen Sie, was das letztendlich für Sie bedeutet?«.
- Formulieren Sie für jedes Argument einen eigenen Satz. Dies erhöht die Erinnerung des Patienten an seine Vorteile.
- Sprechen Sie niemals von »Kosten« oder »Preis«. Besser sind: »Investition« oder »Eigenanteil«. Bei der »Investition« weiß jeder, dass er etwas für sein Geld bekommt, und beim »Eigenanteil« wird deutlich, dass dies der »eigene Teil« also »sein Beitrag« dazu ist.

- Bieten Sie Ihrem Patienten die Leistungen immer mit Ihren eigenen guten Erfahrungen an, die Sie mit dieser Therapie gemacht haben. Zeigen Sie hierzu Positivbeispiele aus der Vergangenheit auf (ohne Patientennamen).
- Sprechen Sie den Patienten immer persönlich an. Veranschaulichen Sie ihm seine Vorteile, z. B. bezogen auf eines seiner Hobbys, und stellen Sie ihn und seine Bedürfnisse in den Mittelpunkt.
- Zeigen Sie dem Patienten Ihr Verständnis (z. B.: »Ich kann gut nachvollziehen, dass Sie irritiert sind…«).
- Bringen Sie bildhafte Beispiele bei Ihren Ausführungen. Ein Beispiel aus der Autobranche: »Bei Autos gibt es Extras, und jeder muss selbst entscheiden, was und wie viel er haben

möchte. Genauso haben Sie im Gesundheitsbereich jetzt die Möglichkeit, die Standardleistungen der Krankenkassen zu ergänzen…«).
- Richten Sie Ihr Augenmerk immer auf den Patienten, und rücken Sie Ihren eigenen Standpunkt in den Hintergrund.
- Vermeiden Sie die Worte: »ich«, »mir«, »meine«, »mich«, »wir«, »unsere«, etc., und beginnen Sie Ihre Sätze z. B. mit »Sie meinen…« oder »Sie erhalten…«.
- Vermeiden Sie abschwächende Worte wie z. B. »vielleicht«, »könnte«, »eigentlich«, etc.
- Benutzen Sie häufiger das Wort »bitte«, anstatt »muss«, z. B. »Bitte lassen Sie mich noch mal nachfragen«, anstatt »Da muss ich mich erkundigen…«.

Formulierungsbeispiele während des Verkaufsgesprächs

- »Ihre Investition für diese Leistung sind X € als Ihr Eigenanteil.«
- »Sie haben dadurch die Möglichkeit, …«
- »Sie haben dadurch die Chance, …«
- »Sie erhalten dadurch eine höhere Lebensqualität…«
- »Es gibt noch alternative Behandlungsmöglichkeiten, die Ihnen gut tun…«
- »Wenn Sie zusätzliche Sicherheit haben möchten…«
- »Um für sich selbst etwas Gutes zu tun, können wir Ihnen… empfehlen.«
- »Durch … wird Ihr Wohlbefinden gesteigert.«
- »Anschließend werden Sie sich wieder frischer und vitaler fühlen.«
- »Damit tun Sie sich selbst etwas Gutes.«

In ◘ Abb. 2.6 wird dies am Beispiel der Verabreichung von Vitamin- und Aufbaupräparaten gezeigt.

▪▪ Beispiel

Besonders günstig, da der Patient das Gefühl bekommt, dass Sie als Arzt sich wirklich Gedanken gemacht haben, ist z. B. diese Formulierung: »Herr Meyer, Sie kommen immer wieder mit Kopfschmerzen zu mir. Ich habe mir Gedanken gemacht, was wir weiter tun können. Eine alternative Möglichkeit wäre hier XY…«

Sie machen hier unmissverständlich deutlich, dass Sie als Arzt davon ausgehen, dass diese Therapie dem Patienten einen persönlichen Nutzen verschafft.

> **Wer sich selbst vertraut, dem vertrauen auch die anderen.**

▪▪ Entscheidung erleichtern

Erleichtern Sie Ihrem Patienten seine Entscheidung, indem Sie ihm Alternativfragen stellen, bei denen er zwischen zwei Möglichkeiten wählen kann (z. B. »Wir haben zwei besonders interessante Leistungen für Sie. Bei XY hätten Sie die Möglichkeit/folgenden Vorteil …, oder aber bei Z, dies könnte Sie bei … unterstützen!«)

■■ **Ablauf eines IGeL-Verkaufsgesprächs**
━ Bauen Sie eine Beziehung zum Patienten auf, und stärken Sie sein Vertrauen, indem Sie ihn immer mit seinem Namen ansprechen, ihm Lob und Anerkennung geben und interessante Gesprächsaufhänger wählen.
━ Zeigen Sie ihm Ihr Interesse an ihm, und wecken Sie sein Interesse durch aktives Zuhören und das Erfragen seines Standpunkts. Stellen Sie hierzu offene Fragen.
━ Erfragen und/oder wecken Sie die Bedürfnisse und Wünsche des Patienten.
━ Präsentieren Sie Ihre Angebote in der Sprache des Patienten (kein Fachjargon). Wählen Sie hierbei eine patientennutzenorientierte Argumentation, stellen Sie kurz die Therapie dar, und zeigen Sie ihm seine persönlichen Vorteile und seinen individuellen Nutzen auf. Argumentieren Sie stets sachlich und fair. Nennen Sie das schwächste Argument zuerst und das stärkste am Ende des Gespräches.
━ Bleiben Sie transparent und echt. Zeigen Sie dem Patienten Ihre Wertschätzung für ihn.
━ Nennen Sie dem Patienten den Preis (also seinen Eigenanteil). Machen Sie nach dem Nennen des Preises keine Sprechpause, sondern nennen Sie den individuellen Nutzen des Patienten. Bringen Sie hier keine Rechtfertigungen oder Entschuldigungen dafür, dass gezahlt werden muss.
━ Fragen Sie bei Einwänden des Patienten nach den Gründen, und setzen Sie Ihre patientennutzenorientierte Argumentation fort. Sie können z. B. bei der Aussage des Patienten »Das ist aber teuer!« die Gegenfrage stellen: »Was wäre Ihnen denn diese Leistung wert?«
━ Wenn die Stimmung des Gespräches umschlägt, fragen Sie Ihren Patienten: »Wie viel Zeit haben Sie noch zur Verfügung?«, oder »Was sagen Sie zu unserem Angebot?«, oder vielleicht »Welche Fragen kann ich für Sie noch klären?« Setzen Sie einen **Stopp**, wenn der Patient nicht will (z. B. »Sie können es sich in Ruhe überlegen, sprechen Sie uns ggf. einfach noch mal an…«).

━ Schaffen Sie Abwechslung in Ihrem Verkaufsgespräch, indem Sie Ihren Patienten auch auf visuelle Weise ansprechen.
━ Zeigen Sie stets Ihre eigenen Gefühle, denn nur, wenn Sie Gefühle zeigen, werden Sie auch von Ihrem Patienten als echt erlebt.
━ Führen Sie das Gespräch zum Abschluss, indem Sie eine Abschlussfrage stellen. (Beispiele: »Haben Sie nicht auch das Gefühl, dass dieses Angebot für Sie von gesundheitlichem Nutzen sein kann?« oder »Wäre das was für Sie?« oder vielleicht »Was halten Sie davon?«) Geben Sie dem Patienten Entscheidungshilfen, und beglückwünschen Sie ihn zu seiner Entscheidung.

❯ **Gefühle sagen wesentlich schneller »Ja« als der Verstand.**

■■ **Beispiel**
━ Dr. Mustermann: »Guten Tag Herr Meyer! Sie sind heute aber wieder ganz schön blass um die Nase. Hat sich seit unserem letzten Gespräch noch nichts verbessert?«
━ Herr Meyer: »Leider noch nicht Herr Dr. Mustermann. Die frische Luft und der ausreichende Schlaf, den Sie mir empfohlen haben, tun mir zwar gut, aber so richtig fit bin ich dadurch immer noch nicht!«
━ Dr. Mustermann: »Sie kommen damit jetzt schon zum dritten Mal. Ich habe mir darüber Gedanken gemacht und hätte da einen Vorschlag für Sie, damit Sie wieder leistungsfähiger werden und wieder etwas mit Ihrer Familie unternehmen können. Es gibt die Möglichkeit, durch Vitaminspritzen den Sauerstofftransport im Blut zu erhöhen, der mitverantwortlich für Ihre Schlappheit ist. Dazu wären sechs Spritzen notwendig, damit sich der Vitaminspiegel in Ihrem Blut für längere Zeit aufbauen kann.«
━ Herr Meyer: »Das hört sich ja gut an! Gerne, bezahlt das denn die Krankenkasse?«
━ Dr. Mustermann: »Die Krankenkassen bezahlen es nicht, da es keine Heilbehandlung im eigentlichen Sinne ist, sondern es hierbei um die Verbesserung Ihres Wohlbefindens geht. Die Kosten allerdings sind im Vergleich zum Nutzen gesehen relativ gering. Eine Spritze

2

◘ **Tab. 2.9** Beurteilung der Patientenreaktion	
Aussage des Patienten	**Ihre Reaktion**
Eindeutige Zustimmung	
»Hört sich gut an, das mache ich!«	Positive Bestätigung
»Ja, das möchte ich!«	Am besten gleich einen Termin vereinbaren
Zustimmung nach Bestätigung	
»Sie meinen, das ist gut für mich?«	Knappe Bestätigung: »Ja, auf jeden Fall!« oder »Selbstverständlich!«
»Ist das wirklich sinnvoll?«	ggf. den Nutzen wiederholen
Ablehnung	
»Ach, ich weiß nicht.«	Bleiben Sie freundlich: »Mir war es wichtig, Ihnen mitzuteilen, welche Möglichkeiten noch bestehen. Sie können sich das ja noch einmal überlegen.«
»Nein, das lasse ich lieber.«	»Wenn Sie es nicht möchten, ist das völlig o.k.! Ich halte die Leistung für sinnvoll und möchte Sie bitten, sich das noch einmal zu überlegen.«

kostest Sie nur 10 € und kann Ihnen ermöglichen, wieder mit Ihren Enkeln Schabernack zu treiben.«

— Herr Meyer: »Ja, da haben Sie den Nagel auf den Kopf getroffen. Ich habe einfach Angst, auf meine Enkel aufzupassen, weil ich mich immer so müde und schlapp fühle.«

— Dr. Mustermann: »Das kann ich gut nachvollziehen. Ich würde auch nicht mehr die Verantwortung übernehmen wollen. Ich gebe Ihnen gerne eine kleine Broschüre mit, dann können Sie sich das in Ruhe überlegen, ob wir die Spritzen nicht mal in Angriff nehmen sollten.«

— Herr Meyer: »Vielen Dank, aber ich denke, dass das genau das Richtige für mich ist.«

— Dr. Mustermann: »Ja, ich denke, damit tun Sie sich wirklich etwas Gutes. Wir können gerne gleich morgen damit beginnen, damit Sie schnell wieder fit sind!«

In ◘ Tabelle 2.9 sind einige Beispiele dargestellt, wie die Reaktionen des Patienten eingeordnet werden können.

Seien Sie immer auf Einwände von Seiten des Patienten vorbereitet. Hierzu ist es wichtig, dass Sie sich zusammen mit Ihrem Team im Vorfeld auf die voraussichtlichen häufigsten Einwände passende

Argumente aufschreiben. Jede Mitarbeiterin muss diese auswendig können und »wie aus der Pistole geschossen« im Gespräch mit dem Patienten parat haben. In ◘ Tabelle 2.10 sind einige Beispiele für typische Patienteneinwände gezeigt.

▪▪   Umgang mit Patienteneinwänden

— Geben Sie dem Patienten recht. Stimmen Sie Ihrem Patienten zu, und loben Sie ihn (z. B. »Das ist ein wichtiger Hinweis…«, oder »Das ist eine ganz wichtige Frage in dem Zusammenhang…«, etc.).

— Machen Sie Ihrem Patienten gegenüber Ihr Verständnis für seinen Einwand, seine Ängste, etc. deutlich. (z. B. »Das kann ich sehr gut verstehen…«, oder »So würde ich das an Ihrer Stelle auch sehen…«).

— Beginnen Sie Ihre Nutzenargumentation mit suggestiven Satzanfängen (z. B. »Bestimmt legen Sie Wert auf…«).

— Nutzen Sie handfeste Argumente von Seiten des Patienten zu Ihrem Vorteil. Deuten sie diesen Einwand ins Positive um (z. B. Einwand des Patienten: »Sie sind aber eine ganz kleine Praxis, da haben Sie sicher nicht ….« Ihre Antwort: »Gerade deshalb können wir uns so

◼ **Tab. 2.10** Argumentationsbeispiele

Einwand	Argumentation/Vorgehen
»Das ist aber teuer!«	Schlüsseln Sie die Leistung auf, und machen Sie Ihrem Patienten bewusst, was er dafür erhält. Klären Sie, ob es sich um einen echten oder um einen vorgeschobenen Einwand handelt (z. B. »Wäre die Leistung für Sie interessant, wenn wir sie Ihnen zu einem günstigeren Preis anbieten könnten?«)
»Dafür habe ich (heute) keine Zeit!«	Bieten Sie ihm an, dass Sie gerne einen Termin vereinbaren. Dann können Sie sich auch ausreichend Zeit nehmen.
»Hilft das wirklich?«	Bringen Sie positive Beispiele.
»Muss das gleich bezahlt werden?«	Dadurch können Sie die Kosten relativ gering halten, da ansonsten höhere Verwaltungskosten anfallen würden.
»Wieso zahlt das die Krankenkasse nicht?«	»Die Krankenkassen bezahlen nur den Standard« (bringen Sie hier z. B. den Vergleich mit der »Standardausstattung« beim Auto – Extras müssen auch extra bezahlt werden): »Luxus, Extraleistungen bedeuten immer auch zusätzliche Kosten.«
Angst (vor z. B. Nadelstich oder Nebenwirkungen)	Wägen Sie das Risiko und den Nutzen ab. Klären Sie den Patienten auf (Wissen vermitteln).
»Ich habe mit XY schlechte Erfahrungen gemacht!«	»Das ist ein gutes Anzeichen, wenn Sie etwas gemerkt (z. B. Reaktion nach einer Impfung) haben, dann setzt sich Ihr Körper damit auseinander.«
»Ich habe kein Interesse!«	»Kein Problem, vielleicht überlegen Sie es sich noch mal. Sprechen Sie uns gerne wieder an. Wir sind immer für Sie da.«
»Das brauche ich nicht!«	»Vielleicht sollten wir uns noch einmal anschauen, was … für Sie bringt!«

umfassend um Ihr Wohlbefinden kümmern und Ihnen … ermöglichen.«).

— Nehmen Sie mögliche Einwände (z. B. solche, die häufig eingebracht werden) vorweg. Dadurch nehmen Sie Ihrem Patienten schon »den Wind aus den Segeln«.

— Stellen Sie ggf. Einwände des Patienten zurück, um Ihre Argumentation nicht zu unterbrechen, und greifen Sie diese anschließend auf.

Auch ist es sinnvoll, die eigene Aussage durch die gewählten Worte zu verstärken (◼ Tab. 2.11).

Machen Sie sich doch einfach eine Sammlung mit freundlichen Formulierungen, die mit der Zeit und der Änderung Ihrer Einstellung zum Patienten

Mögliche Formulierungen patientenorientierter Nutzenargumentation (PONA)

— …bedeutet für Sie…
— …bringt Ihnen…
— …erhöht Ihr…
— …sorgt bei Ihnen für…
— …senkt Ihren…
— …festigt Ihr…
— …steigert Ihr…
— Sie gewinnen damit…
— Sie erreichen so…

◻ Tab. 2.11   Verstärkung der Aussage

Statt	Besser
»Sie müssten…«	»Sie werden…«
»Sie könnten…«	»Sie sind…«
»Ich gehe mal davon aus…«	»Ich bin sicher…«
»Ich vermute, dass…«	»Ich bin zuversichtlich, dass…«
»Das ist eigentlich ganz gut.«	»Das ist sehr gut.«
»Ich denke, dass…«	»Ich bin überzeugt, dass…«

(Kunden) schon ganz automatisch benutzt werden. Dazu zählen z. B.:
- »Sehr gerne«
- »Bitte« und »danke«
- »Selbstverständlich«
- »Wir freuen uns, Ihnen helfen zu können.«
- »Rufen Sie uns gerne an, wenn Sie noch Fragen haben.«
- »Sie bereiten uns damit keine Umstände.«
- »Wir sind gerne für Sie da.«

■ **Patiententypen**
Jeder Patient ist zwar anders! - Eine Unterteilung in acht typische Verhaltensmuster kann dennoch sinnvoll sein. Sie kann Ihnen helfen, Ihre Gesprächstaktik entsprechend Ihrem Gegenüber anzupassen und hat einen erfolgreichen Gesprächsabschluss zum Ziel.

- **Typ 1: Der rationale Patient**
Hier steht die logische Begründung und eine gründliche/reifliche Überlegung der Entscheidung im Vordergrund. Der Patient braucht das Gefühl, selber zu denken, und eine sachliche Ansprache.
- **Typ 2: Der unentschlossene Patient**
Häufige Meinungswechsel und starke emotionale Reaktionen verstärken seine Unsicherheit. Stellen Sie hier besser nur eine Variante vor, oder geben Sie ihm eine Empfehlung.
- **Typ 3: Der nörgelnde Patient**
Dieser Patiententyp lehnt prinzipiell alle Vorschläge ab und hat an allem etwas auszusetzen. Versuchen Sie seine Einwände vorweg zu nehmen, und bleiben Sie immer ruhig.

- **Typ 4: Der schweigsame Patient**
Irritationen lassen sich sehr leicht auslösen, und selten sagt der Patient, was er will. Langsames Aufbauen von Vertrauen und Zeit sind hier erforderlich.
- **Typ 5: Der misstrauische Patient**
Wirkt eher unfreundlich und ist übervorsichtig. Wichtig ist die Ausstrahlung von Sicherheit und das Verwenden hieb- und stichfester Argumente in kurzer und präziser Formulierung.
- **Typ 6: Der rücksichtslose Patient**
Wird schnell verletzend und unfair in seiner Argumentation und Wortwahl. Höflichkeit und zuvorkommendes Verhalten sowie der Hinweis auf den Versuch zu helfen, können ihn liebenswürdiger werden lassen.
- **Typ 7: Der rechthaberische Patient**
Er weiß, hört und sieht alles – aber eigentlich ist es ein eher unsicherer Patient. Er benötigt Zuspruch zu seinem »Fachwissen« und das Gefühl, recht zu haben. Eine ruhige und sachliche Gesprächsatmosphäre wirken unterstützend.
- **Typ 8: Der redselige Patient**
Steht gerne im Mittelpunkt und hört sich selber gerne reden. Er benötig viel Aufmerksamkeit, Anerkennung, Lob und einen guten Zuhörer, der wichtige Punkte und Argumente zusammenfasst bzw. noch einmal fokussiert.

■ **Zeitaufwand**
Ein IGeL-Verkaufsgespräch darf sich nicht zu sehr in die Länge ziehen. Grundsätzlich sollten Sie hier

die »**3-Minuten-Regel**« beachten. Eine IGeL-Leistung, die in dieser Zeit nicht »an den Mann« gebracht wurde, wird auch in einem längeren Zeitraum keine Chance haben, angenommen zu werden!

- **Kein Erfolg? – Was tun?**

Nicht immer lässt es sich vermeiden, dass Patienten enttäuscht sind, weil eine individuelle Gesundheitsleistung nicht den gewünschten Erfolg gebracht hat. Wichtig ist hierbei, das Sie dem Patienten den »Wind aus den Segeln nehmen«, indem Sie ihm selbstbewusst deutlich machen, wie sich der Behandlungserfolg prozentual aus Ihrer eigenen Erfahrung heraus darstellt (Beispiel: »Aufgrund meiner Erfahrung stellt sich der Behandlungserfolg in ca. 70 % der Fälle ein.«). Dadurch signalisieren Sie dem Patienten, dass Sie auch weiterhin zu Ihrer Leistung stehen und vom Erfolg/Nutzen (in den meisten Fällen) überzeugt sind.

Eine weitere Möglichkeit wäre auch, dass Sie Ihrem Patienten weitere Behandlungen anbieten/empfehlen, wenn sich aus Ihrer Erfahrung heraus der Erfolg erst nach mehreren Sitzungen einstellt.

Beachten Sie hierbei aber immer den schwierigen Drahtseilakt zwischen aufgezwungenem Erfolg und richtigem Erfolg: Ein aufgezwungener Beratungserfolg kostet viel Zeit und bringt keinen wirklichen Erfolg!

❯ **Wer positiv denkt, aktiviert seine Kräfte und Energien und schafft es schließlich, gelassen zu reagieren!**

2.3.4 Arzt – Mitarbeiterin

Wichtig im Umgang gerade mit Ihren Mitarbeiterinnen ist, dass Sie sich immer authentisch verhalten und gemeinsame Ziele verfolgen. Ermöglichen Sie Ihren Mitarbeiterinnen eine individuelle Entfaltung der Persönlichkeit in Ihrer Praxis mit allen persönlichen Stärken. Damit ist gemeint, dass Sie Ihre Mitarbeiterinnen entsprechend ihren Qualifikationen einsetzen und auch fördern! Denn der wichtigste Motivationsfaktor bei der Arbeit ist nicht das Geld oder andere materielle Zuwendungen, sondern die Anerkennung der Leistungen

---

Einfache Motivationsmöglichkeiten

- Immer gemeinsame Vereinbarungen von Zielen treffen
- Anerkennung der Leistungen, Lob (z. B. »Prima«, »Danke, ausgezeichnet!«, »Gut gemacht!«, etc.)
- Einbeziehung bei Entscheidungen
- Gemeinsame Suche nach Fehlerursachen
- Förderung der beruflichen Entwicklung (Fortbildungsseminare, Kurse, Veranstaltungen)
- Zusätzliche Freizeit
- Betriebsausflüge
- Ausgestaltung des Arbeitsplatzes nach den Wünschen und Vorstellungen der Mitarbeiterinnen
- Gehaltserhöhung/Gratifikationszahlung

(Lob) und der dadurch hervorgerufene Spaß an der Arbeit! Eine so motivierte Mitarbeiterin engagiert sich aus eigenem Interesse, weil es ihr einfach Spaß macht und sie stolz auf »Ihre Praxis« und »Ihren Chef« ist! Hohe Motivation hat sehr viel mit Zufriedenheit zu tun.

Ebenso gilt es, immer im Auge zu behalten, dass sich nur richtige Erfolgserlebnisse motivationsstärkend auswirken, Nichtverstärkungen hingegen motivationsschwächend. Eine glaubwürdige Grundeinstellung und v. a. die »offene« Kommunikation sind hierzu Grundvoraussetzungen.

- **Teambesprechungen**

Teambesprechungen sollten regelmäßig (mindestens einmal im Monat, besser jedoch einmal wöchentlich) erfolgen (▶ Kap. 1, S. 11). Hierbei geht es vorrangig darum, Änderungen bekannt zu geben und entsprechende Arbeitsanweisungen zu erstellen sowie aufgetretene Probleme im Team, Fehler (Abweichungen von Standard) und Beschwerden zu besprechen und Möglichkeiten der Vermeidung bzw. Wiedergutmachung zu finden. Auch hat hier jeder Teilnehmer (Sie als Arzt und auch Ihre Mitarbeiterinnen) die Möglichkeit, Lob und geringe Kritik loszuwerden (schwerwiegendere Kritikgespräche gehören auf jeden Fall in einen anderen Rahmen und müssen unter vier Augen geführt werden!).

2

■■ **Kleine, einfache Tipps für erfolgreiche Teambesprechungen**

— Bilden Sie immer kleine Runden und einen »runden Tisch«.

— Seien Sie als Arzt selbst nur Zuhörer.

— Benutzen Sie visuelle Medien (Flipchart, Magnetwand, etc.).

— Machen Sie sich Notizen, und lesen Sie diese gegen Ende der Besprechung noch einmal laut vor, um sicherzustellen, dass Sie auch alle wichtigen Punkte auf Ihrer Liste haben.

Eine Checkliste bezüglich der Notwendigkeit (»Checkliste – Mitarbeiterbesprechung«) sowie ein Protokoll der Teambesprechung (»Dokument – Protokoll Mitarbeiterbesprechung«) sind auf S. 152 und S. 153 beigefügt.

■ **Mitarbeiterbefragung**

Um ein wenig mehr über die individuelle Einstellung und Arbeit Ihrer Mitarbeiterinnen zu erfahren, bietet Ihnen die schriftliche Mitarbeiterbefragung die Möglichkeit, das Praxisklima ständig zu verbessern, Ihre Mitarbeiterinnen gezielter einzusetzen und zu fördern sowie Ihren Mitarbeiterinnen dadurch zu signalisieren, wie wichtig sie für Sie sind!

Ein Musterexemplar eines Mitarbeiterfragebogens ist auf S. 151 beigefügt.

■ **Mitarbeiterjahresgespräch**

Regelmäßig (mindestens einmal im Jahr) sollten Sie persönliche Beurteilungsgespräche (Dauer ca. 60 Minuten) mit Ihren Mitarbeiterinnen führen. Hintergrund hierbei ist es, einen Soll-Ist-Abgleich bezüglich geforderter Entwicklungsmaßnahmen durchzuführen und das weitere Vorgehen (Maßnahmen zur Leistungsoptimierung) zu besprechen bzw. die Mitarbeiterin darüber zu informieren, wie Sie ihre Leistungen und ihr Verhalten einschätzen und welche Möglichkeiten der Weiterentwicklung Sie für diese Mitarbeiterin sehen.

■■ **Ablauf eines Beurteilungsgespräches (Mitarbeiterjahresgespräch)**

— Nennen Sie den Gesprächsanlass, das Ziel und die voraussichtliche Dauer.

— Beginnen Sie immer mit dem Positiven, und heben Sie gute Leistungen hervor.

— Benennen Sie die Leistungsmängel, und begründen Sie diese (erfragen Sie die Gründe von Seiten der Mitarbeiterin; betonen Sie hierbei Übereinstimmungen, und erörtern Sie unterschiedliche Auffassungen).

— Planen Sie die Schritte zur Leistungsverbesserung mit der Mitarbeiterin zusammen (erfragen Sie die Vorstellungen über Verbesserungsmöglichkeiten; nennen Sie Ihre eigenen Erwartungen und Vorschläge; erarbeiten Sie zusammen mit Ihrer Mitarbeiterin die Ziele hinsichtlich der Leistung und des Verhaltens; vereinbaren Sie Kontrollen über das Erreichen der Ziele).

— Greifen Sie Vorschläge und Anregungen der Mitarbeiterin auf, und vereinbaren Sie daraus zukünftige Jahresziele.

— Ermuntern Sie Ihre Mitarbeiterin dazu, ihre Meinung zu äußern und Rückfragen zu stellen.

— Erfragen Sie die Bereitschaft Ihrer Mitarbeiterin zur Weiterentwicklung, und legen Sie anschließend Weiterbildungsmaßnahmen (in Absprache mit der Mitarbeiterin) fest.

— Wiederholen Sie wesentliche Gesichtspunkte, Maßnahmen und Vereinbarungen, und dokumentieren Sie diese.

— Lassen Sie sich das Gesprächsprotokoll unterschreiben, und geben Sie Ihrer Mitarbeiterin eine Kopie.

— Beenden Sie das Gespräch, und wünschen Sie Ihrer Mitarbeiterin weiterhin viel Erfolg und eine gute Zusammenarbeit.

■ **Anerkennungs-/Kritikgespräch**

Gerade der Umgang mit Kritik ist für viele Mitarbeiterinnen, aber auch Ärzte sehr schwierig! Dabei ist Kritik nur eine Rückmeldung über etwas Geschehenes und sollte nie als Angriff, sondern immer als eine Chance angesehen werden.

Wichtig ist es hierbei, Kritik immer direkt, also **sofort** erfolgen zu lassen, jedoch mindestens am selben Tag. Wählen Sie hierzu immer einen Zeitpunkt, in dem auch der Gesprächspartner zu einem solchen Gespräch in der Lage ist. Begrenzen Sie Ihre Kritik einzig und allein auf das konkrete Verhalten, und formulieren Sie sie so, dass die Formulierungen auch für beide Seiten akzeptabel sind (sachlich).

Ein Kritikgespräch sollte immer vorbereitet werden. Arbeiten Sie also die Leistungsbeurteilung sorgfältig aus, denn genau an dieser Stelle haben Sie die Möglichkeit, eine Verhaltensänderung Ihrer Mitarbeiterin zu erzielen. Auch geben Sie Ihrer Mitarbeiterin dadurch die Möglichkeit, ihre eigenen Wünsche und Vorstellungen besser kennenzulernen und an sich zu arbeiten!

■ ■ **Ablauf eines Anerkennungs-/Kritikgesprächs**

— Benennen Sie den Anlass des Gespräches, und stellen Sie ruhig und sachlich den Sachverhalt dar.

— Stellen Sie die Fakten und Ihre Meinung klar (machen Sie auch Vermutungen als solche deutlich).

— Fordern Sie Ihre Mitarbeiterin zu einer Stellungnahme auf.

— Erfragen Sie Gründe und Ursachen, und analysieren Sie die Auswirkungen des Sachverhaltes/Verhaltens.

— Erörtern Sie unterschiedliche Auffassungen, und streben Sie Übereinstimmungen an.

— Nehmen Sie Entschuldigungsgründe entgegen, und sprechen Sie ggf. Ihren eigenen Schuldanteil dazu aus.

— Sprechen Sie deutlich die Kritik aus (Rüge, Ermahnung, Abmahnung, etc.), und benennen Sie die Konsequenzen sowie die Maßnahmen zur Fehlerbeseitigung.

— Erfragen Sie die Vorstellungen der Verbesserungsmöglichkeiten, und nennen Sie Ihre eigenen Erwartungen.

— Legen Sie künftige Leistungen/künftiges Verhalten fest, und vereinbaren Sie Kontrollen.

— Wiederholen Sie die getroffenen Vereinbarungen, und dokumentieren Sie diese.

— Beenden Sie das Gespräch, indem Sie Ihre Hoffnung auf eine in diesen Punkten bessere und ansonsten weiterhin so gute Zusammenarbeit/Leistungen zum Ausdruck bringen.

2.4 Fazit

Das Wichtigste bei jeglicher Art der zwischenmenschlichen Kommunikation ist das Verständnis und das Einfühlungsvermögen in die Situation bzw. das Verhalten des Gegenübers! Nur dann, wenn Sie dies verinnerlichen, können Sie das Gespräch führen und in die von Ihnen angestrebte (gewünschte) Richtung lenken.

Auch steigert eine einfühlende Kommunikation nachhaltig das Vertrauen Ihrer Patienten und daraus resultierend auch eher die Bereitschaft, die von Ihnen empfohlenen Behandlungsmethoden (IGeL) in Anspruch zu nehmen.

Bei der Kommunikation mit Ihren Mitarbeiterinnen können Sie durch die gezielte Lenkung von Gesprächen die Arbeitsqualität, die Arbeitsbereitschaft, die Umgangsweise mit den Patienten, aber v. a. die Motivation enorm steigern! Nur zufriedene Mitarbeiterinnen können den Verkauf von individuellen Gesundheitsleistungen effektiv unterstützen, ja sogar oftmals in die entscheidende Richtung lenken.

Zu guter Letzt haben Sie persönlich nicht nur die Vorteile für Ihre Praxis (Ihr Unternehmen) durch die gekonnte Kommunikation, sondern persönlich die Chance, durch die Kenntnisse der Kommunikationsgrundlagen und -geheimnisse Ihr eigenes Selbstverständnis zu verbessern. Denn nur durch Aufmerksamkeit und Einfühlungsvermögen öffnen sich Ihnen neue Türen.

Qualitätsmanagement

Melanie Jordt und Ines-Karina Weiland

3.1   Einleitung

■ **Was ist Qualitätsmanagement?**

Definiert wird »Qualitätsmanagement« wie folgt:

Definition

»Alle Tätigkeiten des Gesamtmanagements, die im Rahmen des Qualitätsmanagement-systems die Qualitätspolitik, die Ziele und Verantwortungen festlegen sowie diese durch Mittel wie Qualitätsplanung, Qualitätslenkung, Qualitätssicherung und Qualitätsverbesserung verwirklichen.« (► http://www.quality.de/lexi-kon/qualitaetsmanagement.htm bzw. offizielle Definition der DIN EN ISO 8402)

Qualitätsmanagement bedeutet zusammengefasst die **Gesamtqualität** in Bezug auf die **Struktur-, Prozess- und Ergebnisqualität**.

Die Strukturqualität beinhaltet die Qualität Ihrer Praxisausstattung, der Lage und des Umfeldes Ihrer Praxis sowie die fachlichen Qualifikationen von Ihnen als Arzt und Ihren Mitarbeiterinnen. Zur Prozessqualität gehören die Organisation von Abläufen (z. B. Terminvergabe, Serviceleistungen, etc.) und die Verfügbarkeit von Akten. Die Ergebnisqualität rundet die Gesamtqualität durch effektive Kontrollen im Bereich des Gesundheitszustandes/der Lebensqualität, der Patientenzufriedenheit und Beschwerden, der Wartezeiten, des Betriebsklimas sowie der Wirtschaftlichkeit Ihrer Praxis ab.

■ **Hochwertige Patientenversorgung**

Ihre Patienten bedarfsgerecht und wirtschaftlich auf hohem Niveau zu versorgen, gehört sicherlich auch zu Ihren Zielen und ist heutzutage wichtiger denn je. Ihre Patienten werden mehr und mehr zum »kritischen« Kunden. Sie vergleichen den Preis, den Service und die Qualität Ihrer angebotenen Dienstleistungen mit denen Ihrer Konkurrenten und wägen dies genau ab.

Das Anbieten von IGeL unter Gesichtspunkten des Qualitätsmanagements ist daher für Sie unverzichtbar, wenn Ihr Erfolg und die Qualität Ihrer Leistungen stimmen sollen. Sie müssen gegenüber den Patienten und auch den Kostenträgern das Vertrauen in die medizinische und wirtschaftliche Leistungsfähigkeit aufbauen bzw. wieder zurückgewinnen.

Das Qualitätsmanagement hilft Ihnen hierbei, alle relevanten und fehlerhaften Vorgänge in Ihrer Praxis zu identifizieren, zu strukturieren und zu verbessern. Nutzen Sie das Qualitätsmanagement zur Optimierung Ihrer Praxisführung und -organisation; dadurch erbringen Sie eine hochwertige Patientenversorgung und optimieren Ihren wirtschaftlichen Erfolg.

Seit dem GKV-Modernisierungsgesetz (GMG) vom 01.01.2004 (aktuell in SGB V, § 135a, Abs. 2; SBG V, § 137 ff.) ist das Einführen eines Qualitätsmanagements zwingend **vorgeschrieben** worden. Es geht darum, einen einheitlichen Qualitätsmaßstab zu erhalten und dadurch die Transparenz- und Qualitätsförderung bei der Versorgung Ihrer Patienten zu gewährleisten, eine kontinuierliche Aus- und Weiterbildung des gesamten Teams zu fördern, die Behandlungsrisiken zu senken sowie die Rentabilität zu erhöhen.

■ **Inhalte des QM laut G-BA**

Folgende Kriterien (laut G-BA) sollte ein gutes Qualitätsmanagement u. a. enthalten:

– die Auszeichnung von Fluchtwegen
– die Art der Häufigkeit von Teambesprechungen
– das Einhalten von Hygienevorschriften
– das Verhalten des Praxispersonals bei Beschwerden

Sinn und Zweck ist es dabei, die Behandlungen und Arbeitsorganisationen in der Praxis zu verbessern. Wer nicht bereit ist, Behandlungsabläufe zu hinterfragen, im Team zu arbeiten und seinen Arbeitsalltag zu planen, dem hilft kein Qualitätsmanagementsystem der Welt!

■ **Ständige Verbesserung und Weiterentwicklung**

Das Qualitätsmanagement ist **ein fortlaufend dynamischer Prozess**. Vom Grundsatz her gilt, sich nicht mit dem einmal erreichten Qualitätsstandard zufrieden zu geben. Vielmehr geht es um Weiterentwicklung und eine kontinuierliche Verbesserung unter Einbeziehung aller Mitarbeiterinnen.

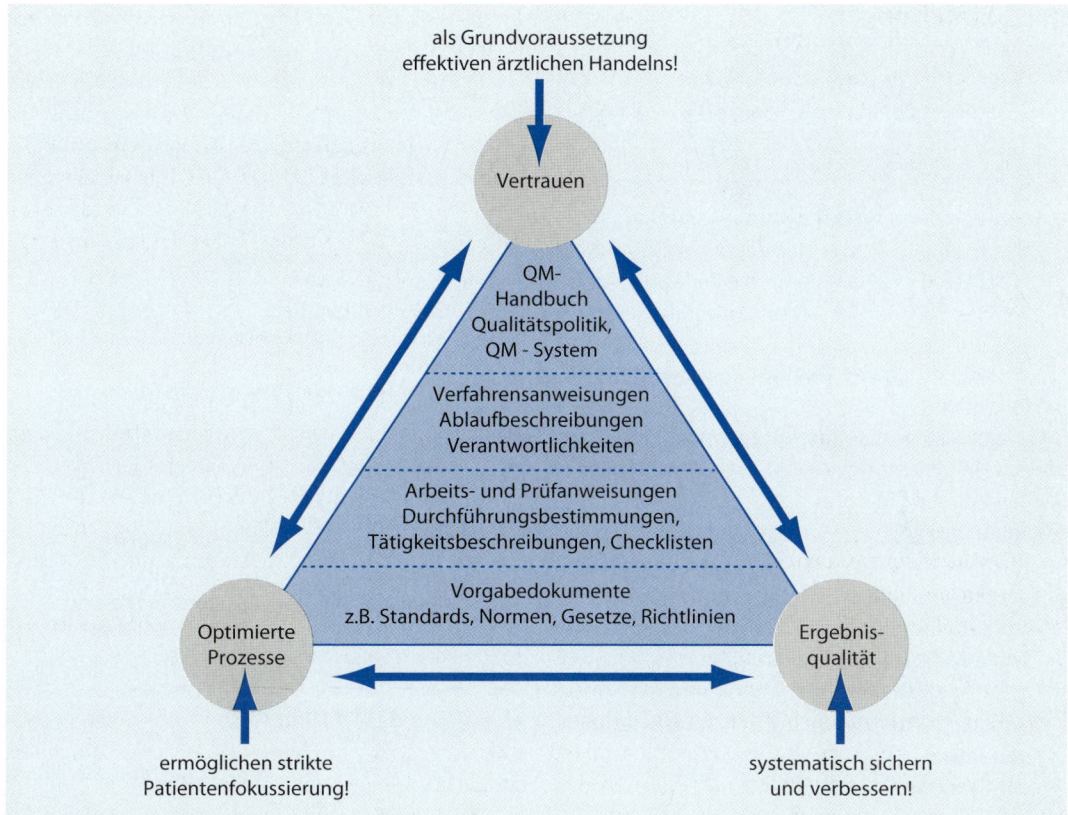

als Grundvoraussetzung
effektiven ärztlichen Handelns!

Vertrauen

QM-
Handbuch
Qualitätspolitik,
QM - System

Verfahrensanweisungen
Ablaufbeschreibungen
Verantwortlichkeiten

Arbeits- und Prüfanweisungen
Durchführungsbestimmungen,
Tätigkeitsbeschreibungen, Checklisten

Vorgabedokumente
z.B. Standards, Normen, Gesetze, Richtlinien

Optimierte
Prozesse

Ergebnis-
qualität

ermöglichen strikte
Patientenfokussierung!

systematisch sichern
und verbessern!

Abb. 3.1   Struktur Qualitätsmanagement

Qualitätsmanagement muss gelebt werden.

Qualitätssicherung, Qualitätsverbesserung und damit eine hohe Qualität der Patientenbetreuung können Sie nur durch ein tatsächlich »gelebtes« Qualitätsmanagement erreichen und dies nur, wenn Sie die Probleme frühzeitig erkennen, ausreichend analysieren und dann entsprechend praktikable Verbesserungsvorschläge erarbeiten und auch umsetzen. Eine umfassende **Analyse aktueller Stärken und Schwächen** ist daher Grundvoraussetzung!

Von Seiten des Qualitätsmanagements ist Ihnen – egal, welches System Sie bevorzugen oder für welches Sie sich entscheiden – die schriftliche **Dokumentation** Ihrer Analysen und Messungen vorgeschrieben, damit Sie Ihren Verbesserungsbedarf erkennen (Überprüfung der Struktur) und auch Dritten gegenüber (Prozess- und Ergebnisqualität) nachweisen können.

Qualitätsmanagementstruktur

Im Vorfeld ist es wichtig, dass Sie sich darüber klar werden, wo Sie in 3–5 Jahren mit Ihrer Praxis stehen wollen und wie das Qualitätsmanagementsystem zum Erreichen Ihrer Ziele eingesetzt werden kann. »**Wer macht was?**«, »**Wie?**« und »**Womit?**« sind hierbei die hauptsächlichen Fragen des Qualitätsmanagements in der Praxis. Bildlich gesehen gleicht der Grundaufbau des Qualitätsmanagementsystems einer Pyramide und stellt gleichzeitig einen ständigen Kreislauf dar (Abb. 3.1).

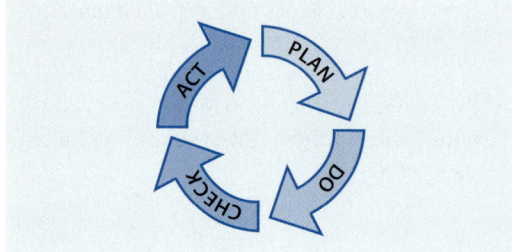

◻ **Abb. 3.2**   PDCA-Kreislauf

▪ **Vorteile durch das Qualitätsmanagement für Ihre Praxis**

Ihre eigenen Vorteile, die Sie mit dem Einführen und v. a. »Leben« des Qualitätsmanagements erreichen können, liegen in

— der Steigerung der Wirtschaftlichkeit Ihrer Praxis,

— der Steigerung der Patienten- und Mitarbeiterzufriedenheit aufgrund besserer und effektiverer Abläufe in Ihrer Praxis,

— mehr Spaß an der Arbeit durch weniger Stress und mehr Zufriedenheit Ihrer Mitarbeiterinnen sowie

— der Erhöhung der Qualität Ihrer Praxis durch Schulungen Ihrer Mitarbeiterinnen und Ihrer eigenen Person.

▪ **PDCA-Cycle**

Insgesamt sind die meisten QM-Modelle nach dem so genannten PDCA-Cycle bzw. PDCA-Kreislauf nach Walter A. Deming aufgebaut (◻ Abb. 3.2).

▪ **Überzeugung Dritter schafft bestmöglichen Erfolg**

Eine bestmögliche Akzeptanz und vielleicht auch Überzeugung bei Ihren Patienten (Kunden) für das gelebte Qualitätsmanagement können Sie durch folgendes Vorgehen erreichen:

— Machen Sie sich deutlich (legen Sie fest), was Sie Ihrem Kunden mit dem Produkt bzw. der Dienstleistung versprochen haben und welche Erwartungen Sie hinsichtlich der Qualität dieser Leistung geweckt haben.

— Informieren Sie Ihre Mitarbeiterinnen über das Vorgehen bei »Pannen«, also Fehlern. Fordern Sie von den verantwortlichen Mitarbeiterinnen einen Verbesserungsvorschlag

PDCA-Cycle nach Walter A. Deming

— **P – Plan**
  – Verbesserungsmaßnahme ist zu planen: Wer macht was? Bis wann? Unter Einsatz welcher Ressourcen?
  – Problemanalyse
  – Zieldefinition
  – Analyse der Ressourcen
  – Grobplanung
  – Methodenauswahl
  – Festlegung der Indikatoren

— **D – Do**
  – Probeweise Einführung der Verbesserungsmaßnahme
  – Information über den Verlauf
  – Motivation
  – Steuerung
  – Erstellen des Berichtes
  – Konfliktmanagement

— **C – Check**
  – Überprüfung der Wirksamkeit der Verbesserungsmaßnahme und ggf. Modifikation
  – Evaluation anhand von Indikatoren
  – Ziel- und Ergebnisvergleich
  – Ergebnispräsentation
  – Feedback
  – Leistungen würdigen

— **A – Act**
  – Anwendung der neuen Regel als Standard und Planung weiterer Verbesserungsmaßnahmen
  – Implementierung der Ergebnisse in die Routine
  – Kontinuierlicher Verbesserungsprozess (KVP)

innerhalb von 24 Stunden. Loben Sie Ihre Mitarbeiterinnen bei Erfolg, und machen Sie das Ergebnis in Ihrer Praxis (gegenüber den anderen Mitarbeiterinnen) publik.

— Gehen Sie keine Kompromisse ein. Behalten Sie stets Ihr Ziel im Auge, und geben Sie sich nicht mit weniger zufrieden.

— Suchen Sie nach positiven Beispielen wie z. B. den Verweis auf Mitarbeiterinnen, die das Ziel XY bereits erreicht haben.

— Setzten Sie Prioritäten, und beseitigen Sie die Schwachpunkte Ihrer Praxis Schritt für Schritt.

— Verankern Sie die Qualität in den Zielvereinbarungen, indem Sie z. B. bei Nichterreichen das Streichen des Bonus als Konsequenz folgen lassen.

Vorteile des QM

- **Außenwirkung**
  - Mögliche Erhöhung des Vertrauens der Patienten und der Kostenträger
  - Werbeeffekt
- **Unabhängige Expertise**
  - Erhalten einer Bestätigung/Anerkennung durch einen unabhängigen Prüfer
  - Erhalten konstruktiver Kritik
  - Erhalten von Verbesserungsvorschlägen
- **Motivation durch Druck**
  - Kontinuierliche Pflege und Weiterentwicklung durch jährliche Prüfungen

---

▪ **Vorteile der Zertifizierung**

Zum Ablauf einer Zertifizierung haben wir eine grafische Ablaufdarstellung auf S. 178 beigefügt.

3.2 Verschiedene Systeme

Wie entscheiden Sie sich für Ihr Qualitätsmanagementsystem? Derzeitig findet auf dem Markt ein starker Wettbewerb der unterschiedlichen Qualitätsmanagementmodelle statt. Kriterien für Ihre Entscheidung für ein zu Ihnen passendes Qualitätsmanagementsystem sollten die Berücksichtigung der Praxistauglichkeit, die Möglichkeiten der Entwicklungschancen und Ihre individuelle Kosten-Nutzen-Analyse sein. Von großer Bedeutung ist es, inhaltlich darauf zu achten, dass die Bereiche »Praxisziele«, »Praxisleitbild«, »Praxisorganisation«, »Personalführung und -entwicklung« sowie »kontinuierliche Verbesserung« berücksichtigt werden.

▪ **Unterschiede der einzelnen QM-Systeme**

Nicht jedes Modell ist auch das richtige für Ihre Praxis. Es gibt unter anderem:

- **Umfassende, branchenübergreifende QM-Modelle**
  Dies sind z. B. die DIN EN ISO 9001 und das EFQM (European Foundation for Quality Management).
- **Umfassende, branchenspezifische QM-Modelle**

Dazu gehört z. B. das QEP (Qualität und Entwicklung in Praxen) oder das Modell der Kassenärztliche Bundesvereinigung (KBV).

- **Branchenspezifische, aber nur Teilaspekte eines vollständigen QM-Systems beinhaltende Modelle**
  Dies sind z. B. die Modelle KPQM (Praxisqualitätsmanagementmodell der Kassenärztlichen Vereinigung Westfalen-Lippe, KVWL) und qu.no (Qualitätsmanagementsystem der Kassenärztlichen Vereinigung Nordrhein, KVNO). Inhaltlich geht es hier primär um die Prozessperspektive.
- **Bewertungsmodelle**
  Zu den Bewertungsmodellen gehören z. B. das EPA-Modell (European Practice Assessment) und das KTQ-Modell (Kooperation für Transparenz und Qualität im Gesundheitswesen). Diese beiden Modelle setzen im Gegensatz zu den anderen Modellen keine mehr oder minder umfangreiche Implementierung voraus, sondern beginnen mit der Ist-Analyse.

Im Folgenden wollen wir Ihnen einige der gängigsten und bekanntesten Systeme kurz vorstellen.

❯ **»Das Vollkommene ist unmenschlich, denn das Menschliche ist unvollkommen.« (F. Pessoa)**

3.2.1 DIN EN ISO 9001:2000

Kerngedanke dieses Systems ist die Prozessgestaltung. Entscheidend sind nicht die Funktionen in den einzelnen Abteilungen, sondern das Funktionieren des Gesamtprozesses. Das Leitbild dieses Modells besteht darin, dass das Qualitätsmanagement ein dynamischer Prozess ist, bei dem man sich nicht mit dem einmal erreichten Qualitätsniveau zufrieden gibt, sondern dieses methodengestützt und systematisch weiterentwickelt, also eine kontinuierliche Verbesserung anstrebt.

Die Verantwortung, die bei diesem Modell der Leitung zugesprochen wird, beinhaltet v. a.:

- das Entwickeln des QM-Systems
- das Erarbeiten spezifischer Qualitätsgrundsätze und messbarer Qualitätsziele

— die Kommunikation der Qualitätspolitik gegenüber den Mitarbeiterinnen und ein »aktives« Vorleben

— die Planung und Bereitstellung von Ressourcen (Sach- und Personalressourcen)

— das Benennen eines QM-Beauftragten

— das Führen von Qualitätsaufzeichnungen

— die regelmäßige Stärken- und Schwächenanalyse

■ **Umfang**

Das Handbuch stellt u. a. vermehrt externe Adressdaten zur Verfügung, sodass Sie hier mit nur einem Umfang von etwa 20–30 Seiten rechnen müssen. In den Verfahrensanweisungen müssen Sie Ihre wesentlichen Praxisprozesse beschreiben. Hierbei wird unterschieden in »Führungsprozesse« (z. B. Personalwesen, Fortbildungen, Einarbeitung neuer Mitarbeiterinnen, etc.), »Kernprozesse« (z. B. Terminplanung, Anmeldung, Diagnostik, Therapie, Abrechnung, etc.) und »Unterstützungsprozesse« (z. B. Beschaffung, Hygiene, Praxis-EDV, Archivierung, etc.). Hierbei gilt: So viele wie nötig, so wenige wie möglich!

Arbeitsanweisungen sollten Sie für besonders qualitätskritische Aufgaben (z. B. bestimmte Laboruntersuchungen, radiologische Untersuchungen, etc.) aufstellen. Hierbei haben Sie dann die Möglichkeit, auf »mitgeltende« Unterlagen wie z. B. die Hygienevorschriften, die Datenschutzbestimmungen, etc. zu verweisen.

Insgesamt folgt die DIN EN ISO 9001:2000 dem so genannten PDCA-Cycle nach Walter A. Deming. Grundsätzlich gilt, die Prozesse zu definieren (kritische Prozesse identifizieren), die Verantwortlichkeiten festzulegen sowie die Prozesse auszuführen, zu messen und zu dokumentieren.

Eine spezielle Ausrichtung auf die Arztpraxis bietet dieses Modell jedoch nicht. Die Umsetzung des Regelwerks ist daher als sehr arbeitsintensiv anzusehen.

■ **Zertifizierung**

Die Zertifizierung erfolgt durch einen unabhängigen Prüfer, der die Übereinstimmung Ihres QM-Systems mit den Anforderungen der zugrunde liegenden Norm überprüft.

3.2.2 EFQM

Das EFQM (European Foundation Quality Management) ist von seiner Grundkonzeption her sehr stark an dem Führungsansatz des TQM (Total Quality Management) angelehnt. Der modulare Aufbau erleichtert die leichte Umsetzung in der täglichen Praxis und ist je nach Kapazität in selbstbestimmten zeitlichen Schritten umsetzbar. Auch dieses QM-System orientiert sich, wie die meisten anderen Programme, am PCDA-Cycle nach Deming.

■ **Umfang**

Es ist ein auf die Arztpraxis zugeschnittenes Modell, das mithilfe eines vorgefertigten Fragebogens (125 Fragen) die Selbstbewertung erfordert und dadurch klären soll, wie die Qualität in Ihrer Praxis gewährleistet wird. Hierzu gehören **neun Kriterien**:

— **Führung** (Vorbildfunktion der Praxisleitung)

— **Mitarbeiter** (Personalentwicklungskonzept = Potenzial, Förderung durch geeignete Maßnahmen, Zielvereinbarungen, Personalplanung, Mitarbeiterbeteiligung)

— **Politik und Strategie** (Ziele und Grundsätze/Leitbild entwickeln, strategische Maßnahmen)

— **Partnerschaften und Ressourcen** (effektiver und effizienter Einsatz der Ressourcen, Zusammenarbeit)

— **Prozesse** (Wertschöpfungsprozesse, also Diagnostik, Therapie, Infrastruktur; Steuerung, Überwachung und kontinuierliche Verbesserung)

— **Mitarbeiterzufriedenheit**

— **Kundenzufriedenheit** (regelmäßige Bewertung durch Patienten, Beschwerdemanagement)

— **gesellschaftliche Verantwortung** (Image, Engagement für gesellschaftliche/soziale Belange)

— **Geschäftsergebnisse** (betriebswirtschaftliche Kontrolle)

Die ersten fünf Kriterien (Führung, Mitarbeiter, Politik und Strategie, Partnerschaften und Ressourcen sowie Prozesse) sind so genannte **Befähigerkriterien**, die die Qualität ermöglichen. Die letzten vier Kriterien (Mitarbeiterzufriedenheit, Kundenzufriedenheit, gesellschaftliche Verantwortung und

Geschäftsergebnisse) sind so genannte **Ergebnis-kriterien**.

Eine kontinuierliche Verbesserung soll durch einen geschlossenen Regelkreislauf mit der permanenten Messung und Analyse der Organisationsergebnisse und einen dadurch in Gang gesetzten Lernprozess erreicht werden.

- **Handbuch**

Das im Umfang enthaltene Musterhandbuch lässt sich leicht an die eigene Praxis anpassen, da sich die darin enthaltenen Vorlagen gut in die einzelnen Arbeitsabläufe und Handlungsanweisungen übernehmen lassen. Auch darin enthalten sind das »Beschwerdemanagement« sowie ein erweiterbares »Fehlermanagement«.

- **Audit/Zertifizierung**

Das Audit wird durch geschulte Auditoren im Dialog durchgeführt. Der abschließende Qualitätsbericht dient als Grundlage eines Zertifikates.

3.2.3 QEP

Beim QEP (Qualität und Entwicklung in Praxen) ist das Kernstück die Selbstbewertung anhand eines Qualitätskriterienkataloges. Es werden ein Musterhandbuch, Vorlagen und Leitfäden zur Verfügung gestellt.

Dieses Modell ist auf Elementen aus der DIN EN ISO 9001:2000, dem EFQM und des KTQ aufgebaut und an die Arztpraxis angepasst worden. Es bietet konkrete Beispiele aus der Praxis und ist dadurch sehr gut umzusetzen.

- **Umfang**

Das Modell setzt sich aus **fünf Hauptteilen** zusammen:
- **Praxisführung und Qualitätsmanagement** (strategische Managementinstrumente = Verantwortung der Leitung, Organisationsstruktur, Qualitätspolitik, Qualitätsziele, Umgang mit Anregungen und Beschwerden, Methodik zur kontinuierlichen Verbesserung)
- **Patientenversorgung** (Optimierung der Praxiskernprozesse)

- **Information und Patientensicherheit** (Patientenrechte und Information, Risiko-/Fehlermanagement, Vertraulichkeit und Datenschutz)
- **Mitarbeiter und Fortbildung** (Mitarbeiterorientierung und personelle Ressourcen; Aus-, Fort- und Weiterbildung; Fachliteratur, Leitlinien und evidenzbasierte Medizin)
- **Rahmenbedingungen und Praxisorganisation** (normative Rahmenbedingungen, räumliche und materielle Ressourcen, Arbeitsschutz und Hygiene, Rechnungswesen, Controlling und Informationsmanagement)

Diese fünf Hauptteile unterteilen sich wiederum in 17 Bereiche mit 60 Kriterien, 66 Kernzielen und 233 Kernnachweisen/-indikatoren.

Der Schwerpunkt liegt bei der **Patientenversorgung**. Dieses Kapitel umfasst die Optimierung der Praxiskernprozesse und wird in folgende sechs Prozesse unterteilt:
- **Zugang/Erreichbarkeit und Anmeldung** (Terminvergabe, telefonische Beratung, Erreichbarkeit)
- **Untersuchung und Diagnostik** (Verfahren zur Anamnese, körperlichen Untersuchung, psychosozialen Erhebung sowie Diagnostik)
- **Therapie und Versorgung** (Berücksichtigung der Patientenbedürfnisse = Indikationserstellung, Therapieentscheidung und -planung; Information, Aufklärung und Einwilligung; Verordnung von Medikamenten, Heil- und Hilfsmitteln; eigenständige Leistungen und Eingriffe; interne Behandlungspfade; erkrankungsspezifische Beratung und Schulung)
- **Kontinuität der Versorgung** (Sicherung des Therapieerfolges bzw. der erbrachten Leistungen; interne und externe Kooperation und Kommunikation)
- **Gesundheitsförderung und Prävention** (Leistungsangebot und Zielgruppen)
- **Notfallmanagement** (Identifikation von Notfällen und deren Dokumentation; Notfallausstattung und Notfallplan; Fallbesprechung und Schulung)

- **Audit/Zertifizierung**

Die Bewertung orientiert sich an den Qualitätszielen des Modells und sieht eine Überprüfung durch Befragungen und Sichtung der sonstigen Nachweise (Beobachtungen, Dokumente) vor. Dies kann durch einen externen Auditor mit der Zertifizierung ergänzt werden, wofür der Nachweis von 167 Gesamtzielen vorgegeben ist.

3.2.4 KPQM

KPQM ist das Praxisqualitätsmanagementmodell der Kassenärztlichen Vereinigung Westfalen-Lippe (KVWL). Im Großen und Ganzen geht es hier um die Kombination existierender Elemente (z. B. der Struktur- und Ergebnissicherung) im vertragsärztlichen Bereich.

Das Ziel ist es, Chancen für die Optimierung der Praxisabläufe und dadurch bessere Wirtschaftlichkeit und Zukunftsfähigkeit Ihrer Praxis zu erreichen. Es ist stark angelehnt an die DIN EN ISO 9001:2000 und an EFQM, jedoch mit Bezug auf die ärztliche Praxis.

■ **Umfang**
Um eine Verbesserung zu erreichen, ist es Ihre Aufgabe, **zehn Kernprozesse der Praxis** mit Bezug zu folgenden **fünf Themenbereichen** prozesshaft darzustellen:
- **Führung** (Ziele, Mitarbeiter)
  Bei der Führung stehen die Forderungen an die Praxisleitung (also an Sie) im Vordergrund. Es geht hier vorrangig um die Vorbildfunktion in Sachen Qualität, um die Entwicklung und Kommunikation von messbaren Zielen sowie um eine kontinuierliche Analyse und Verbesserung (Fehlervermeidung).
- **Kundenorientierung**
  Zur Kundenorientierung müssen Sie v. a. die praxisinternen Regelungen (Sicherstellung der Anforderungen durch Dritte) berücksichtigen.
- **Prozessorientierung**
  Die Prozessorientierung orientiert sich, wie auch die DIN EN ISO 9001:2000, am PDCA-Cycle nach Walter A. Deming (▸ Kap. 3.2.1 DIN EN ISO 9001:2000). Die wesentlichen Praxisprozesse sollten Sie zur besseren Übersicht in Flussdiagrammen dokumentieren.

- **Kontinuierliche Verbesserung**
  Die kontinuierliche Verbesserung bezieht sich auf Ihre formulierten Qualitätsziele. Diese sollten Sie ständig überwachen und ggf. festgestellte Abweichungen in Form von Verbesserungsmaßnahmen korrigieren.
- **Dokumentationen/Verfahrensanweisungen**
  Es wird empfohlen, wesentliche Arbeitsabläufe in Form von Verfahrens- und/oder Arbeitsanweisungen zu dokumentieren und dabei auch auf »mitgeltende« Dokumente (Weiterbildungsordnungen, Gerätebuch, etc.) zu verweisen.

■ **Handbuch**
Das KPQM-Handbuch enthält insbesondere eine Einführung in das Qualitätsmanagement sowie Muster für Prozessbeschreibungen in Form beispielhafter Musterverfahrensanweisungen. Es ist daher schnell und pragmatisch umsetzbar.

■ **Zertifizierung**
Die Qualitätsmanagementfähigkeiten werden durch ein KPQ-Zertifikat nachgewiesen und sichergestellt. Hierfür ist ein »KPQM-Qualitätsbericht« mit folgenden Inhalten erforderlich:
- Kurzdarstellung der Vertragsarztpraxis
- Qualitätspolitik der Vertragsarztpraxis
- Darstellung von mindestens zehn Kernprozessen (Verfahrensanweisungen, Arbeitsanweisungen, Flussdiagramme) aus den Bereichen:
  - Patienten (Diagnostik/Therapie)
  - Mitarbeiter- und Personalführung
  - Administration

3.2.5 EPA

EPA (European Practice Assessment) ist speziell für den **hausärztlichen Bereich** konzipiert.

■ **Umfang**
Von der Grundstruktur her wird EPA in **fünf Hauptkomponenten** unterteilt:
- **Infrastruktur** (leistungsspektrumbezogene sachliche Ausstattung, Sicherstellung der optimalen Datensicherheit, gute Erreichbarkeit)

- **Menschen** (Umgang mit Patienten und Mitarbeiterinnen; Wartezeiten, Weiterbildungsmöglichkeiten, motivierende Personalführung)
- **Informationen** (Umgang mit Behandlungsdaten; Verfahren der Wiedereinbestellung; Bereitstellung von Fachinformationen; Datenschutz; Patienteninformationen; Maßnahmen zur Krankheitsvermeidung, Kommunikation mit anderen Leistungserbringern)
- **Finanzen** (Leitung und Verantwortung, Planung und Finanzbericht)
- **Qualität und Sicherheit** (Verletzungs-/Infektionsschutz, Qualitätspolitik, kontinuierliche Verbesserung durch Beschwerde-/Fehlermanagement)

Die Basis des EPA-Modells stellt die **Ist-Analyse** dar. Hier geht es darum, dass Sie Ihre Stärken und Schwächen anhand von insgesamt 463 Fragen oder Informationen erkennen.

Die **Bewertung** erfolgt durch verschiedene Gruppen und unterteilt sich in folgende Phasen:
- schriftliche Befragung von 75 Patienten
- Mitarbeiterbefragung (über Internet oder Papier)
- Selbst-Assessment/Selbstauskunft (über Internet oder Papier)
- Visitation mit den Schritten »Praxisbegehung mit Checkliste«, »Befragung des verantwortlichen Arztes«, »Teambesprechung«, »Feedback« und »Online-Benchmarking«
- problemorientiertes Handbuch (schriftliches Feedback), in dem die Stärken und Schwächen Ihrer Praxis dargestellt und Ihnen Hinweise für die Neuausrichtung gegeben werden
- Sie haben drei Jahre lang kostenlos Zugriff auf die Benchmarking-Datenbank im Internet, wodurch Ihnen eine kontinuierliche Gegenüberstellung mit vergleichbaren bzw. den »besten« Praxen ermöglicht wird
- Nachbesprechung wichtiger Aspekte in der Praxis, im Qualitätszirkel oder Workshop innerhalb der nächsten drei Monate
- Selbstauskunft nach 4–6 Monaten über die weitere Umsetzung in der Praxis

EPA bietet Ihnen punktgenaue Impulse und Ansatzpunkte zur Weiterentwicklung und Verbesserung Ihrer Praxis. Auch kommt die Haftungsvorsorge nicht zu kurz, denn es gibt umfangreiche Hinweise auf rechtlich relevante Aspekte der Praxisorganisation.

- ▪ **Handbuch**
Das Handbuch ist problemorientiert aufgebaut und dient dem Feedback der Qualität und der möglichen Verbesserungspotenziale. Sie können ein Benchmarking mit anderen Praxen betreiben und dadurch Ihre Ergebnisqualität steigern.

- ▪ **Zertifizierung**
Die mögliche Zertifizierung erfolgt durch den gemeinnützigen Verein »Praxistest«, einer Initiative der Bertelsmann-Stiftung und der europäischen Entwicklergruppe von EPA (TOPAS). Das Zertifikat wird bei der Erfüllung der Anforderung gegen eine geringe Gebühr vergeben.

3.2.6 KTQ

Mithilfe von KTQ (Kooperation für Transparenz und Qualität im Gesundheitswesen) können auf Grundlage bestehender Strukturen und Prozesse Schwachstellen definiert und sichere Verfahrensregeln erarbeitet und implementiert werden. Als Leitgedanke gilt hierbei: »Aus der Praxis – für die Praxis.«

- ▪ **Inhalte**
Um das KTQ-Modell in Ihre Praxis einzuführen, müssen Sie als erstes eine Selbstbewertung durchführen. Anschließend erfolgt eine Auditierung der Praxis durch einen KTQ-Visitor. Eine Veröffentlichung Ihres Qualitätsberichtes auf der KTQ-Homepage ist ebenfalls vorgesehen. Beim KTQ-Modell gibt es **sechs Bewertungskategorien**, die in 46 Einzelkategorien und diese wiederum in 238 einzelne Bewertungsfragen unterteilt sind.

Die sechs Bewertungskategorien lauten:
- **Patientenorientierung in der Praxis** (Kernprozesse der ärztlichen Praxis = Einbestellung, Befundung, Behandlung, Schulungs- und Überweisungsabläufe, etc.)
- **Führung der Praxis** (Leitbild, Praxisziele, Aufbauorganisation, Finanz- und Investitions-

3

planung, Umweltschutz, Bereitstellung von Sprechstundenmaterialien)
- **Sicherstellung der Mitarbeiterorientierung** (Personalplanung, Aus-, Fort- und Weiterbildung; Einarbeitung, Umgang mit Mitarbeiterideen und -beschwerden)
- **Sicherheit der Praxis** (Arbeitsschutz, Hygiene, sachgerechter Umgang mit Medikamenten und Medizinprodukten, Notfallmanagement)
- **Informationswesen** (Datenschutz und -sicherheit)
- **Aufbau des Qualifikationsmanagements** (Qualitätssicherung = interne Audits, Statistiken, Benchmarking, Beteiligung an Qualitätszirkeln, Patientenbefragungen, Beschwerdemanagement)

Sie werden hier in keinen Qualitätsmanagementstandard gezwängt, da Sie die Möglichkeit haben, Ihre individuellen Lösungen zu nutzen, sofern diese das gewünschte Ziel erreichen! Insgesamt bietet Ihnen das KTQ-Modell einen vergleichsweise **sehr geringen Einführungsaufwand**.

▪ **Zertifizierung**

Für die Zertifizierung ist das Erreichen einer Mindestpunktzahl pro Kategorie und die Veröffentlichung des KTQ-Qualitätsberichtes Pflicht. Diese Veröffentlichung soll insbesondere für Ihre Patienten als Entscheidungshilfe bei der Auswahl der Praxis sowie den kooperierenden Ärzten als Orientierung für Entscheidungen zur Überweisung und Weiterbehandlung dienen.

3.3   Praxisleitbild/-philosophie

Das Vertrauen in die medizinische und wirtschaftliche Leistungsfähigkeit Ihrer Praxis gegenüber Dritten (Patienten) darzustellen und kontinuierlich zu verbessern, sollte Ihr oberstes Ziel sein. Hauptansatz hierfür ist die Entwicklung eines Praxisleitbilds (am besten zusammen mit Ihrer »Erstkraft«), mit dem sich Ihre Praxis glaubhaft und im praktischen Handeln nachvollziehbar auseinandersetzt und sich entsprechend positioniert.

Durch diese Informationen machen Sie sich und Ihre Praxis »transparent«, was eine gute Mög-

lichkeit ist, das Vertrauen sowohl Ihrer Mitarbeiterinnen als auch Ihrer Patienten und Kostenträger zu gewinnen. Eine konstruktive Zusammenarbeit mit Ihrem Team verbessert dabei nachhaltig die medizinische und wirtschaftliche Ergebnisqualität und leistet ebenfalls einen großen Beitrag zur Motivation Ihrer Mitarbeiterinnen (Schaffen des »Wir-Gefühls«) und Ihrer Patienten.

▪ **Entwicklung des Praxisleitbilds/-philosophie**

Machen Sie sich Gedanken dazu, wie Ihre Praxis idealerweise in fünf Jahren aussehen soll: Was wollen Sie in Zukunft an medizinischer Versorgung anbieten? Welche ethisch-moralischen Erwartungen werden an Sie gestellt?
- Schreiben Sie alle Ideen und Vorstellungen jeweils auf ein neues Blatt, und ordnen Sie diese anschließend nach Sachgruppen (Leistungen, Mitarbeiter, Organisation, etc.).
- Fassen Sie jede Idee in ein oder zwei Sätzen zusammen, und vergeben Sie passende Überschriften.
- Anschließend muss noch die visuelle Aufarbeitung erfolgen.

▪▪ **Beispiel eines Praxisleitbilds**
- Wir – das Praxisteam – machen für unsere Patienten Unmögliches möglich. Auch sind wir die Berater im Gesundheitswesen.
- Wir streben ein hohes Maß an Patientenzufriedenheit an, das wir durch ausführliche Patienteninformationen, gute Beratung, optimale Praxisplanung (geringe Wartezeiten) sowie transparente Behandlungswege erreichen.
- Wir achten sehr auf ein hohes fachliches Niveau, das in der Patientenberatung, aber auch in der Praxisplanung besonders wichtig ist. Dies erreichen wir durch eine kontinuierliche, im Voraus geplante Weiterbildung des gesamten Praxisteams.
- Wir sind bestrebt, ständig Verbesserungen und Neues zu erreichen, um uns im Markt XY optimal zu positionieren.
- Durch eine bereitwillige und positive Einstellung arbeiten wir gemeinsam mit unseren Patienten daran, unsere Ziele zu erreichen.

Ziele müssen smart formuliert sein:

- spezifisch
- messbar
- ausführbar/aktionsorientiert
- realistisch
- terminiert

3.4   Praxisziele

- **Zielformulierung**

Ausschlaggebend für Ihre Zielformulierung ist, dass Sie als Führungskraft **im Vorfeld** Ihre **Strategie** entwickeln. Also: Was genau wollen Sie bis wann erreichen? Hierbei geht es nicht nur um betriebswirtschaftliche Zahlen, sondern vielmehr auch um so genannte »weiche« Ziele wie z. B. die Verbesserung der Mitarbeiterzufriedenheit oder das Ambiente im Wartezimmer.

Bei der Formulierung Ihrer Ziele ist die konkrete, spezifische Formulierung ausschlaggebend für den Erfolg. Durch eine klare und konkrete Formulierung in nur **einem Satz** erreichen Sie die Transparenz Ihrer Ziele sowohl den Mitarbeiterinnen als auch Ihren Patienten gegenüber. Sie sollten darauf achten, das Sie Ihre Ziele immer **positiv formulieren**, da dies ein weiterer guter Motivationsfaktor sowohl für Ihre Mitarbeiterinnen als auch für Sie selbst darstellt (Beispiel: nicht »Wir wollen… nicht mehr tun«, sondern »Wir werden… tun«).

Wichtig ist es, dass Sie sich in allen Unternehmensbereichen Ziele setzen. Unterschieden werden hierbei:

- **Finanzielle Ziele** (z. B. Erhöhung des Umsatzes, Verbesserung der Gesamtrentabilität, Verbesserung der Kapitalrendite, Steigerung des Wachstums, etc.)
- **Kundenspezifische Ziele** (z. B. Gewinnung einer bestimmten Zahl von Neukunden, Erhöhung der Kundenzufriedenheit, Verbesserung der Kundenbindung, Verbesserung des Kundenservices, etc.)
- **Mitarbeiterbezogene Ziele** (Suche und Einstellung von höher qualifizierten Mitarbeiterinnen, Verbesserung der Zusammenarbeit der Mitarbeiter, etc.)

Bündeln Sie Aufgaben, indem Sie Ihre Ziele ordnen und Ihre Aktivitäten rationalisieren. Dies können Sie anhand der **ALPEN-Methode** durchführen:

- **A**ufgaben zusammenstellen
- **L**änge der Tätigkeit schätzen
- **P**ufferzeit für Unvorhergesehenes reservieren
- **E**ntscheidungen treffen (Prioritäten setzen, Kürzungen durchführen, delegieren von Aufgaben)
- **N**achkontrolle und Überprüfung (Wurden die Ziele tatsächlich erreicht? Muss ggf. die Vorgehensweise geändert werden? etc.).

Durch das regelmäßige Messen (**Controlling**) Ihrer Ziele erhalten Sie und Ihre Mitarbeiterinnen immer wieder wertvolle betriebswirtschaftliche und medizinische Informationen, die Ihnen eine weitere Optimierung ermöglichen.

Machen Sie einen Schritt nach dem anderen, und fangen Sie mit kleinen Schritten an, z. B. einfache und umsetzbare Managementaufgaben zu finden.

> **Rom wurde auch nicht an einem Tag erbaut!**

- - **Beispiele**
- »Durch teamorientiertes Arbeiten und klare Strukturen wollen wir gemeinsam verbesserte Qualität und Wirtschaftlichkeit erreichen.«
- »In der Zukunft wollen wir unsere Arbeitsabläufe reibungsloser gestalten und somit mehr Zeit für die Arbeit am Patienten zur Verfügung haben.«

> **Wenn man das Ziel nicht kennt, ist kein Weg der richtige!**

3.5   Umsetzung

Bei der Optimierung von Praxisprozessen geht es in erster Linie darum, Ihre Mitarbeiterinnen und sich selbst von administrativen Tätigkeiten zu entlasten, um mehr Zeit für medizinische (»wertschöpfende«) Tätigkeiten zu haben. Ausschlaggebend ist hierzu die Prozessanalyse, bei der die Aufgaben und Zuständigkeiten verteilt werden, Ihr Personal entsprechend qualifiziert (Schulungen) und motiviert wird. Sie sollten Ihre Dokumente überprüfen und abwägen, welche Leistungen »outgesourct« werden können und welche Sach- und Hilfsmittel effizient sind. Dadurch stärken Sie Ihr Vertrauenspotenzial und erreichen unmittelbar eine Optimierung Ihrer Ergebnisqualität.

> »Mit Hilfe von Sprache, Logik und schlicht und einfach gesundem Menschenverstand sind die entscheidenden Punkte herauszufinden und eine konkrete Vorgehensweise festzulegen.« (A. Lincoln)

■ **Erstellen der sechs »magischen« Ordner**
Für das (einfache) Umsetzen des Qualitätsmanagements in Ihrer Praxis empfehlen wir, dass Sie sich folgende sechs Ordner anlegen:

— **Ordner 1**
Das Qualitätsmanagementhandbuch.

— **Ordner 2**
Archiv des Qualitätsmanagementhandbuchs; hier ist es wichtig, den gleichen Aufbau wie bei Ihrem aktuellen Handbuch beizubehalten. Es dient als Ablage für »ausgediente« Dokumente, die Sie mit »alt« beschriften und mit Datum und Handzeichen/Unterschrift abzeichnen sollten.

— **Ordner 3**
Fortbildungen; dieser Ordner sollte Kopien sowohl der Fortbildungsbescheinigungen Ihrer Mitarbeiterinnen als auch Ihrer eigenen Fortbildungsbescheinigungen enthalten.

— **Ordner 4**
Teambesprechungen; in diesen Ordner gehören die Protokolle von Ihren Besprechungen mit den Mitarbeiterinnen (Meetings/Teambesprechungen). Ein Beispiel eines Protokollaufbaus ist auf S. 153 dargestellt.

— **Ordner 5**
Formularordner; dieser Ordner sollte alle internen und externen Formulare enthalten. Ihre internen Formulare erhalten eine Durchnummerierung (z. B. für Formular 1 »F-01« oder für Formulare aus dem Bereich Anmeldung »F-AN-01«). **Tipp:** Notieren Sie hier gleich die Bezugsquelle zu den einzelnen Formularen

(Speicherort auf dem PC oder Bestellung bei XY, etc.).

— **Ordner 6**
Nachweisordner; in diesen Ordner werden z. B. die Fehlersammellisten und die Auditberichte abgeheftet.

■ **Dauer der Einführung und Pflege des QM**
Vom Zeitrahmen her ist bei der Einführung eines Qualitätsmanagementsystems in der Praxis mit einer Dauer von ca. 9–12 Monaten zu rechnen. Hierbei ist eine Arbeitszeit z. B. der Qualitätsmanagementbeauftragten (QMB) von etwa 5–6 Stunden in der Woche eingerechnet. Die anschließende Pflege Ihres eingeführten Qualitätsmanagementsystems bedarf dann noch eines Zeitfaktors von etwa 1–1,5 Stunden pro Woche.

3.5.1 Audit

Das Audit (audire = lat. »hören«) wird in Prozess- und Systemaudit unterschieden. Das **Prozessaudit** (medizinisches Audit) befasst sich mit den bestehenden externen und internen Leitlinien, die dann im Audit mit den tatsächlichen Behandlungsabläufen abgeglichen werden. Das **Systemaudit** hingegen beinhaltet die systematische Prüfung einzelner Teile des bestehenden Qualitätsmanagementsystems.

■ **Vorbereitung/Durchführung**
Die Vorbereitung eines Audits erfolgt immer durch die verantwortliche Mitarbeiterin in Form eines Auditplans (ist vorgeschrieben). Bei der Durchführung des Audits wird dann ein Punkt der Audit-Checkliste nach dem anderen bearbeitet und anschließend im Auditbericht dokumentiert. Abweichungen müssen Sie in einem separaten Abweichungsbericht dokumentieren und mit Verantwortlichkeiten und Zeiten (also: bis wann soll es geändert werden/sein?) versehen.

Die Durchführung von Audits erfolgt einmal im Jahr.

Schritte, die für ein bestmögliches Qualitätsmanagement beachtet werden sollten

- Sie als Praxischef tragen die **Verantwortung.** (Formulierung der Qualitätsjahresziele und Setzen von Maßnahmen; Managementbewertung)
- Ohne **Dokumentation** geht es nicht. (Qualitätsmanagementhandbuch: Maßnahmen, Verfahrensanweisungen, Arbeitsanweisungen, etc. schriftlich und für Dritte verständlich dokumentieren)
- **Orientierung** auf Patienten und Informationen (Ermitteln der Patientenbedürfnisse: Patientenbefragungen, Beschwerdebriefkasten)
- Verteilung von **Verantwortlichkeiten** und **Befugnissen**

- (Verantwortlichkeitsmatrix)
- **Interne Kommunikation** (sehr wichtig) (Teambesprechungen – Vor- und Nachbereitung)
- Geförderte **Mitarbeiter** sind die besten Mitarbeiter. (Erstellen von Mitarbeiterprofilen, Kurzbesprechungen, Vier-Augen-Mitarbeitergespräch)
- Festlegen der **medizinischen Dienstleistungen** (präzise Verfahrens- und Arbeitsanweisungen festlegen und dokumentieren)
- Gezielte **Förderung kundenbezogener Prozesse** (Patienten- und Einzelbefragungen, Beschwerdemanagement einrichten und regelmäßig auswerten, KVP

- = Kontinuierlicher Verbesserungsprozess)
- Abteilung **Beschaffung** (Aufstellen von Kriterien zur Auswahl geeigneter Lieferanten; regelmäßige Überprüfung)
- Eindeutige **Kennzeichnung** (Untersuchungsmaterial von Patienten, Röntgenbilder, Sonografieaufzeichnungen, etc.)
- Sicherung des **Kundeneigentums** (Kennzeichnung des Kundeneigentums)
- **Messen, Analysieren und Verbessern** (Ermittlung von Zahlen, Daten und Fakten; systematische, geplante Umsetzung)

3.5.2 Handbuch

Das Qualitätsmanagementhandbuch steht im Zentrum der Tätigkeiten, mit denen Sie ein Qualitätsmanagementsystem in Ihre Praxis einführen. Es ist sozusagen das »Fundament« Ihrer Arbeit. Das Qualitätsmanagementhandbuch unterteilt sich immer in **drei Hauptbereiche**:

- **Managementprozesse (Führungsprozesse)**
  - Qualitätsziele und -politik
  - Interne Audits
  - Managementbewertung
  - Ressourcenplanung
  - Infrastruktur
  - Ständige Verbesserung
- **Kernprozesse**
  - IGeL
  - Abrechnung
  - Untersuchung
  - Therapie
  - Gesundheitsförderung
  - Diagnostik
  - Vorbeugung
  - Prävention
  - Notfallmanagement

- **Unterstützende Prozesse**
  - Messung der Kundenzufriedenheit
  - Überwachung von Prozessen
  - Überwachung von Dienstleistungen
  - Datenanalyse
  - Beschaffung
  - Lenkung von Messmitteln
  - EDV
  - Archivierung

Im Vorspann des Qualitätsmanagementhandbuchs geht es vornehmlich um Ihre Praxisziele und Ihr Praxisleitbild sowie um Stellenbeschreibungen und die Organisation. Ebenso Bestandteil des Vorspanns ist die auf S. 179 aufgeführte Verantwortlichkeitsmatrix. Zu den Prozessbeschreibungen und Verfahrensanweisungen (VA) gehören z. B. die schnittstellenbezogenen Darstellungen der Prozesse (z. B. Durchlauf des Patienten in der Praxis) sowie die grafischen Darstellungen von Abläufen (z. B. durch Flussdiagramme). Checklisten (CL) und Arbeitsanweisungen (AA) müssen Sie immer detailliert und arbeitsplatzbezogen beschreiben.

Das Handbuch hilft Ihnen bei der bestmöglichen Einarbeitung neuer Mitarbeiterinnen, dient

Dr. med. Mustermann	QM - Handbuch	Datei:	Seite:
Musterweg 1 12345 Musterstadt Tel.: 0123 – 12345 Fax.: 0123 – 12346 Mustermann@mustermann.de		Version:	Stand:

Abb. 3.3 Kopfzeile

Autor:	Kenntnisnahme:	Freigegeben:
Erstellt:	Geprüft:	

Abb. 3.4 Fußzeile

aber v. a. auch der Nachvollziehbarkeit, zum Nachlesen, zum Klären von Fehlern und der gesetzlichen Absicherung durch die strikte Dokumentation.

Ein Beispiel für ein Inhaltsverzeichnis eines QM-Handbuches ist auf S. 180 beigefügt.

Am sinnvollsten ist es, dieses Handbuch von Beginn an in elektronischer Form zu erstellen. Dies ermöglicht Ihnen ohne großen Aufwand die Aktualisierung auf den neuesten Stand. Auch können Sie Ihre Praxisdokumente (aus Ihrer EDV) ohne Schwierigkeiten direkt mit einbinden.

■ **Kopf- und Fußzeilen**

Für den Aufbau der QM-Dokumente ist im Handbuch eine Kopf- und Fußzeile vorgeschrieben (■ Abb. 3.3 und ■ Abb. 3.4).

3.5.3 Checklisten

Checklisten sind so genannte Ablaufkontrollen und das »A« und »O« in Bezug auf das im Qualitätsmanagement so wichtige **Controlling**. Durch gut konzipierte Checklisten können Sie Zeit und Kosten in Ihrer Praxis sparen. Sie können Schwachstellen schnell beseitigen, Qualitätsstandards sichern, Effektivität steigern, Arbeitsabläufe kontinuierlich verbessern (KVP), eine Absicherung für mögliche

Rechtsstreitigkeiten erzielen oder aber dies auch einfach als Werbevorteil beim Marketing nutzen.

Checklisten können Sie z. B. zu folgenden Themen erstellen (Muster für diese Checklisten sind im ▶ Anhang beigefügt):

- Telefonkommunikation
- Analyse der Patientenstruktur
- Teambesprechung/Meeting (S. 152)
- Stellenangebot für eine neue Mitarbeiterin (S. 181)
- Einarbeitung einer neuen Mitarbeiterin (S. 182)
- Patientenbroschüren (S. 183)
- Telefon (S. 184)
- Fehleranalyse (S. 187 und S. 188)
- Leistungsspektrum der Praxis (welche Leistung ist für welches Klientel vorgesehen?)
- Patientenbefragung zur Bedarfsermittlung
- Störliste (wer darf Sie während der Sprechstunde z. B. telefonisch stören – differenziert nach Personen und Anliegen?)
- Praxisbeginn (vom Aufschließen der Praxis bis zum ersten Patienten)
- Praxisende (vom Aufräumen über Anrufbeantworter besprechen und einschalten bis hin zum Abschließen der Praxis)
- Kostenkalkulation
- klassischer Durchlauf eines Patienten in Ihrer Praxis (von der telefonischen Anmeldung bis

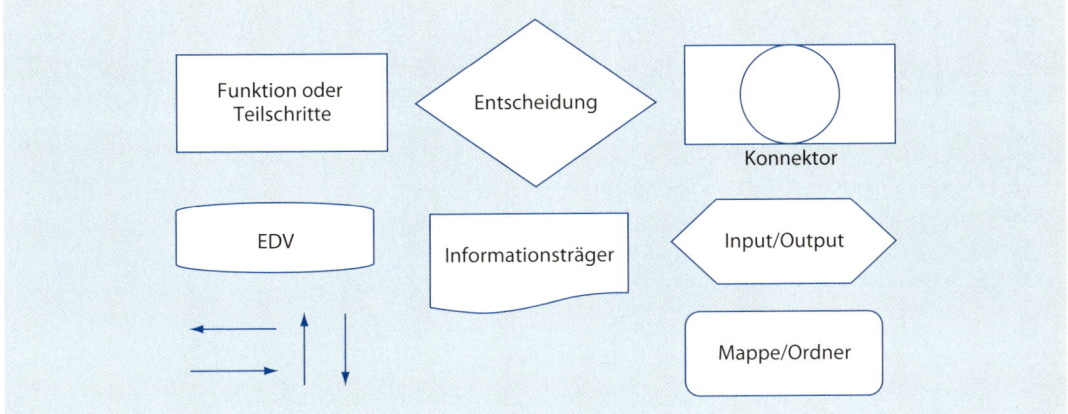

▣ **Abb. 3.5** Formenvorgaben

zum Verlassen der Praxis, neue Terminverein-
barung)
– Notfallplan (klassifizieren nach »sofort«, »hat
  zehn Minuten Zeit« oder »Normalpatient«
  inkl. einer Liste, wie sich bei Ihnen »sofort«,
  »Normalpatient«, etc. definieren)
– Zahlungsmöglichkeiten

Einen **höheren Controllingeffekt** erzielen Sie,
wenn Sie sich oder Ihren QMB diese Checklisten
nach der Erledigung durch Ihre Mitarbeiterinnen
vorlegen lassen und anschließend in den dafür vorgesehen Ordner abheften.

3.5.4 Verfahrens- und Arbeitsanweisungen

Verfahrens- und Arbeitsanweisungen sind prozess-
bezogene Beschreibungen der Abläufe bzw. des
Vorgehens in bestimmten Situationen, individuell
auf Ihre Praxis abgestimmt. Sie können sowohl als
Text als auch in Form von grafischen Prozessdoku-
mentationen vorliegen. Die grafische Darstellung
der Prozesse erfolgt anhand vorgegebener Formen
(▣ Abb. 3.5). Ein Beispiel jeweils bezogen auf Ver-
fahrens- bzw. Arbeitsanweisungen finden Sie auf
S. 186 (Verfahrensanweisung – Annahme Patient)
und S. 168 (Arbeitsanleitung – einheitliche Patientenkommunikation).

3.5.5 Kontinuierlicher Verbesserungs- prozess (KVP)

Der kontinuierliche Verbesserungsprozess (KVP)
ist ein Kernelement jedes Qualitätsmanagementsystems. Hierbei geht es um das Treffen von Kor-
rektur- und Vorbeugungsmaßnahmen bei Fehlern.

> **Tipp**
>
> Fehler (besser: Abweichungen vom Stan-
> dard) sollten Sie in Ihrer Praxis immer als eine
> Chance und nicht als Bedrohung sehen, denn
> aus Fehlern lernt man erfahrungsgemäß am
> meisten.

Folgende **Instrumente** können Sie zur Korrektur
und/oder Prävention einsetzen:
– **Beschwerdemanagement**
  Die Installation eines Verfahrens, das Ihre
  Patienten ermutigt, ihre Beschwerden auch
  abzugeben.
– **Vorschlagswesen**
  Anregung des Verbesserungspotenzials der
  Mitarbeiterinnen (Prämiensystem, etc.). Las-
  sen Sie Ihre Mitarbeiterinnen zu den persönli-
  chen Fehlern immer eigene Verbesserungsvor-
  schläge machen.
– **Benchmarking**
  Dies ist die Möglichkeit, Schwachstellen und
  Fehler durch Vergleiche mit anderen Praxen

Sachverhalt	A	B	E	RPZ
Problem: Häufige Stürze von Patienten im Pflegeheim	7	8	10	560
Einführung der Maßnahme: Patient wird fixiert und darf nur in Begleitung unterwegs sein (Nachteil: Verlust der Lebensqualität)	7	8	1	56
Einführung der Maßnahme: Einsatz von Hüftprotektoren (Vorteil: Lebensqualität bleibt fasst unverändert)	7	2	10	140

○ **Tab. 3.1**   Berechnung der Risikoprioritätenzahl (RPZ)

frühzeitig zu erkennen und zu verringern bzw. zu vermeiden.

■ Umgang mit Fehlern/Abweichungen vom Standard

Fehler sind im Qualitätsmanagement alle Abweichungen vom Sollzustand (Ungenauigkeiten in Praxisabläufen mit Auswirkungen auf die Patienten, die Zusammenarbeit im Team oder auch die Wirtschaftlichkeit Ihrer Praxis). Wichtig ist es, dabei immer zu analysieren, worin die Ursache für die Abweichung liegt. Erst durch die Analyse erhalten Sie erste Hinweise auf mögliche effektive Verbesserungsmaßnahmen.

■■ Risikobeurteilung

Das Risiko der Fehlerwahrscheinlichkeit lässt sich durch die so genannte **Risikoprioritätenzahl (RPZ)** berechnen, bewerten und anschließend einstufen. Folgende **Formel** dient dieser Berechnung:

$$A \times B \times E = RPZ$$

A = Auftrittswahrscheinlichkeit des Fehlers
B = Bedeutung (Schadenhöhe)
E = Entdeckungswahrscheinlichkeit des Fehlers

Ein nicht ganz ernst zu nehmendes, aber deutliches **Beispiel** aus dem Bereich der Altenpflege im Pflegeheim zeigt ○ Tabelle 3.1. Je höher hier die Risikoprioritätenzahl, desto dringlicher ist die Änderung der Vorgehensweise oder der Gegebenheiten, um die Fehlerwahrscheinlichkeit bzw. Schadenshöhe zu reduzieren.

■■ Ursachenermittlung

Wichtig ist im Umgang mit Abweichungen vom Standard die Dokumentation und gleichzeitige Nennung von möglichen Ursachen sowie Maßnahmen zur Schadensbegrenzung bzw. möglicher Korrekturmaßnahmen. Stellen Sie sich also die Fragen:

- Was ist geschehen, und welche Auswirkungen hat es gehabt?
- Was sind mögliche Ursachen für die aufgetretenen Abweichungen (Fehler)?
- Welche Maßnahmen können getroffen werden, damit diese Abweichung (Fehler) in Zukunft verhindert werden kann?

Auf S. 185 und S. 187 sind bereits vorgefertigte Formulare beigefügt (»Checkliste zur Fehleranalyse« und »Dokument Abweichung vom Standard«). Weitere Dokumentenvorlagen finden Sie im ► Anhang zu folgenden Themen:

- Planung für die Umsetzung von Veränderungen (S. 189)
- Anforderungsprofil Mitarbeiterin (S. 190)
- Schulungsplan (S. 191)
- Stellenbeschreibung (S. 192)
- Eignung für ambulante Operationen (S. 193)

3.6   Fazit

Qualitätsmanagement in die Praxis einzuführen ist ein guter Weg, der sich sowohl aus wirtschaftlicher, aber vor allem auch aus menschlicher Sicht mehr als lohnt. Sie optimieren Ihre Praxisabläufe zum Vorteil Ihrer Patienten und Mitarbeiterinnen. Wer möchte nicht gerne gleich das richtige Formu-

Tab. 3.2 Verhaltensweisen	
Verhalten ohne QM	**Verhalten mit QM**
Wer ist Schuld?	Was ist Schuld?
Jeder hofft, dass jemand anderes sich »darum« kümmert.	Es werden Verantwortlichkeiten vergeben (Verantwortlichkeitsmatrix).
Jeder fragt sich: »Und was habe ich davon?«	Hier geht es darum: Wie bringt uns das alle weiter?
Jeder achtet darauf, Fehler möglichst zu vertuschen.	Hier sind Fehler »Schätze«!
Die Mitarbeiterinnen wissen häufig nicht, wie der Chef sie einschätzt.	Mitarbeitergespräche ermöglichen Transparenz – auch die Leitung darf beurteilt werden.

lar in der Hand haben und somit entlastet werden, um nicht die doppelte Arbeit machen zu müssen? Einen weiteren positiven Nebeneffekt wiederum erzielen Sie dadurch, dass Ihre Patienten ihr Vertrauen in die Praxis, in Sie als Arzt und in Ihre Mitarbeiterinnen aufbauen. Dieses Vertrauen ist die Grundvoraussetzung des effektiven ärztlichen Handelns.

Auch werden Fehler (Abweichungen vom Standard) hierdurch vermieden bzw. die Kosten für die Regulierung einer Abweichung gering gehalten oder sogar ebenfalls vermieden.

Durch das Einführen des Qualitätsmanagements erreichen Sie eine positive Entwicklung im Verhalten Ihres Teams und Ihnen als Leitung gegenüber (Tab. 3.2).

Sicherlich lassen sich die Ziele nicht alle auf einmal umsetzen. Wichtig ist, dass Sie sich von Anfang an für alle Veränderungen feste Termine setzen und kurze, nachvollziehbare Umsetzungsschritte abstecken!

> **Auch die längste Reise beginnt mit dem ersten Schritt.**

Abschließend möchten wir Ihnen noch einmal ans Herz legen, dass das Einführen des Qualitätsmanagements Zeit und Geld kostet. Dieser Aufwand ist jedoch im Vergleich zu den Kosten bei entstandenen Fehlern (finanziell, aber auch auf menschlicher Seite) relativ gering.

Rechtliche Grundlagen

Thomas Girr

4.1   Einführung

»Wir Ärzte sind keine Kaufleute und unsere Patienten keine Kunden« mahnte der scheidende Präsident der Bundesärztekammer Prof. Dr. med. Jörg-Dietrich Hoppe in seiner Eröffnungsrede zum 114. Ärztetag Ende Mai 2011 in Kiel. Dem ist uneingeschränkt beizupflichten. Das Vertrauen des Kranken darf nicht zum reinen Profitstreben ausgenutzt werden. Aber auch Schwerstkranke haben Anspruch auf Information zu medizinisch sinnvollen oder medizinisch vertretbaren Leistungen. Seriöse IGeL dienen dem Interesse des Patienten, aber auch dem Interesse des Gesunden, wie die Entstehungsgeschichte der IGeL offenbart. Ursprünglich wurde mit dem Begriff »IGeL (individuelle Gesundheitsleistungen)« nur die Selbstzahlerleistung von der zu Lasten der gesetzlichen Krankenversicherung (GKV) zu erbringenden Leistung abgegrenzt. Inzwischen werden damit all die **ärztlichen Leistungen** bezeichnet, die der Patient wünscht, der Arzt aber nicht zu Lasten eines Kostenträgers erbringen kann/muss bzw. deren Kosten der Patient von keinem Kostenträger erstattet erhält. Dazu gehören u. a. neue Diagnose- und Behandlungsverfahren oder solche der Alternativmedizin, die auch in der privaten Krankenversicherung längst nicht alle erstattet werden.

Die enge Bindung der Vertragsärzte an den Leistungskatalog der GKV ist inzwischen ständige Rechtsprechung des Bundessozialgerichts (BSG) (Urteil vom 28.02.2008, Az. B 1 KR 15/07 R; Urteil vom 13.10.2010, Az. B 6 KA 47/09 R). Neue Untersuchungs- und Behandlungsmethoden dürfen Vertragsärzte grundsätzlich erst dann zu Lasten der GKV anwenden, wenn der Gemeinsame Bundesausschuss deren **medizinischen Nutzen** festgestellt hat. Dagegen duldete das Bundessozialgericht die Verordnung von Arzneimitteln außerhalb ihrer zugelassenen Indikation innerhalb des mit »**off-label-use**« bezeichneten Korsetts, dessen konturlosen Voraussetzungen nur schwer erfüllbar sind.

Hierdurch wurde den gesetzlich Krankenversicherten die medizinisch notwendige Behandlung zu Lasten der Krankenkassen vorenthalten, für deren Krankheit weder eine anerkannte Therapie und/oder ein für diese Indikation zugelassenes Arzneimittel verfügbar war, obwohl auch diese Versicherten, soweit sie berufstätig waren, wie alle übrigen Versicherten Beiträge in das System einzahlten. Diese Patienten erlebten eine »**Zwei-Klassen-Medizin**« innerhalb der GKV, denn es blieb ihnen nur die Behandlung als Selbstzahler, wenn die Anforderungen für einen zulässigen »off-label-use« nicht nachgewiesen werden konnten, vorausgesetzt, sie verfügten über die nötigen finanziellen Mittel.

Erst das Bundesverfassungsgericht (BVerfG) federte diese restriktive Rechtsprechung ab (BVerfG Beschluss vom 06.12.2005 Az. 1 BvR 347/98) und stellte den **Grundsatz** auf, dass es gegen die grundgesetzlich garantierte allgemeine Handlungsfreiheit, das Sozialstaatsprinzip und das Grundrecht auf Leben verstößt, wenn einem gesetzlich Krankenversicherten die Kostenübernahme für die Behandlung seiner lebensbedrohlichen oder regelmäßig tödlich verlaufenden Erkrankung verweigert wird, für die keine allgemein anerkannte, dem medizinischen Standard genügende Behandlung zur Verfügung steht, aber eine ärztliche Behandlungsmethode angewendet wird, bei der eine nicht ganz entfernt liegende Aussicht auf Heilung oder auf eine spürbar positive Entwicklung der Krankheit besteht.

Das BSG griff diese Maßgaben erstmals in seinen Entscheidungen vom 04.04.2006 auf (Aktenzeichen B 1 KR 12/05 R sowie B 1 KR 12/04 R und B 1 KR 7/05 R) und arbeitete die Fallgestaltungen aus, bei denen es aus Sicht der Bundesrichter in Konsequenz der Entscheidung des Bundesverfassungsgerichts zu einer **Änderung** der bisherigen Rechtsprechung des BSG kommen kann.

Richtschnur ist seitdem: »Je schwerwiegender und hoffnungsloser« die Erkrankung, desto geringer die Anforderungen an die »ernsthaften Hinweise« auf einen nicht ganz entfernt liegenden Behandlungserfolg. Dies hat das BSG zuletzt wieder mit Urteil vom 13.10.2010 (Aktenzeichen B 6 KA 47/09 R) bestätigt. Erkrankungen aber, die »lediglich« eine erhebliche Beeinträchtigung der Lebensqualität bewirken (z. B. Multiple Sklerose) unterliegen weiter den strengen, ursprünglich aufgestellten Maßstäben (zuletzt u. a. BSG-Urteil vom 27.03.2007, Az. B 1 KR 17/06 R).

Damit haben zumindest die GKV-Versicherten, deren seltene Erkrankung lebensbedrohlich ist oder regelmäßig tödlich verläuft, Aussicht auf eine Kostenübernahme durch die GKV. Gleichwohl aber ist auch in diesen Fällen die Behandlung so lange als **Selbstzahlerleistung** (»IGeL«) auf GOÄ-Basis (Gebührenordnung für Ärzte) abzurechnen, bis der Patient unter Berufung auf diese Rechtsprechung *und § 2 a SGB V* die Kostenübernahme gegenüber seiner Krankenkasse ggf. vor Gericht durchgesetzt hat.

4.2   Behandlungsvertrag

4.2.1   Der Privatpatient

Der Arzt-Patienten-Vertrag ist grundsätzlich ein **Dienstvertrag** (§§ 611 BGB ff.), der den Arzt zur fachgerechten (nicht zur erfolgreichen!) Behandlung und den Patienten zur Bezahlung der Behandlung verpflichtet.

Auch die zahnärztliche Leistung erfolgt auf der Grundlage eines Dienstvertrags. Werkvertragsrecht (§§ 631 ff. BGB) kommt nur in Betracht, wenn eine reine Werkleistung geschuldet ist, wie z. B. die Herstellung eines Zahnersatzes (das Eingliedern dagegen ist wiederum Dienstleistung). Bricht z. B. die neue Oberkieferprothese infolge schlechter Qualität der Materialien, ist die Bruchstelle fachgerecht zu beseitigen oder die Prothese neu herzustellen, wenn sich die Bruchstelle nicht anders beseitigen lässt. Bezahlen muss der Patient nur einmal, nämlich die fertige und mangelfreie Prothese.

4.2.2   Der gesetzlich Krankenversicherte

Auch mit dem gesetzlich Krankenversicherten schließt der Arzt einen Dienstvertrag. Nur kann der Arzt von diesem für medizinisch notwendige Leistungen aus dem Leistungskatalog der GKV – außer in den gesetzlichen und/oder den im Bundesmantelvertrag-Ärzte bzw. Bundesmantelvertrag-Ärzte/Ersatzkassen vorgesehenen Fällen (z. B. die Praxisgebühr) – **keine (Zu-)Zahlung** verlangen.

4.2.3   Der minderjährige Patient

Erscheint der Minderjährige in der Praxis in Begleitung der Eltern, schließen diese den Arztvertrag für das Kind als so genannten **»Vertrag zugunsten Dritter«** (§ 328 BGB). Dann hat der Minderjährige gegen den Arzt den Anspruch auf Behandlung, während der Arzt sein Honorar von den Eltern einfordert.

Aber auch Minderjährige ohne Begleitung ihrer Eltern sind keine ungewöhnliche Kundschaft. Piercen ist »in« (▶ Exkurs), und viele Auslandsreisen erfordern bestimmte Impfungen. Wer das siebte Lebensjahr vollendet hat, aber noch nicht 18 Jahre alt ist, ist minderjährig und damit nur **beschränkt geschäftsfähig** (§ 106 BGB). Beschränkt geschäftsfähig sind Minderjährige deshalb, weil sie grundsätzlich Verträge nur dann wirksam schließen können, wenn ihre Erziehungsberechtigten dazu zuvor eingewilligt haben (§ 107 BGB). Das gilt auch für IGeL-Verträge.

Eine Ausnahme bildet der so genannte **Taschengeldparagraf** (§ 110 BGB), der besagt, dass der Vertrag als von Anfang an wirksam gilt, wenn der Minderjährige die Leistung aus Mitteln bezahlt, die ihm zu diesem Zweck oder zur freien Verfügung (Taschengeld) überlassen worden sind. Das gilt für die Geschäfte des täglichen Lebens mit nicht erheblichem Wert, wobei die Wertgrenze zwar nicht genau definiert, aber wohl bis 100 € anzusiedeln sein dürfte. Aber auch bei den ihm zur freien Verfügung überlassenen Mitteln (Taschengeld) muss der Minderjährige sich bei dem konkreten Geschäft, das er abschließt, im Rahmen des »Vernünftigen« bewegen. Aber **Vorsicht:** Eine Schönheitsoperation (z. B. Brustvergrößerung), die sich eine 15-Jährige über Jahre angespart hat, gehört nicht dazu. Das Piercen ist ein Grenzfall. Es macht wohl einen Unterschied, ob ein 16-Jähriger sich ein Loch für einen Ohrstecker »schießen« lässt oder zehn und mehr Stecker im ganzen Gesicht verteilt bzw. als Intimschmuck anbringen lässt.

▪▪ Exkurs: Piercing
Als gewerbliche Leistung genügt dem »Piercer« bzw. »Tätowierer« ein Gewerbeschein. Auch jeder

Fallbeispiel

Der 16-jährige Hans will die Schule aufgeben, »aussteigen« und durch die Welt tingeln. Die Eltern würden toben, wüssten sie davon. Hans bittet Dr. A., der von einer Urlaubsreise ausgeht und die Einwilligung der Eltern vermutet, um die Impfprophylaxe für eine Afrikareise und erhält diese nach ordnungsgemäßer Aufklärung. Dr. A. schickt Hans die Rechnung nach Hause. Die Eltern finden diese, sind außer sich,

berufen sich auf die Minderjährigkeit des Sohnes und darauf, dass sie nie ihre Einwilligung zur dieser Behandlung, die das »Abhauen« vorbereiten soll, erteilt haben und auch nicht erteilen werden. Die Genehmigung ist damit verweigert, der zunächst schwebend unwirksame Behandlungsvertrag hierdurch endgültig unwirksam, und der Honoraranspruch entfällt.

Dr. A. kann aber nicht auch noch eine fahrlässige Körperverletzung vorgeworfen werden, weil der 16-jährige Hans aufgrund der ordnungsgemäßen Aufklärung die Vor- und Nachteile der Reiseprophylaxe für sich abwägen konnte und damit wirksam in die Behandlung eingewilligt hat.

Strafrechtlich belangbar ist Dr. A. nicht; er bekommt »nur« kein Honorar.

Arzt ist berechtigt, ohne Bindung an eine Fachrichtung zu Piercen. Das unterstreicht die jüngste Entscheidung I des Bundesverfassungsgerichts (Beschluss vom 11.02.2011, Az. 1 BvR 2383/10), wonach Tätigkeiten in geringem Umfang außerhalb des Fachgebietes zulässig sind. Hierauf reagierte der 114. Ärztetag 2011 und beschloss eine Neufassung des § 2 Absatz 3 Musterberufsordnung. Die Neufassung lautet:

» (3) Eine gewissenhafte Ausübung des Berufs erfordert insbesondere die notwendige fachliche Qualifikation und die Beachtung des anerkannten Standes der medizinischen Erkenntnisse. «

Entschieden hatte das Bundesverfassungsgericht über schönheitschirurgische Eingriffe zur Brustvergrößerung bzw. Straffung des Bauchs und der Oberarme durch einen Mund-, Kiefer und Gesichtschirurgen. Den geringen Umfang sah das Bundesverfassungsgericht bei einem Anteil von 5 % fachfremder Leistungen überschritten. Das Urteil ist aber selbstverständlich nicht auf das GKV-System übertragbar. Dort sind und bleiben fachfremde Leistungen nicht abrechenbar.

Mit Ausnahme der »Taschengeldverträge« sind alle den Minderjährigen zu einer Leistung verpflichtenden Verträge einwilligungspflichtig. Fehlt die vorherige Einwilligung der Erziehungsberechtigten zu dem Vertrag, ist dieser schwebend unwirksam geschlossen. Wird später die Genehmigung durch die Erziehungsberechtigten erteilt, wird der Vertrag wirksam. Wird die Genehmigung dagegen verweigert, ist der Vertrag mit dem Minderjährigen endgültig unwirksam – der Honoraranspruch des Arztes entfällt.

Minderjährige, die das siebte Lebensjahr hingegen noch nicht vollendet haben, sind geschäftsunfähig (§ 104 BGB). Verträge mit Geschäftsunfähigen sind unwirksam und können auch nicht durch eine Genehmigung wirksam werden.

Wer ganz sicher gehen will, lässt sich bei Minderjährigen die **schriftliche Einwilligung** des/der Erziehungsberechtigten vor dem IGeL vorlegen. Es müsste aber mit etwas Fingerspitzengefühl auch genügen, dies nur in Grenzfällen zu fordern.

Welche Folgen hat die verweigerte Genehmigung?

▪▪ Exkurs: Einwilligungsfähigkeit

Die **Geschäftsfähigkeit** ist nicht mit der **Einwilligungsfähigkeit** zu verwechseln. Die Einwilligungsfähigkeit setzt keine Geschäftsfähigkeit voraus! Daher kann auch der Minderjährige wirksam in eine Behandlung einwilligen. Er muss dazu nur über die nötige geistige Reife und Einsichtsfähigkeit verfügen, um den Nutzen und das Risiko der Behandlung für sich abzuwägen. Auf dieser Grundlage kann der Minderjährige seine selbstbestimmte Entscheidung treffen. Auch ohne einen wirksamen Vertrag zu schließen, kann der Minderjährige wirksam in die Behandlung einwilligen.

Wer kann wirksam einwilligen (»Faustregel«)?

- **Bei Kindern** (< 14 Jahre)
  - Regelmäßig die Sorgeberechtigten
- **Bei Heranwachsenden** (≥ 14–18 Jahre)
  - Bei ausreichender Einsichtsfähigkeit: der Jugendliche
  - Anderenfalls die Sorgeberechtigten
- **Bei Volljährigen** (> 18 Jahre)
  - Bei ausreichender Einsichtsfähigkeit: der Volljährige, auch im hohen Alter
  - Fehlt ausreichende Einsichtsfähigkeit: nur der Betreuer oder eine Person, die von dem Betroffenen für »ärztliche Maßnahmen« (§ 1904 BGB) rechtzeitig eine wirksame Vorsorgevollmacht erteilt bekommen hat

---

4.2.4 Der volljährige Geschäftsunfähige

Wer das 18. Lebensjahr vollendet hat, ist voll geschäftsfähig. Mit einem Geschäftsfähigen geschlossene Verträge sind wirksam, es sei denn, der Geschäftsfähige befindet sich in einem seine Geschäftsfähigkeit wieder ausschließenden Zustand (z. B. Drogenkonsum, Alkohol, Psychopharmaka, Demenz).

Für den volljährigen Geschäftsunfähigen ist ein nach dem Betreuungsrecht beizuordnender **Betreuer** beim Amtsgericht (Abt. Vormundschaftsgericht) zu beantragen, es sei denn, der Betroffene hat noch zu Zeiten klaren Verstandes (im Zustand der Geschäftsfähigkeit) bereits einer Vertrauensperson eine **Vorsorgevollmacht** erteilt. Diese Vorsorgevollmacht muss für den Bereich der Heilbehandlung den gesetzlichen Anforderungen (§§ 1904 ff. BGB) genügen. Eine pauschale »Generalvollmacht« reicht nicht.

Das Gesetz stellt den volljährigen Geschäftsunfähigen zu seinem Schutz einem noch nicht siebenjährigen Kind gleich.

Ein in diesem Zusammenhang weit verbreiteter Trugschluss ist, dass **Ehegatten** allein aufgrund der Heirat einander in allen Lebenslagen vertreten könnten. Man kann lediglich den anderen bei den Geschäften des täglichen Lebens mit verpflichten (§ 1357 Abs. 1 BGB »Schlüsselgewalt«). Tankt z. B.

ein Ehegatte, ohne Geld dabei zu haben, kann die Tankrechnung auch von dem anderen Ehegatten eingeklagt werden, selbst wenn dieser beim Tanken nicht dabei war.

Eine weitergehende umfassende Mitverpflichtung oder gar Vertretung ist nicht möglich. Wird ein Ehegatte geschäftsunfähig, muss gleichfalls ein Betreuer bestellt werden, oder es besteht eine wirksame Vorsorgevollmacht.

Daher macht es einen erheblichen **Unterschied**, ob der 16-jährige Hans aus dem Fallbeispiel oben ohne Einwilligung und Genehmigung der Eltern oder ein 55-jähriger geschäftsunfähiger Dementer (für den ein Betreuer bestellt und angeordnet ist, dass der Betreute Verträge nur mit Einwilligung seines Betreuers schließen kann) ohne Einwilligung des Betreuers von Dr. A. die Reiseprophylaxe verlangt und erhält! In beiden Fällen kommt kein wirksamer Behandlungsvertrag zustande, es besteht also kein Honoraranspruch.

Der 16-Jährige hatte aber die geistige Reife, um nach der Aufklärung durch Dr. A. wirksam in die Behandlung einwilligen zu können. Verfügt der 55-jährige geschäftsunfähige Demente nicht mehr über die nötige Reife und Einsichtsfähigkeit (Einwilligungsfähigkeit), kann er nicht wirksam in die Behandlung einwilligen. Die Behandlung bleibt daher ohne rechtfertigende Einwilligung und damit eine rechtswidrige **Körperverletzung**.

Seit dem Urteil des Reichsgerichts vom 13.06.1893 (RGSt 25, 375) erfüllt die ärztliche Behandlung den objektiven Tatbestand der Körperverletzung, die nur dann straflos bleibt, wenn der Patient vor Behandlungsbeginn wirksam in die von dem Arzt beabsichtigte Behandlung eingewilligt hat oder wenn ein Notfall vorliegt.

4.2.5 Schriftform des »IGeL-Vertrags«

Der 114. Ärztetag beschloss vielfältige Änderungen der Musterberufsordnung. Unter anderem wurde auch an § 12 ein vierter Absatz angefügt. Dieser lautet:

❯❯ (4) Vor dem Erbringen von Leistungen, deren Kosten erkennbar nicht von einer Krankenversicherung oder von einem anderen Kostenträger erstattet werden, müssen Ärztinnen und Ärzte die

Patientinnen und Patienten schriftlich über die Höhe des nach der GOÄ zu berechnenden voraussichtlichen Honorars sowie darüber informieren, dass ein Anspruch auf Übernahme der Kosten durch die Krankenversicherung oder einen anderen Kostenträger nicht gegeben oder nicht sicher ist. **«**

Geltung erlangt die Neuregelung zwar erst, sobald die Landesärztekammer diesen Passus in die Landesberufsordnung übernommen hat. Jedoch ist zu erwarten, dass alle Landesärztekammern diesen Weg gehen werden, so dass es nicht mehr im Ermessen des Arztes steht, in eigenem Interesse zu Beweiszwecken eine schriftliche Vereinbarung mit Selbstzahlern zu treffen, sondern dann ist es Teil der Berufspflicht, und ein Verstoß ist disziplinarisch relevant.

4.3 Individuelle Gesundheitsleistungen oder Kassenleistung

4.3.1 Der gesetzlich Krankenversicherte (GKV-Patient)

In welchen Fällen der Vertragsarzt von einem GKV-Versicherten Zahlungen verlangen darf, bestimmen § 18 Abs. 8, 8a und 10 Bundesmantelvertrag-Ärzte (BMV-Ä) bzw. inhaltsgleich der § 21 Abs. 8, 8a und 10 Bundesmantelvertrag-Ärzte-/Ersatzkassen (EKV).

§ 18 Abs. 8 Bundesmantelvertrag-Ärzte/§ 21 Abs. 8 Arzt-/Ersatzkassenvertrag erlauben dem Vertragsarzt in folgenden Fällen von GKV-Versicherten eine **Vergütung zu fordern**:

1. § 18 Abs. 8 Nr. 1 BMV-Ä:
   Wenn die Chipkarte bei der ersten Inanspruchnahme nicht vorgelegt worden ist und nicht innerhalb einer Frist von zehn Tagen nach der ersten Inanspruchnahme nachgereicht wird.
2. § 18 Abs. 8 Nr. 2 BMV-Ä:
   Wenn der Versicherte vor Beginn der Behandlung ausdrücklich verlangt, auf eigene Kosten behandelt zu werden und dies mit dem Arzt schriftlich vereinbart.
3. § 18 Abs. 8 Nr. 3 BMV-Ä:
   Wenn Leistungen nicht Teil der vertragsärztlichen Versorgung sind und der Versicherte zuvor über die Kosten informiert und die Leistung schriftlich vereinbart wurde.
4. § 18 Abs. 8a BMV-Ä:
   Bei Leistungen der künstlichen Befruchtung rechnet der Vertragsarzt 50 % der nach dem Behandlungsplan genehmigten Behandlungskosten unmittelbar gegenüber dem Versicherten ab.

Ad 1: Die Regelung unter Ziffer 1 ist trügerisch, denn sie birgt doppelten Verwaltungsaufwand. Wird nämlich die Chipkarte bis zum Ende des Quartals noch vorgelegt, ist die GOÄ-Vergütung zurückzuzahlen und die Leistung nach dem Einheitlichen Bewertungsmaßstab (EBM) abzurechnen.

Ad 2: Die Fallgestaltung zu Ziffer 2 ist eher theoretischer Natur. Es ist kaum anzunehmen, dass ein Versicherter in Kenntnis der Tatsache, dass er für die Behandlung nur die »Praxisgebühr« (10 €) aus eigener Tasche bezahlen muss, dennoch von sich aus (!) auf den Vertragsarzt zugeht und sagt: »Ich möchte die Behandlung lieber in vollem Umfang aus meiner eigenen Tasche und zu den Sätzen der GOÄ bezahlen.« Tritt dieser Fall doch einmal ein, so ist dies vor der Behandlung und schriftlich zu vereinbaren. Hier scheint aber der Hinweis geboten, bei diesem Patienten besonderes Augenmerk auf dessen Geschäfts- und Einwilligungsfähigkeit zu richten, bevor die Vereinbarung geschlossen wird. Es wird dem Disziplinarausschuss der Kassenärztlichen Vereinigung schwer verständlich zu machen sein, dass ein Versicherter, der regelmäßig seine Beiträge in die GKV einzahlt, eben zu dem Zeitpunkt, zu dem die Versicherung nun für ihn Leistungen tragen müsste, auf deren Leistungen verzichtet, und zwar eigentlich nur zugunsten einer besseren Vergütung des Arztes, die der Versicherte aus eigener Tasche zahlt. Solcher Vereinbarung haftet der Verdacht an, dass entweder auf den Patienten Druck ausgeübt wurde oder der Patient sich in einem die Geschäftsfähigkeit ausschließenden Zustand befand. Beides macht die Vereinbarung unwirksam.

Ad 3: Zur Abgrenzung von IGeL ist ausschließlich die Fallkonstellation unter Ziffer 3 von Bedeu-

4

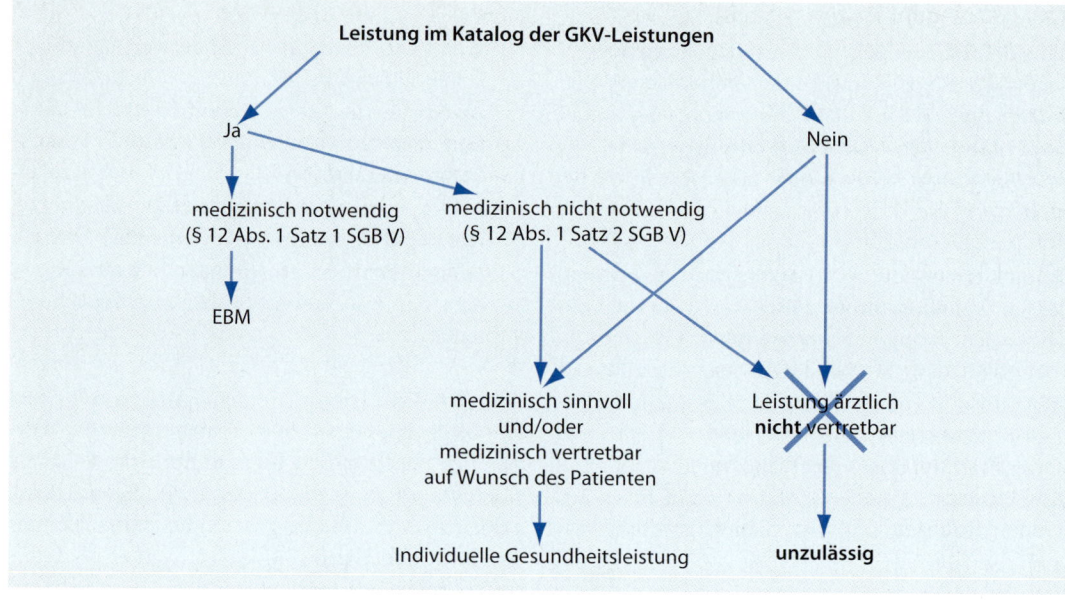

■ **Abb. 4.1** Prüffolge zur IGeL-Bestimmung

tung. Unproblematisch ist jede **Leistung außerhalb des Leistungskatalogs** der GKV (IGeL). Hingegen werden Leistungen aus dem Leistungskatalog der GKV über das Wirtschaftlichkeitsgebot (§ 12 Abs. 1 SGB V) abgegrenzt. Die vertragsärztliche Leistung muss ausreichend, zweckmäßig und wirtschaftlich sein, darf das Maß des Notwendigen aber nicht überschreiten. Überschreitet die Behandlungsmaßnahme das Maß des Notwendigen, ist es IGeL.

Ad 4: Es ist eine explizite Abrechnungsvorgabe. Vor Beginn der Behandlung ist der Krankenkasse ein Behandlungsplan zur Genehmigung vorzulegen.

> **Die Budgetierung des Honorars rechtfertigt bei gesetzlich Krankenversicherten keine Unterschreitung des geltenden medizinischen Behandlungsstandards. Unterschreitet der Vertragsarzt den Standard mit der Begründung, das Budget sei ausgeschöpft oder es drohe ein Arzneimittelregress, und erleidet der Patient hierdurch einen Schaden, wird der Vertragsarzt (zu Recht!) weder vor den Straf- und den Zivilgerichten noch bei den**

Disziplinarausschüssen der Ärztekammer und der Kassenärztlichen Vereinigung auf Verständnis stoßen.

Bei der Abgrenzung ist in jedem Fall Sorgfalt geboten! Wer es mit seinen Patienten zu gut meint, dem offenbart sich die Kehrseite der Medaille. Überschreitet der Arzt fahrlässig bei der Behandlung das Maß des Notwendigen, droht die Honorarkürzung. Denn das **Wirtschaftlichkeitsgebot** gilt trotz Budgetierung, sodass Wirtschaftlichkeitsprüfungen ohne Weiteres zulässig sind und auch durchgeführt werden (■ Abb. 4.1).

Daran haben die Regelleistungsvolumina, die im Zusammenwirken mit den im Einheitlichen Bewertungsmaßstab auf EURO-Basis (»EURO«-EBM) implementierten Plausibilitätszeiten nur eine subtile Form der Budgetierung darstellen, nichts geändert. Die medizinisch nicht notwendigen Verordnungen werden im Rahmen von Richtgrößenprüfungen sanktioniert. Bei wiederholten Verstößen gegen das Wirtschaftlichkeitsgebot droht ein Disziplinarverfahren der KV.

4.3.2   Der privat Krankenversicherte

Grundsätzlich war die Frage der **Erstattungsfähigkeit** der Kosten einer Heilbehandlung nicht Gegenstand ärztlicher **Aufklärungspflicht**. Die Rechtsprechung fordert aber vom Arzt dann die Aufklärung des Patienten über die wirtschaftlichen Komponenten der Behandlung, wenn ihm z. B. erkennbar ist, dass es Schwierigkeiten bei der Erstattung geben kann (BGH-Urt. v. 01.02.1983, Az. VI ZR 104/81). Die Einstellung »was kümmert es mich, ob der Patient die Kosten erstattet erhält« ist außerdem schlechtes Marketing!

Beim privat Krankenversicherten (PKV-Patient) bestimmen der Versicherungsvertrag und die Musterbedingungen 1976 oder 1994 bzw. 2009 Krankheitskosten- und Krankenhaustagegeldversicherung (MBKK 76/ MBKK 94/ MBKK 2009) des Verbandes der privaten Krankenversicherung die Erstattungsfähigkeit.

Die **Notwendigkeit** der Heilbehandlung im Sinne des § 1 Abs. 2 S. 1 MBKK 76 bzw. MBKK 94 oder MBKK 2009 ist nur aus medizinischer Sicht zu beurteilen (BGH-Urt. v. 12.03.2003, Az. IV ZR 278/01).

§ 5 Abs. 2 MBKK 76 bzw. MBKK 94 oder MBKK 2009 (das einschlägige Vertragswerk wird durch den Zeitpunkt bestimmt, zu dem der Versicherungsvertrag geschlossen wurde) berechtigt den Versicherer, bei einer »Übermaßbehandlung« seine Erstattungsleistung auf den angemessenen Betrag herabzusetzen. Die **Übermaßbehandlung** ist die medizinisch nicht notwendige Behandlung.

Der Leistungsumfang schließlich ist in § 4 Abs. 6 MBKK 2009 beschrieben:

» Der Versicherer leistet im vertraglichen Umfang für Untersuchungs- und Behandlungsmethoden und Arzneimittel, die von der Schulmedizin überwiegend anerkannt sind. Er leistet darüber hinaus für Methoden und Arzneimittel, die sich in der Praxis als ebenso Erfolg versprechend bewährt haben oder die angewandt werden, weil keine schulmedizinischen Methoden oder Arzneimittel zur Verfügung stehen; der Versicherer kann jedoch seine Leistungen auf den Betrag herabsetzen, der bei der Anwendung vorhandener schulmedizinischer Methoden oder Arzneimittel angefallen wäre. **«**

Zwar gibt es in jedem Berufsstand »schwarze Schafe«, in der Ärzteschaft z. B. solche, die bei »IGeL« nur eigene Interessen und nicht die der Patienten vor Augen haben, aber die Bundesärztekammer hat inzwischen von der von ihr zunächst in die Diskussion gebrachten **Positivliste** für IGeL (Liste zulässiger IGeL – darin nicht enthaltene Leistungen wären berufsrechtlich untersagt) Abstand genommen. Begründet wurde dies mit Abgrenzungsproblemen und mit dem Aufwand für eine ständige Fortschreibung, um des medizinischen Fortschritts gerecht zu bleiben. Eine solche Liste ist ohnehin entbehrlich, wenn sich Ärzte auf seriöse IGeL-Angebote beschränken. Seriöse IGeL haben sogar zusätzlichen Werbecharakter, weil der Patient schon aus Gewohnheit die Arztrechnung seiner Versicherung vorlegt. Das wird auch nicht die eindringlichste wirtschaftliche Beratung über die fehlende Erstattungsfähigkeit verhindern, denn im Stillen wird auf »Kulanz« gehofft. Zwar wird die Versicherung die Rechnung kaum aus Kulanz zahlen, aber in jedem Fall aus »Kulanz« prüfen. Ein seriöser IGeL wird dann nicht negativ kommentiert.

> ### Tipp
>
> Empfehlen Sie PKV-Patienten, den schriftlich vorgefertigten IGeL-Vertrag, in dem die Leistung, alle voraussichtlich anfallenden Gebührenpositionen, die zu erwartenden Steigerungsfaktoren und der voraussichtliche Endpreis ausgewiesen sind, vor Abschluss des Behandlungsvertrages seiner Versicherung vorzulegen, um vorab die Erstattungsfrage zu klären.
> - Sie fördern damit das Vertrauen des Patienten in die von Ihnen empfohlene Leistung, denn Sie scheuen sich ja nicht, die Abrechnung vorab einer aus Sicht des Patienten kompetenten Stelle vorlegen zu lassen.
> - Der Patient, der sich trotz fehlender Erstattungsfähigkeit für die Leistung entscheidet, wird so nie das abträgliche Gefühl entwickeln, auf den Kosten »sitzen geblieben« zu sein.

- Die Mund-zu-Mund-Propaganda im Bekanntenkreis dieses Patienten wird für Sie positiv ausfallen, erst recht, wenn schlechte Erfahrungen mit IGeL-Angeboten diskutiert werden.

Welche zivilrechtlichen Folgen dem Arzt drohen, der »fahrlässig« die fehlende Erstattungsfähigkeit nicht kannte, wurde bis dato in der Rechtsprechung und Literatur kontrovers diskutiert. Einerseits wird angesichts der Vielfalt der Versicherer und Tarife sowie der meist fehlenden Kenntnis von dem Inhalt des Versicherungsvertrag des Patienten eine solche Aufklärungspflicht verneint, andererseits aber bei bekanntermaßen von der Erstattung ausgeschlossenen oder doch hinsichtlich der Erstattung zweifelhaften Behandlungsmethoden eine solche Hinweispflicht bejaht. Es ist wohl zu erwarten, dass die Rechtsprechung, wie seinerzeit schon bei der Frage, ob die ärztliche Dokumentation Teil des Behandlungsvertrages ist oder nur bloße »Gedächtnisstütze« (so die ursprüngliche Rechtsprechung!) auch hier die Tatsache, dass diese Verpflichtung in die Musterberufsordnung aufgenommen wurde, zum Anlass nimmt, künftig die wirtschaftliche Aufklärung als vertragliche Nebenpflicht anzusehen. Bei einer Verletzung dieser vertraglichen Nebenpflicht würde der Patient aus der mangelnden Erstattungsfähigkeit der Rechnung eine Schadenersatzforderung in Höhe der fehlenden Erstattungsfähigkeit gegen den Arzt erhalten, mit der er gegen dessen Honorarforderung aufrechnen könnte. Abgesichert ist derjenige Arzt, der allen PKV-Patienten nahe legt, die Frage der Erstattungsfähigkeit **vor Behandlungsbeginn** von seiner Krankenversicherung prüfen zu lassen. Der Arzt vermeidet damit den Vorwurf, er habe seine wirtschaftliche Aufklärungspflicht verletzt, ohne dass es später darauf ankommt, ob der Versicherte auch tatsächlich vorab die Erstattungsfähigkeit von seiner Versicherung hat prüfen lassen. Hilfreich ist es, wenn der Vertragstext am Ende, vor der Unterschrift, den Zusatz enthält: »Lassen Sie vorab die Erstattungsfähigkeit der beabsichtigten Leistung von Ihrer Krankenversicherung prüfen.«

4.3.3   Der nicht Krankenversicherte

Für diese Patienten findet sich die Abgrenzung in § 1 Abs. 2 GOÄ. Medizinisch notwendige ärztliche Leistungen sind vergütungspflichtig. Für medizinisch nicht notwendige Leistungen kann der Arzt ein Honorar nur verlangen, wenn diese Leistung auf Wunsch des Patienten erfolgt. Medizinisch nicht vertretbare Leistungen (!) sind nicht einwilligungsfähig und können daher, auch wenn der Patient sie wünscht, nicht straffrei erbracht werden. Daher kann dafür auch kein Honorar mit Erfolg gefordert werden.

4.3.4   Teilbarkeit der IGeL

Ist die Behandlung nicht Bestandteil des Leistungskataloges der GKV und als individuelle Gesundheitsleistung vereinbart, sind auch alle damit verbundenen Leistungen (Berichte, Labor, etc.) Teil der individuellen Gesundheitsleistungen und **nach GOÄ abzurechnen**, selbst wenn für diese Leistung der EBM eine Abrechnungsziffer enthält.

Ist die Behandlung zu Lasten der GKV zu erbringen, wünscht der Patient aber zusätzliche Leistungen, die das Maß des Notwendigen übersteigen, sind diese Zusatzleistungen als individuelle Gesundheitsleistungen zu vereinbaren und nach GOÄ abzurechnen. Dagegen ist das Fordern von Zuzahlungen zu »nicht kostendeckend« vergüteten GKV-Leistungen oder ähnliche Konstrukte verboten. Dies bringt nur Ärger und endet meist mit einem Disziplinarverfahren der Kassenärztlichen Vereinigung.

Führt eine individuelle Gesundheitsleistung zu einem **pathologischen Befund**, bleibt der mit dem Patienten geschlossene Behandlungsvertrag weiter bestehen. Die individuelle Gesundheitsleistung wird nicht »rückwirkend« zur GKV-Leistung. Ist die sich anschließende Behandlung des pathologischen Befundes mit Leistungen aus dem GKV-Katalog möglich, ist diese Behandlung wieder zu Lasten der GKV zu erbringen. Anderenfalls ist auch die weitere Behandlung als IGeL zu vereinbaren.

> Eine medizinisch indizierte und zu Lasten der GKV zu erbringende Leistung seines Fachgebietes darf der Vertragsarzt dem Versicherten nicht mit der Begründung verweigern, er erbringe diese Leistung nur gegen Privatliquidation! Leistungen aus dem Kernbereich seines Fachgebietes und solche Leistungen seines Fachgebiets, für die der Vertragsarzt die notwendige Ausstattung vorhält, muss der Vertragsarzt auch für gesetzlich Krankenversicherte erbringen, selbst wenn die EBM-Vergütung der Leistung nicht kostendeckend ist. Hier schränkt die Rechtsprechung die unternehmerische Entscheidungsfreiheit ein (vgl. BSG Urt. vom 14.03.2001 – Az. B 6 KA 54/00 R).

4.3.5 »K.O.-Leistung« als IGeL

Leistungen aus dem »K.O.-Katalog« als individuelle Gesundheitsleistung zu vereinbaren, ist nicht ohne Risiko. Damit werden fachärztliche Leistungen aus dem Katalog der GKV bezeichnet, die früher noch von Hausärzten erbracht werden durften, aber nach der strikten gesetzlichen Gliederung der GKV gem. § 73 SGB V in hausärztliche und fachärztliche Versorgung nunmehr **nur der Facharzt** zu Lasten der GKV erbringen kann, aber auch erbringen muss. Daher müsste, will man sich nicht der Gefahr eines Disziplinarverfahrens aussetzen und auch noch das Honorar riskieren, der Patient von sich aus auf den Vertragsarzt zugehen und ihn darum bitten, die ihm als Vertragsarzt jetzt nicht mehr erlaubte K.O.-Leistung doch (weiterhin) für ihn zu erbringen, ab jetzt aber auf seine eigenen Kosten und nach GOÄ. Will der Patient dies, ist es zwingend, vor der Behandlung und schriftlich zu vereinbaren (§ 18 Abs. 8 Nr. 2 BMV-Ä). **Anmerkung:** Dieser Patient könnte bei einem anderen Vertragsarzt mit entsprechender Fachrichtung die Leistung nahezu zum Nulltarif erhalten.

Bietet der Vertragsarzt von sich aus dem Patienten die Leistung, die er ja früher zu Lasten der Krankenkassen erbringen durfte, dem Patienten nun als IGeL an, riskiert er den Vorwurf, er habe

unzulässigen Einfluss auf den Versicherten ausgeübt.

4.3.6 Fachgebietsgrenzen

IGeL müssen die Fachgebietsgrenze beachten, die das Weiterbildungsrecht bestimmt. Eine Missachtung der Grenze verstößt gegen das Wettbewerbsrecht und provoziert eine Abmahnung der Ärztekammer und/oder Fachkollegen, zu deren Fachgebiet die Leistung gehört. Gegen diese Abmahnung kann nichts mit Erfolg eingewendet werden. Zu den von dem – zu Recht – abgemahnten Arzt zu tragenden erheblichen Kosten gesellt sich meist auch ein Disziplinarverfahren der Kammer.

4.4   Abrechnung von IGeL

4.4.1   Rechnung nach GOÄ

Bestimmt kein Bundesgesetz (z. B. für Gerichtsgutachten das Zeugen- und Sachverständigen-Entschädigungs-Gesetz = JVEG) etwas anderes, müssen ärztliche Leistungen **nach der Gebührenordnung für Ärzte (GOÄ) abgerechnet** werden.

Zu beachten ist die Maßgabe des § 1 Abs. 2 GOÄ:

> Vergütungen darf der Arzt nur für Leistungen berechnen, die nach den Regeln der ärztlichen Kunst für eine medizinisch notwendige ärztliche Versorgung erforderlich sind. Leistungen, die über das Maß einer medizinisch notwendigen ärztlichen Versorgung hinausgehen, darf er nur berechnen, wenn sie auf Verlangen des Zahlungspflichtigen erbracht worden sind. «

Ist die Leistung deshalb eine individuelle Gesundheitsleistung, weil diese das Maß der medizinisch notwendigen ärztlichen Versorgung übersteigt, kann der Arzt von dem Patienten nur eine Vergütung verlangen, wenn diese Leistung **auf Wunsch des Patienten** (und nicht auf Verordnung des Arztes!) erfolgte.

4

> Ein mündlich geschlossener Behandlungs-
> vertrag ist grundsätzlich gültig. Nur bei
> gesetzlich Krankenversicherten ist zwin-
> gend vorgeschrieben, dass die individuelle
> Gesundheitsleistung schriftlich und vor
> Behandlungsbeginn vereinbart wird (§ 18
> Abs. 8 Nr. 3 BMV-Ä). Der GKV-Patient muss
> die individuelle Gesundheitsleistung nicht
> bezahlen, wenn diese entweder nicht vor
> Beginn der Behandlung und/oder nicht
> schriftlich vereinbart wurde.

Tipp

Es macht Sinn, jede IGeL schriftlich vor Erbringung der Leistung zu vereinbaren, und
der Arzt und der Patient unterschreiben den
Behandlungsvertrag. Der Wunsch des Patienten nach der Leistung mit diesem Inhalt
und diesem Umfang ist Abrechnungsvoraus-
setzung (!), die der Arzt im Streitfall vor Gericht beweisen muss. Die Schriftform ist Beleg
für die Vereinbarung, aber nicht für den Patien-
tenwunsch! Um diesen Nachweis zu führen,
wird das Gespräch mit dem Patienten zu Nutzen und Risiko der Leistung im Beisein einer
Arzthelferin geführt. Sinnvoll ist es, die Gesprächsführung zu teilen und der Mitarbeiterin
die Aufgabe zu übertragen, dem Patienten die
Kosten und die möglichen Zweifel an der Erstattungsfähigkeit zu erläutern. Man erreicht
damit Folgendes:
- Sie signalisieren dem Patienten, dass für
  Sie die Leistung und nicht das Geld im
  Vordergrund steht.
- Der Patient erhält die Möglichkeit, anhand
  der schriftlich fixierten Vereinbarung weitergehende Fragen zu stellen. Daneben ist
  das Schriftstück ein das Gespräch beglei-
  tender Informationsträger, der vor Gericht
  ein starkes Indiz für das zur wirksamen
  Einwilligung notwendige Aufklärungsge-
  spräch ist. Schließlich kann der Patient nur
  in eine Behandlung wirksam einwilligen,
  die ihm zuvor verständlich gemacht worden ist, was wiederum der Arzt beweisen
  muss.

- Die Mitarbeiterin kann vor Gericht zur medizinischen Aufklärung, zur psychischen
  Verfassung des Patienten und zur Gesprächsatmosphäre eine Aussage machen.
Optimal ist es, die Information zum IGeL und
die Leistung selbst nicht am gleichen Tag vorzunehmen. Der Patient wird vor Gericht dann
kaum Gehör damit finden, der Arzt habe ihm
gesagt, sein Gesundheitszustand mache die
Leistung »unumgänglich«. Schließlich hatte er
Zeit und Gelegenheit, sich sogar eine Zweit-
meinung einzuholen.

4.4.2 Ordnungsgemäße Rechnung

Den Inhalt der Abrechnung normiert § 12 Abs. 2–4
GOÄ. In § 12 Abs. 2 GOÄ wird gefordert:
- das Datum der Erbringung der Leistung
- bei Gebühren die Nummer und die Bezeichnung der einzelnen Leistungen und ggf. eine
  genannte Mindestdauer
- der jeweilige Betrag
- der Steigerungssatz
- bei Wegegeld oder Reiseentschädigung die Art
  der Entschädigung, deren Berechnung und der
  Endbetrag
- bei Ersatz von Auslagen die Art und der Betrag
  der Auslage, ggf. mit Beleg

Enthält die GOÄ für die erbrachte Leistung keine
Ziffer, ist mit Hinweis darauf eine analoge Abrechnung (§ 6 Abs. 2 GOÄ) vorzunehmen. Es ist dann
eine Ziffer der GOÄ abzurechnen, die nach Art,
Kosten- und Zeitaufwand der erbrachten Leistung
gleichwertig ist (»**Analogziffer**«).

> Die Analogziffer ist anhand folgender Kri-
> terien zu ermitteln (Kriterien des Bundes-
> gerichtshofs; BGH-Urt. v. 23.01.2003, Az. III
> ZR 161/02):
> - Art der ausgeführten Leistung
> - Ziel der Leistung oder Ablauf der Be-
>   handlung
> - Kostenaufwand
> - Zeitaufwand

Im Ergebnis soll die tatsächlich erbrachte Leistung angemessen vergütet werden.

Eine Vergütung ohne jeden Bezug zur GOÄ kann mit dem Patienten auch nicht auf der Grundlage des § 2 GOÄ vereinbart werden! Schließt dagegen der niedergelassene Arzt mit einem Krankenhaus für seine Hinzuziehung bei allgemeinen Krankenhausleistungen (Cave! Nicht bei Wahlarztleistungen) eine Vergütungsvereinbarung, ist er nicht an die GOÄ gebunden (BGH-Urt. v. 12.11.2009, Az. III ZR 110/09).

4.4.3 Pauschalen

Pauschalen sind bei der Abrechnung ärztlicher Leistungen **untersagt**. Nur weil viele Pauschalen berechnen, wird es dadurch nicht zulässig! Ein glatter Endbetrag, ohne Bezug zur GOÄ, verstößt u. a. gegen das Berufsrecht. Dennoch sind Abrechnungen mit einem geraden Endbetrag und in variabler Höhe nicht unmöglich. Der Steigerungsfaktor ist von 1,0 bis 2,3 wählbar. Dabei können lokale, soziale und indikationsabhängige Umstände beachtet werden.

Ein **Steigerungsfaktor** über 2,3 (1,8 für technische Leistungen) ist dagegen (außer bei »Analogziffern«) grundsätzlich nur im Einzelfall zu rechtfertigen und muss zwingend in der Rechnung schriftlich begründet sein. Das Überschreiten des Höchstsatzes von 3,5 (2,5 für technische Leistungen) ist ohne besondere Vereinbarung mit dem Patienten nicht möglich.

> **Tipp**
>
> - Den wechselgeldfreundlichen geraden Endpreis erreicht man, indem von dem kalkulierten Endpreis »rückwärts« gerechnet wird. Variiert wird in den einzelnen Positionen der GOÄ mit dem Steigerungsfaktor. Statt eines Faktors mit nur einer Stelle hinter dem Komma sind auch drei Stellen hinter dem Komma zulässig (z. B. Faktor 2,157).
> - Werden Leistungen in regelmäßigen Abständen wiederholt, kann der Steigerungsfaktor für einen werbewirksamen zulässigen »Preisnachlass« sinken, wenn infolge

der Kontinuität der IGeL bei bestimmten GOÄ-Ziffern nur noch ein geringerer (z. B. Zeit-)Aufwand anfällt.

> ❯ **Preisabsprachen mit den Kollegen vor Ort oder in der Region verstoßen gegen das Kartell- und Wettbewerbsrecht! Zulässig ist dagegen, wie bei den Benzinpreisen ohne Absprache mit den Kollegen durch eigene Preisbeobachtung auf den Markt zu reagieren und die eigenen Preise entsprechend auszurichten bzw. anzupassen.**

4.4.4 Die abweichende Vereinbarung (§ 2 GOÄ)

Eine anspruchsvolle individuelle Gesundheitsleistung kann im Einzelfall ein höheres Honorar erfordern. Das ist gemäß § 2 GOÄ zu vereinbaren – in der Rechtsprechung als »Abdingung« bezeichnet. In der Vereinbarung darf nur der in § 2 Abs. 2 GOÄ vorgeschriebene Inhalt enthalten sein, aber dieser **vollständig** (!), nämlich

- die Nummer der Leistung,
- die Bezeichnung der Leistung,
- der Steigerungssatz,
- der vereinbarte Betrag,
- die Feststellung, dass eine Erstattung der Vergütung durch Erstattungsstellen möglicherweise nicht in vollem Umfang gewährleistet ist und
- die Unterschriften von Arzt und Zahlungspflichtigem.

Weiter muss erfüllt sein:

- Die Vereinbarung hat der Arzt persönlich mit dem Zahlungspflichtigen zu treffen.
- Die Vereinbarung muss schriftlich abgefasst sein.
- Die Vereinbarung muss vor Erbringung der ärztlichen Leistung erfolgen.
- Dem Zahlungspflichtigen ist eine Kopie (Abdruck) der Vereinbarung auszuhändigen.

Jede Abweichung davon macht die Vereinbarung nichtig. Nichtigkeit tritt auch ein, wenn in diese schriftliche Vereinbarung noch andere Regelungen aufgenommen werden.

> **> Jede zusätzliche Erklärung wie z. B. Vertretungsregelungen, Informationen zur Patientenaufklärung oder allein der (rechtlich unnötige) Zusatz, dass der Patient sich zur Bezahlung der Rechnung verpflichtet, wenn er keine vollumfängliche Kostenerstattung erhält, macht die Vereinbarung unwirksam!**

Bei einer **unwirksamen Vereinbarung** gelten für das Honorar der Gebührenrahmen des § 5 GOÄ und die dazu maßgeblichen Kriterien. Im Streitfall muss der Arzt auch die Individualität der Vereinbarung beweisen. Wird für eine Leistung regelmäßig und stereotyp eine gleichlautende abweichende Gebührenhöhe vereinbart, spricht das gegen die Individualität der jeweiligen Vereinbarung. Und der Inhalt und der Verlauf eines Gesprächs unter vier Augen sind schwer zu beweisen. Zwar muss das Gericht Arzt und Patient anhören, wenn beide Partei des Rechtsstreits sind (BVerfG-Beschluss vom 21.02.2001, Az. 2 BvR 140/00), aber wessen Aussage das Gericht dann mehr Glauben schenkt, ist offen.

Lassen Sie eine Mitarbeiterin bei der Vereinbarung zugegen sein, besser noch, sie nimmt aktiv daran teil und trägt z. B. die vereinbarten Steigerungssätze in den Vordruck ein und wird so Zeugin des Gesprächs im Sinne des Prozessrechts. Lockerung brachte auch das Urteil des BVerfG vom 25.10.2004 (Az. 1 BvR 1437/02). Danach ist ein vorgefertigtes Formular für die Abdingungsvereinbarung keine Allgemeine Geschäftsbedingung mit den für den Arzt nachteiligen Rechtsfolgen, weil von dem Arzt nicht verlangt werden kann, dass er vor den Augen des Patienten jedes Mal ein neues Schriftstück erstellt.

der einfache Gebührensatz nicht unterschritten und der Skonto nicht auf nicht steigerungsfähige Gebühren gewährt wird.

> **> Ein Skonto muss auf der Honorarrechnung ausgewiesen werden. Sonst besteht die Gefahr des Vorwurfs der Beihilfe zum Betrug, wenn der Patient auf Vorlage der Arztrechnung von der Krankenversicherung mehr erstattet erhält, als er tatsächlich gezahlt hat.**

Wird dem Arzt beim Einkauf für die Praxis ein Skonto gewährt und kann er solche Kosten als »**Auslagen**« (§ 10 GOÄ) oder »**Aufwendungen**« (§ 670 BGB) dem Patienten berechnen, muss er den ihm gewährten Skonto weitergeben. »Gewinnspannen« sind nicht erlaubt. Etwas anderes gilt nur im Bereich des Vertragsarztrechts. Gemäß § 44 Abs. 5 Bundesmantelvertrag-Ärzte (BMV-Ä) in der Fassung vom 01.01.2011 werden Barzahlungsrabatte bis zu 3 % von der Weitergabe an die rechnungsbegleichende Stelle ausgenommen. Das ist aber nur eine vertragliche Vereinbarung zwischen den am System Beteiligten! Für die Privatliquidation hat es keine Geltung.

Wieder etwas anderes ist es, ob der Arzt auf den Ersatz ihm tatsächlich entstandener Auslagen verzichten muss, wenn diese wiederholt mit einer **Gebührenziffer** anfallen, weil die Gebührenziffer nur einmal im Behandlungsfall abgerechnet werden kann. § 10 GOÄ lässt die Berechnung von Auslagen nur neben den einzelnen Leistungen zu. Das bedeutet aber nicht, dass die Auslagen nicht mehr berechnet werden können, weil die Ziffer, zu der die Auslagen anfallen, kein zweites Mal abgerechnet werden kann. Selbstverständlich wird diese Gebührenziffer in der Rechnung erneut ausgewiesen, nur diesmal ohne Honorarbetrag, und »daneben« werden die mit der erneuten Leistung angefallenen Auslagen berechnet.

4.4.5 Skonto bei Einhaltung von Zahlungszielen

Nach der hier vertretenen Auffassung ist es berufsrechtlich **zulässig**, auf das Arzthonorar bei Einhaltung eines Zahlungsziels Skonto zu geben, solange

4.4.6 Abrechnung von Laborleistungen

Die Abrechnung des **Praxislabors** nach Kapitel M I GOÄ birgt keine Probleme. Leistungen des **Basislabors** nach Kapitel M II GOÄ können gemäß § 4

Abs. 2 GOÄ auch dann als eigene Leistung abgerechnet werden, wenn diese nach fachlicher Weisung und unter Aufsicht des Arztes oder unter Aufsicht und fachlicher Weisung eines anderen Arztes, also z. B. in einer rechtlich zulässigen Laborgemeinschaft, erstellt und von dort bezogen wurden.

Vorsicht beim **Speziallabor** nach Kapitel M III und M IV GOÄ! Hier ist nicht nur der Fachkundenachweis des Arztes Voraussetzung, sondern auch die Eigenleistung oder die Erbringung »unter seiner Aufsicht nach fachlicher Weisung«. Eine fremdbezogene Laborleistung M III oder M IV als eigene Leistung abzurechnen ist unzulässig. Daher sind Laborgemeinschaften, die zur Meidung des Leistungsbezuges aus einer anderen Praxis von der eigenen Praxis ausgegliedert werden, höchst gefährlich. Anlass zahlreicher Ermittlungsverfahren waren die Anforderungen, die an die »Anwesenheit« des später die Leistung als »unter seiner Aufsicht nach fachlicher Weisung« abrechnenden Arztes zu stellen sind. Hier sind die Ansichten in der Rechtsprechung unterschiedlich, und es ist nicht gewährleistet, dass immer die räumliche Nähe, also die Anwesenheit und Erreichbarkeit im Laborgebäude, ausreicht. Es wurde auch schon die persönliche Anwesenheit des Arztes während des gesamten Untersuchungsvorganges gefordert, was das Modell sinnlos macht.

Wer also Labor M III und M IV als »eigene« Leistung abrechnet, ohne die Voraussetzungen zu erfüllen, sitzt auf einem Pulverfass. Solch eine Abrechnung erfüllt den Tatbestand des Betrugs, ohne dass es auf die (eigentlich interessante) Frage ankommt, ob dem Patienten überhaupt ein Schaden entstanden ist. Die Staatsanwaltschaften sind, wenn es gilt, gegen Ärzte im Rahmen von Vermögensdelikten – wie **Abrechnungsbetrug** – zu ermitteln, hoch motiviert.

> ❯ Über die externe Beauftragung eines Kollegen ist der Patient zu informieren (§ 4 Abs. 5 GOÄ: »Sollen Leistungen durch Dritte erbracht werden, die diese dem Zahlungspflichtigen unmittelbar berechnen, so hat der Arzt darüber den Patienten zu unterrichten«). Bei Hinzuziehung eines externen Laborarztes ist weiter zu beachten, dass der Patient diesem grundsätzlich

nur für notwendige Laborleistungen die Vergütung schuldet. Sind also nicht alle der abgeforderten Laborleistungen für die konkrete IGeL medizinisch notwendig, hat der Patient die nicht notwendigen nur dann zu vergüten, wenn auch diese auf Wunsch des Patienten erbracht wurden (vgl. BGH-Urt. v. 14.01.2010, Az. III ZR 188/09).

4.4.7 Honorarvorschuss

Die GOÄ enthält keine Norm, die es dem Arzt erlaubt, vom Patienten einen Vorschuss zu fordern. Anderen Freiberuflern wird dies hingegen ausdrücklich erlaubt, z. B. Rechtsanwälten im Rechtsanwaltsvergütungsgesetz (RVG). Auch die Systematik der GOÄ steht einer Vorschusszahlung entgegen. Die in Rechnung zu stellende Gebühr soll u. a. danach bemessen sein, welchen Zeit- und Arbeitsaufwand die Leistung erforderte. Das wäre obsolet, wenn die Zahlung schon vor Leistungserbringung erfolgte. Es wird sogar diskutiert, dass die Leistung darunter leiden könne, würde die Bezahlung vorab erfolgen. Eben diese Systematik der GOÄ stünde eigentlich auch einer vorherigen schriftlichen Vereinbarung über die Gebühren entgegen, wie es § 18 Abs. 8 Nr. 3 BMV-Ä für IGeL fordert. Solche vorherigen Vereinbarungen, nicht Zahlungen, wird man aber als **zulässig** erachten müssen, will man nicht auch § 2 GOÄ ad absurdum führen.

4.5 Außergerichtliches Forderungsmanagement und Forderungseinzug

4.5.1 Vorgerichtliche verzugsbegründende Mahnung

Forderungsmanagement ist geprägt von straffen Zeitfenstern, innerhalb derer das mit IGeL verdiente Honorar vom Patienten eingefordert wird. Grundpfeiler sind die stets aktuelle Patientendatei und die vollständige Dokumentation der erbrachten Leistungen. Die anhand dieser Daten gefertigte

Betreff: Bioresonanztherapie in unserer Praxis,
Behandlungen vom ... bis ... (10 Sitzungen),
Rechnung vom ..., Rechnungsnummer ..., Rechnungsbetrag ...

Sehr geehrte(r) Frau/Herr ...,
unserem Praxisteam ist aufgefallen, dass in unserer Praxis noch keine Zahlung für die oben
genannte Rechnung eingegangen ist. Wir möchten Sie mit diesem Schreiben daran erinnern,
den Rechnungsbetrag an uns zu überweisen.
Mit freundlichen Grüßen

◘ Abb. 4.2 Höfliches Mahnschreiben

Rechnung (▶ Abschn. 4.4.2 und ▶ Abb. 4.5) muss dem Patienten erteilt worden sein. »Erteilt« ist die Rechnung, wenn sie dem Patienten »zugegangen« ist. Zugegangen ist die Rechnung, wenn sie so in den Herrschaftsbereich des Adressaten (Patienten) gelangt ist, dass nach den gewöhnlichen Verhältnissen mit deren Kenntnisnahme durch den Adressaten zu rechnen ist. Übersetzt: Die Rechnung wurde entweder dem Patienten direkt nach der Leistung noch in der Praxis ausgehändigt oder kurze Zeit später wenigstens in dessen Briefkasten eingeworfen. Das Einwerfen kann per Boten oder Post geschehen. Die Mitarbeiterin, welche die Rechnung in den Briefkasten einwirft, weiß, was in dem Umschlag ist, der eingeworfen wird, und kann das ggf. vor Gericht bezeugen. Anders verhält es sich mit der Post, denn gerade das für diesen Nachweis allgemein als »sicher« geltende Einschreiben/Rückschein ist tatsächlich ungeeignet.

Um die Forderung mit Erfolg vor Gericht durchsetzen zu können, muss der Arzt beweisen, dass der Patient die Rechnung **erhalten** hat. Bestreitet der Patient den Erhalt der Rechnung, und kann der Arzt den Nachweis nicht führen, hat das zwar für die Honorarforderung an sich keine nachteilige Wirkung, aber weder Verzugszinsen noch bis dahin angefallene Kosten können vom Patienten verlangt werden.

Außergerichtliches Vorgehen lässt sich effektiv gestalten. Benötigt werden Name, Vorname, aktuelle Anschrift, bei Minderjährigen Name und Anschrift des Sorgeberechtigten und die Behandlungsdaten. Auf dieser Grundlage wird die ordnungsgemäße Rechnung dem Patienten übergebenen oder übermittelt. Bei minderjährigen Patienten wird die Rechnung auf die Sorgeberechtigten

ausgestellt. Bei einem Betreuten dagegen nicht auf den Namen des Betreuers, sondern auf den Namen des Betreuten. Anders als die per Boten verschickte Rechnung birgt die per Post übermittelte Rechnung mögliche Probleme bei dem Nachweis, dass dem Patienten die Rechnung zugegangen ist. Die Mehrheit der Patienten wird die per Post verschickte Rechnung innerhalb der darin vorgegebenen Zahlungsfrist bezahlen. Wenn nicht, ist sofort nach Ablauf der Zahlungsfrist, über die ein Fristenbuch zu führen ist, die »1. Mahnung« zu verschicken (◘ Abb. 4.2).

Bleibt die Zahlung weiter aus, kann sich eine 2. – höfliche – Mahnung anbieten (◘ Abb. 4.3).

Je nach Philosophie der Praxis kann auch noch ein 3. – letztes – Mahnschreiben folgen (◘ Abb. 4.4).

Wie oft angemahnt wird, ist unerheblich. In jedem Fall ist aber dem **letzten Mahnschreiben** noch einmal die Rechnung beizufügen. Dieses Schreiben nebst Rechnung wird einmal kopiert und beides, also das Schreiben mit Rechnungskopie und die Kopie von beiden, dem nächstgelegenen Gerichtsvollzieher mit der Bitte um Zustellung übergeben, und zwar aus folgendem Grund: Weder **Einschreiben** noch Einwurf-Einschreiben oder Übergabe-Einschreiben (»Zustellung nur an Empfänger«) und auch nicht das Einschreiben mit Rückschein sind geeignet, um sicher den Zugangsnachweis zu führen. Mit Ausnahme des Einwurf-Einschreibens wirft der Zusteller der Post, trifft er den Adressaten nicht an, nicht das Schreiben in den Briefkasten des Patienten, sondern nur eine Nachricht, dass ein Einschreiben abzuholen ist. Holt der Patient das Schreiben nicht ab, wird es nach sieben Tagen wieder an den Absender zurückgeschickt. Folge: Kein Zugang. Bei dem Einwurf-Einschreiben hin-

Betreff: Bioresonanztherapie in unserer Praxis,
Behandlungen vom ... bis ... (10 Sitzungen),
Rechnung vom ..., Rechnungsnummer ..., Rechnungsbetrag ...

Sehr geehrte(r) Frau/Herr ...,
wir haben Sie bereits am ... an den noch offenen Rechnungsbetrag der oben genannten Leistung
erinnert. Nach unserem aktuellen Kenntnisstand ist noch keine Zahlung in unserer Praxis
eingegangen. Wir möchten Sie daher bitten, die Rechnung zuzüglich der Mahngebühr in Höhe
von ... (2,50 €) bis zum … (ca. 10–14 Tage) an uns zu überweisen.
Mit freundlichen Grüßen

◻ **Abb. 4.3**   Höfliches Mahnschreiben mit Zahlungsfrist

Betreff: Bioresonanztherapie in unserer Praxis,
Behandlungen vom ... bis ... (10 Sitzungen),
Rechnung vom ..., Rechnungsnummer ..., Rechnungsbetrag ...

Sehr geehrte(r) Frau/Herr ...,
wir haben Sie bereits am ... sowie am ... an den noch offenen Rechnungsbetrag der oben genannten
Leistung erinnert. Nach unserem aktuellen Kenntnisstand ist noch keine Zahlung in unserer Praxis
eingegangen. Wir möchten Sie daher bitten, die Rechnung zuzüglich der Mahngebühren in Höhe
von ... nun bis zum ... uns zu überweisen, da wir Ihnen und auch uns die unvermeidlich nachfolgenden
gerichtlichen Schritte ersparen möchten.
Mit freundlichen Grüßen

◻ **Abb. 4.4**   Höfliches Mahnschreiben mit Androhung gerichtlicher Schritte

gegen müsste sich der Zusteller daran erinnern, dass er das Schreiben in den richtigen Briefkasten eingeworfen hat. Das wird bei der Menge der wöchentlichen Zustellungen, die der Mitarbeiter der Post leistet, eher unwahrscheinlich sein. Der Einwurf-Nachweis wird in der Rechtsprechung der Gerichte unterschiedlich bewertet. Einige Gerichte erkennen diesen an, andere nicht. Zumal nach der Privatisierung der Post deren Zugangsnachweise keine öffentlichen Urkunden mehr sind. Der sicherste Weg ist daher die Zustellung durch den Gerichtsvollzieher, der eine **Zustellungsurkunde** fertigt. Die daraus entstehenden Kosten bewegen sich durchschnittlich um die 20 €. Die vom Gerichtsvollzieher über die Zusendung ausgestellte Postzustellungsurkunde beseitigt jeden Zweifel am Zugang der Rechnung. Welcher Gerichtsvollzieher das ist, darüber gibt die Gerichtsvollzieher-Verteilerstelle des der Praxis nächstgelegenen Amtsgerichts – auch telefonisch – Auskunft.

Sorgfältig und straff ist das Forderungsmanagement auch deshalb zu führen, weil ohne ordnungsgemäße Rechnung und/oder ohne Nachweis

des Zugangs und/oder ohne rechtlich wirksam begründeten Zahlungsverzug die offene Honorarforderung ein zinsloses »Darlehen« des Arztes an den Patienten ist. Da Bankgeschäfte aber zweifelsfrei nicht zum Tätigkeitsprofil der Arztpraxis zählen, ist, um den Nachteil aus der Nichtzahlung so gering wie möglich zu halten, unverzüglich mit der Beitreibung der Forderung zu beginnen. Den erfolglosen Mahnschreiben folgt das **gerichtliche Verfahren**. Zeichnet sich solches ab, sind folgende Informationsquellen hilfreich:

Auskunft aus dem Schuldnerverzeichnis Das Schuldnerverzeichnis wird bei den Amtsgerichten geführt. Es ist ein öffentliches Verzeichnis über die Personen, welche die Versicherung an Eides statt gemäß § 807 ZPO abgegeben haben oder gegen die Haft zur Abgabe dieser Erklärung angeordnet ist. Anders als andere freiberuflich tätige Berufsgruppen hat der Arzt den Vorteil, dass ihm der Schuldner (Patient) freiwillig sein Geburtsdatum mitteilt. Das beseitigt das Problem der Individualisierung bei Anfragen zu Patienten mit zweifelhafter bzw.

unbekannter Liquidität beim Schuldnerverzeichnis, ob »sein Schuldner« dort bereits geführt wird. Zuständig ist das Schuldnerverzeichnis bei dem Amtsgericht, in dessen Bezirk der Patient wohnt. Allerdings werden Eintragungen bei einem Umzug des Schuldners nicht zum nächsten Amtsgericht weitergegeben. Ist ein Wohnsitzwechsel bekannt, sollte auch bei dem zuvor zuständigen Schuldnerverzeichnis nachgefragt werden. Wurde die Versicherung an Eides statt bereits abgegeben, gilt es, das wirtschaftliche Risiko abzuwägen. Aber lohnt es sich überhaupt, »gutes Geld«, nämlich die zur Geltendmachung anfallenden Kosten, dem »schlechten« (der möglicherweise maroden Forderung) nachzuwerfen? Im Stadium des vorgerichtlichen Mahnens erhält man nur die Auskunft, »ob« und »wann« diese Erklärung abgegeben wurde. Nach Abgabe der Erklärung ist der Schuldner innerhalb von drei Jahren grundsätzlich zur Nachbesserung seiner Angaben nur verpflichtet, wenn der Gläubiger eine Veränderung der wirtschaftlichen Verhältnisse darlegen kann (z. B. Aufnahme einer Tätigkeit nach Arbeitslosigkeit). War die Versicherung an Eides statt bereits abgegeben, bevor die abzurechnende Behandlung erfolgte, hätte das strafrechtliche Folgen, wenn der Patient in Kenntnis bestehender Mittellosigkeit eine Zahlungsverpflichtung eingeht. In diesen Fällen kann eine Anzeige gegen den Patienten wegen Betruges bei der Staatsanwaltschaft weiterhelfen.

Um eine Abschrift des Vermögensverzeichnisses und somit Kenntnis über die Vermögensverhältnisse des Patienten zum Zeitpunkt der Abgabe der Versicherung an Eides statt zu erhalten, ist ein **vollstreckbarer Titel** (z. B. Vollstreckungsbescheid oder Urteil) erforderlich. Liegt ein solcher vor, ist die Abschrift schriftlich anzufordern (Kosten derzeit 15 €). Zeigt sich, dass der Schuldner keine pfändbare Habe und auch kein Einkommen über der Pfändungsfreigrenze (► www.wikipedi.org/wiki/Pfändung) hat, ist Strafanzeige geboten. In einem Insolvenzverfahren wird die gegen den Patienten titulierte Forderung aus vorsätzlicher unerlaubter Handlung (Betrug) von der Restschuldbefreiung nicht erfasst.

Postanfrage/Einwohnermeldeamtsanfrage Entscheidet man sich für die Beitreibung, gewinnt der aktuelle Wohnsitz des Patienten Bedeutung. Bestehen Zweifel an der Aktualität der Wohnanschrift, sollte man sich zunächst der kostengünstigen Postanfrage bedienen, um sich zu vergewissern, ob die Post unter der zuletzt bekannten Anschrift zustellt. Wenn ja, dann kommen auch Mahnschreiben und Mahnbescheide an (Achtung! Das ist kein Zugangsnachweis!). Wenn nicht, hilft die Anfrage beim Einwohnermeldeamt weiter. Das löst mit durchschnittlich 8–10 € schon deutlich höhere Kosten aus, die von dem Patienten später verlangt werden können.

Ist die aktuelle Adresse ermittelt, ist es Geschmacksfrage, ob und wie viele Mahnschreiben an den Patienten gerichtet werden. Da die Bezahlung einer Rechnung auch mal versehentlich vergessen werden kann, sollte, bevor das Gericht bemüht wird, wenigstens ein Mahnschreiben an den Patienten gerichtet werden. Seit der Entscheidung des Bundesgerichtshofes vom 27.10.2007 (Az. III ZR 91/07) besteht kein Zweifel mehr, dass auch der Arzt Unternehmer im Sinne des § 14 BGB ist. Ohne zusätzliche Belehrung über die Verzugsfolgen genügt daher der reine Zeitablauf von 30 Tagen nicht, um den Schuldner in Verzug zu setzen. Entweder wird bereits in die Rechnung die den Verzug begründende Belehrung aufgenommen, oder der Patient wird durch ein Mahnschreiben, das ein konkretes Datum (ca. 10–14 Tage) zur Zahlung der Rechnung vorgibt, in Verzug gesetzt. Verzug ist wichtig, denn nur der sich in Verzug befindende Schuldner muss dem Gläubiger auch die Kosten erstatten, die er aufwenden musste, um seine Forderung endlich zu realisieren. Wird z. B. der Anwalt beauftragt, bevor Verzug eingetreten ist, können die außergerichtlichen Anwaltskosten vom Schuldner nicht zurückgefordert werden. Ein Zusatz in der Rechnung begründet Verzug nach Ablauf von 30 Tagen, ohne dass ein weiteres Mahnschreiben erforderlich wäre (vgl. Abschn. 4.5.5).

Mögliche Formulierung:

» Als Patient sind Sie Verbraucher im Sinne des § 13 des Bürgerlichen Gesetzbuches. Verbraucher, die Schuldner einer Entgeltforderung sind, sind gemäß § 286 Absatz 3 BGB darüber zu belehren, dass sie in Verzug kommen, wenn sie nicht innerhalb von 30 Tagen nach Fälligkeit und Zugang der Rechnung zahlen. «

Fälligkeit der Honorarforderung tritt nach der Rechtsprechung des Bundesgerichtshofes auch dann ein, wenn in der Rechnung unzutreffende GOÄ-Ziffern angesetzt sind. Mit den Beträgen für diese Ziffern kann der Patient nicht in Verzug geraten, jedenfalls solange nicht, bis er zur korrekten Abrechnung bzw. er anderweitig, z. B. durch einen gerichtlich bestellten Sachverständigen, Aufklärung über die korrekten GOÄ-Ziffern erhält (Bundesgerichtshof, Urteil vom 21.12.2006, Az. III ZR 117/06).

In jedem Fall aber beendet das (letzte) erfolglose Mahnschreiben die außergerichtliche Phase!

Lässt sich mit diesen Hinweisen das Forderungsmanagement bereits optimieren, ist der verfügbare Platz des Kapitels dennoch zu knapp, um alle Facetten abzuhandeln. Interessierte finden diese leicht verständlich und umfassend in Ulbricht (2008) abgehandelt.

4.5.2 Sachlich zuständiges Gericht

Das Honorar aus dem Behandlungsvertrag ist vor den Zivilgerichten einzuklagen. Forderungen bis 5.000,00 € sind beim Amtsgericht, Forderungen ab 5.000,01 € vor dem Landgericht einzuklagen. Muss vor dem Landgericht geklagt werden, kann nur ein Rechtsanwalt die Klage wirksam einreichen (§ 78 ZPO).

> **Tipp**
>
> Rechnen Sie beim Patienten mit unerwarteten Liquiditätsengpässen, und bieten Sie ihm, wenn Sie die Rechnung anmahnen, die Möglichkeit an, mit Ihnen Ratenzahlung in einem persönlichen Gespräch zu vereinbaren. Möglicherweise realisieren Sie so noch kostengünstig Honorar, das Sie auf regulärem Weg (Zwangsvollstreckung) nicht mehr erhalten hätten (z. B. weil der Patient nur ein Einkommen unterhalb der Pfändungsfreigrenze hat). Dies hat häufig die förderliche Wirkung, dass Ihr Patient positiv über Sie reden wird (»Mein Arzt versteht mich und hat Verständnis für meine Situation«). Verständnis Ihrerseits ist

hier eine gute und effektive Werbemaßnahme! Überlange zinslose »Kredite« an Ihre Patienten sollten Sie jedoch vermeiden.

4.5.3 Örtlich zuständiges Gericht

■ **Mahnbescheid**

Mit einem Mahnbescheid kann jede Summe, auch solche über 5.000,00 €, ohne Rechtsanwalt fristwahrend und verjährungshemmend bei Gericht eingereicht werden. Der Mahnbescheid ist immer bei dem zentralen **Mahngericht** des Landes- bzw. des Oberlandesgerichtsbezirks einzureichen, in dessen Gerichtsbezirk der Praxissitz liegt. Die fristwahrende Wirkung entfaltet sich mit Eingang beim zuständigen zentralen Mahngericht. Inzwischen haben alle Länder zentrale Mahngerichte eingerichtet. Der am 31.12. beim falschen Mahngericht eingereichte Mahnbescheid kann allerdings nicht die Verjährung verhindern.

Bedienen Sie sich besser rechtzeitig vor dem Jahreswechsel eines fachlich versierten Rechtsanwalts. Falls aber alle Stricke reißen, suchen Sie entweder das zuständige zentrale Mahngericht im Internet über eine Internet-Suchmaschine mit den Stichworten »Mahngericht« + »Ortsbezeichnung«, also z. B. »Mahngericht Bielefeld«, oder schauen Sie in ◘ Tabelle 4.1. Mahnbescheidsanträge für das maschinelle Verfahren nebst Ausfüllanweisung gibt es in Schreibwarengeschäften.

> ❯ Bei einem Mahnverfahren entfällt das nur noch in Baden-Württemberg erforderliche vorherige Schlichtungsverfahren bei Forderungen bis 750 €, wenn der Patient in dem Amtsgerichtsbezirk wohnt, in dem die Praxis liegt. Die aktuell ausschließlich zuständigen zentralen Mahngerichte der Länder finden Sie in ◘ Tabelle 4.1.

Ein Mahnverfahren ist nur dann sinnvoll, wenn nicht damit zu rechnen ist, dass der Patient gegen den Mahn- bzw. Vollstreckungsbescheid keinen Widerspruch bzw. Einspruch erhebt oder das Verfahren in erster Linie dazu dient, einer drohenden Verjährung zuvor zu kommen. Anderenfalls ver-

4

☐ **Tab. 4.1** Zentrale Mahngerichte		
Bundesland	**Amtsgericht**	**Adresse**
Baden-Württemberg	Stuttgart	Hauffstraße 5, 70190 Stuttgart
Bayern	Coburg	Heiligkreuzstraße 22, 96450 Coburg
Berlin/Brandenburg	Wedding	Brunnenplatz 1, 13357 Berlin
Bremen	Bremen	Ostertorstraße 25/31, 28195 Bremen
Hamburg/ Mecklenburg-Vorpommern	Hamburg	Max-Brauer-Allee 89, 22765 Hamburg
Hessen	Hünfeld	Stiftsstraße 6, 36088 Hünfeld
Niedersachsen	Uelzen	Rosenmauer 2, 29525 Uelzen
Nordrhein-Westfalen, OLG Bezirk Hamm, Düsseldorf	Hagen	Hagener Straße 145, 58099 Hagen
Nordrhein-Westfalen, OLG Bezirk Köln	Euskirchen	Kölner Straße 40–42, 53879 Euskirchen
Rheinland-Pfalz/Saarland	Mayen	Postfach, 56727 Mayen
Sachsen-Anhalt/ Thüringen/ Sachsen	Aschersleben	Lehrter Straße 15, 39418 Staßfurt
Schleswig-Holstein	Schleswig	Lollfuß 78, 24837 Schleswig

kürzt die gleich bei Gericht eingereichte Klage die Verfahrensdauer, denn legt der Patient gegen den Mahnbescheid Widerspruch bzw. gegen den Vollstreckungsbescheid Einspruch ein (jeweils bis zwei Wochen nach Zustellung möglich), ist der weitere Gang des Verfahrens identisch dem einer Klage. Dazu gibt das zentrale Mahngericht das Verfahren an das »**Streitgericht**« ab. Das Streitgericht ist grundsätzlich das, in dessen Bezirk der Patient wohnt. Der Anspruch ist dann zu begründen, was nebenbei die Möglichkeit eröffnet, ohne Bruch der

Schweigepflicht (§ 203 StGB) den Gesundheitszustand des Patienten öffentlich zu machen, was sich oft positiv auf die Zahlungsmoral des Patienten auswirkt (▶ Abschn. 4.5.5). Ergeht hingegen kein Widerspruch gegen den Mahnbescheid, erlässt das Gericht auf weiteren Antrag des Gläubigers den Vollstreckungsbescheid, aus dem nach Ablauf der Einspruchsfrist (zwei Wochen nach Zustellung) dann die **Vollstreckung** betrieben werden kann.

▪ **Klage**

Zwar hat der BGH für Honorarklagen von Rechtsanwälten das Gericht am Wohnort des Mandanten als örtlich zuständig auserkoren, aber nicht alle Instanzgerichte folgen dem für Honorarklagen von Ärzten, sondern erachten das Gericht am Ort der Praxis als zuständig. Für stationäre Leistungen hat der BGH dies mit Hinweis darauf, dass der Patient diese Leistungen nur im Krankenhaus abfordern und erhalten kann, mit Urteil vom 08.12.2011 (III ZR 114/11) bestätigt. Ob sich dies uneingeschränkte auf ambulante Leistungen übertragen lässt, ist offen, aber auch nachrangig. Vielmehr gilt es, das Honorar möglichst schnell durchzusetzen. Da eine Honorarklage am Praxisort grundsätzlich schon den Vorteil kurzer Wege in sich trägt, ist die Kenntnis, welche Rechtsmeinung das Gericht vertritt, in dessen Bezirk die Praxis liegt, von Vorteil.

Zu beachten ist, dass in Baden-Württemberg, bevor die Honorarklage bei dem Amtsgericht eingereicht wird, zwingend ein **Schlichtungsverfahren** durchzuführen ist. Eine ohne das obligate Schlichtungsverfahren eingereichte Klage wird als unzulässig abgewiesen, und der Kläger muss, selbst wenn er im Recht ist, die gesamten Prozesskosten zahlen. Meist zahlt der Patient nicht, weil er meint, die GOÄ sei in seinem Fall falsch angewendet worden. Dies überprüft dann ein vom Gericht beauftragter Sachverständiger, in der Regel ein Arzt oder aber, auf entsprechende Anregung in der Klage, die Honorarabteilung der zuständigen Ärztekammer. In beiden Fällen steht und fällt die Schlüssigkeit der Rechnung und damit der für den Arzt positive Ausgang des Verfahrens mit einer sorgfältig geführten Dokumentation.

4.5.4 Verjährung des Honorars

Das Recht, von einem anderen Menschen ein Tun oder Unterlassen zu verlangen (Anspruch), unterliegt der Verjährung (§ 194 BGB). Ein rechtlicher Anspruch ist dann »entstanden«, sobald er auf dem Weg der Klage geltend gemacht werden kann (§ 199 BGB). Das wiederum setzt voraus, dass der Anspruch fällig ist (§ 271 BGB).

Wer einem anderen Geld leiht, gibt ihm rechtlich korrekt ein Darlehen. Ist kein bestimmter Zeitpunkt vereinbart, zu dem das Geld zurückzuzahlen ist, muss der Geldgeber das Darlehen erst kündigen (§ 609 Abs. 1 BGB), bevor er die Rückzahlung verlangen und auch gerichtlich durchsetzen kann. Erst mit der Kündigung wird der Rückzahlungsanspruch fällig.

Weitgehend unbekannt ist die Tatsache, dass der Arzt die Fälligkeit seines Honorars im Sinne der Verjährungsvorschriften des Bürgerlichen Gesetzbuches **selbst bestimmt**. Dies folgt aus § 12 Abs. 1 GOÄ, denn:

» Die Vergütung wird fällig, wenn dem Zahlungspflichtigen eine dieser Verordnung entsprechende Rechnung erteilt worden ist. **«**

Das wiederum bewirkt, dass die für Privatliquidationen geltende dreijährige **Verjährungsfrist** überhaupt erst mit Ablauf des Jahres zu laufen beginnt (§199 Abs. 1 Nr. 1 BGB), in dem der Patient die ordnungsgemäße Honorarrechnung erhalten hat.

Für ärztliche Leistungen beispielsweise, die im Jahr 2002 erbracht und für die im Jahr 2002 an die Patienten ordnungsgemäße Rechnungen verschickt wurden, begann die Verjährungsfrist am 01.01.2003. Wurden die Rechnungen nicht bis Ablauf des 31.12.2005 bezahlt, sind diese Honorarforderungen verjährt.

> **Tipp**
>
> So endgültig, wie es klingt, ist es (noch) nicht! Es ist eine wirtschaftliche Entscheidung, ob Sie eine bereits abgerechnete Honorarforderung auch nach Ablauf der Verjährungsfrist noch gerichtlich geltend machen. Behauptet der Patient im Prozess nur, dass er keine Rechnung erhalten habe – dann hat die Verjährung des Anspruchs noch nicht einmal begonnen! Erst mit der Klage hat der Patient dann die Rechnung erhalten, und erst jetzt ist der Honoraranspruch fällig. Die Forderung kann durchgesetzt werden, nur können keine Verzugszinsen verlangt werden, weil diese erst anfallen, wenn auf eine fällige Forderung nicht fristgerecht gezahlt wird.Beruft sich der Patient dagegen auf die Verjährung der Forderung, dann ist nicht nur das Honorar nicht mehr zu realisieren – man bleibt auch auf den Verfahrenskosten sitzen.

Sicher verhindert wird die Verjährung, indem vor Ablauf der Verjährungsfrist, also bis zum Ablauf des 31.12. (23:59:59 Uhr) des dritten Jahres, das auf das Jahr folgt, in dem Rechnung erteilt wurde, für den Anspruch Klage eingereicht oder wenigstens ein Mahnbescheid bei dem zuständigen zentralen Mahngericht beantragt wurde.

> **Tipp**
>
> Wie viele Jahre nach der Behandlung kann diese noch abgerechnet werden?Die Gerichte sind zurückhaltend mit der rechtlichen Konstruktion der Verwirkung. Ein Anspruch ist verwirkt (nicht verjährt!), wenn der Berechtigte längere Zeit das Recht nicht geltend gemacht hat und der Verpflichtete sich nach dem gesamten Verhalten des Berechtigten darauf einrichten durfte, dass er dieses Recht auch in Zukunft nicht geltend machen wird. Einfach ausgedrückt: Meint das Gericht, dass der Patient aufgrund des Zeitablaufs nicht mehr mit einer Rechnung rechnen musste, dann wäre der Anspruch verwirkt.

In der Rechtsprechung wurde bis dato auch noch eine Abrechnung vier Jahre nach Abschluss der Behandlung nicht beanstandet. Da sich aber zunehmend eine verbraucherfreundliche Rechtsprechung abzeichnet, sollte – schon im Eigeninteresse – in der Praxis eine zeitnahe Abrechnung organisiert und deren Einhaltung und Effektivität überwacht werden.

> Bitte zahlen Sie den Rechnungsbetrag mit Wertstellung zum …
> [Fristende mit konkretem Tagesdatum angeben, ca. 10–14 Tage, letzter
> Tag kein Samstag, Sonntag oder Feiertag] auf die in der Fußzeile
> [oder Kopfzeile, oder auf die im Text] angegebene Kontoverbindung ein.
>
> Wird Ihre Zahlung nicht rechtzeitig auf unserem Konto verbucht,
> weisen wir bereits jetzt daraufhin, dass ab dem … [Datum des Tages
> nach Fristende] zusätzlich die gesetzlichen Verzugszinsen zu zahlen sind.
> Bei Überweisungen berücksichtigen Sie bitte die Bankbearbeitungszeit.

Abb. 4.5   Möglicher Textbaustein zum Verzugszins

4.5.5   Verzugszinsen

Ist eine ordnungsgemäße Rechnung dem Patienten
zugegangen und enthält die Rechnung den Hinweis,
dass nach Ablauf von 30 Tagen nach Zugang dieser
Rechnung auf den Rechnungsbetrag die gesetzlichen Verzugszinsen anfallen, können ohne weitere
Mahnung nach Ablauf der Frist (§ 286 Abs. 3 BGB)
Verzugszinsen in Höhe von 5 %-Punkten über dem
Basiszinssatz verlangt werden (■ Abb. 4.5). Der
Basiszinssatz wird jeweils zum 01.01. und 01.07.
angepasst und kann von den Banken erfragt oder
im Internet ermittelt werden (► http://basiszinssatz.
info). Ab 01.01.2011 beträgt der Basiszinssatz z. B.
0,12 %.

> **❯** Achten Sie bei Verzugszinsen auf die Be-
> zeichnung »Prozentpunkte«. Sie ist er-
> forderlich, um eine Prozentzahl um 1 % zu
> erhöhen. Es ist ein erheblicher Unterschied
> zwischen »5 %-Punkte über dem Basiszins-
> satz« und »5 % über dem Basiszinssatz«
> (■ Tab. 4.2).

4.5.6   Inkasso, Schweigepflicht und Kartenzahlung (e-cash)

Mit Einwilligung des Patienten können Patientendaten gefahrlos an eine private Verrechnungsstelle
oder ein Inkassobüro gegeben werden. Allerdings
sind die bei einem **Inkassobüro** entstehenden Kosten, sollte noch ein Streit vor Gericht folgen, nicht
erstattungsfähig, da die Rechtsprechung den Standpunkt vertritt, die Beauftragung eines Inkassobüros
sei ein unnötiger kostenbehafteter Zwischenschritt,
weil gleich Klage erhoben werden kann.

Tab. 4.2   Unterschied zwischen »%-Punkten« und »% Zinsen über Basiszinssatz«

5 %-Punkte über dem Basiszinssatz (1,95 %)	=	5 % + 1,95 % = 6,95 %
5 % Zinsen über dem Basiszinssatz (1,95 %)	=	5 % von 1,95 % = 0,0685 + 1,95 % = 2,0475 %

Ohne Einwilligung des Patienten dürfen dessen
Daten an Dritte grundsätzlich nur weitergegeben
werden, wenn ein Gesetz es erlaubt (vgl. Weiter-
gabe von Behandlungsdaten an den Medizinischen
Dienst der Krankenversicherung (MDK) auf der
Grundlage des § 276 Abs. 2, Satz 1, 2, Halbsatz
SGB V).

Nur der mit der Zahlung des Arzthonorars
säumige Patient kann ohne dessen Einwilligung gefahrlos auf Zahlung verklagt werden. Mit der Klage
kann, ebenfalls ohne mit dem Gesetz in Konflikt zu
geraten, auch ein Rechtsanwalt beauftragt werden.
Anderenfalls könnte sich der Patient mit Verweis
auf die **ärztliche Schweigepflicht** (§ 203 StGB) ele-
gant der Zahlung entziehen. Denn zur Begründung
der Honorarklage muss der Arzt seine Forderung
begründen. Dazu gehört, dem Gericht den Namen,
die Adresse, die Symptome des Patienten, die Diagnose, die einzelnen nachfolgenden Behandlungs-
schritte und deren Umsetzung in die GOÄ-Ziffern
detailliert darzulegen. Nur dann kann das Gericht
die Arztrechnung auf ihre »Schlüssigkeit« prüfen.

Dagegen ist die Frage, ob in der Praxis dem
Patienten die Möglichkeit zur **elektronischen Kar-
tenzahlung** eingerichtet wird, zunächst nur anhand der Abwägung zwischen Kosten und Nutzen

zu entscheiden. Wird dieses Angebot vorgehalten, ist sicherzustellen, dass die schriftliche Einwilligung des Patienten zur Weitergabe seiner persönlichen Daten zum Zwecke der Honorarabrechnung vorliegt, um jedem Problem aus dem Weg zu gehen. Denn oft lassen sich die Betreiber von e-cash im Kleingedruckten der Verträge die Honorarforderung des Arztes abtreten. Es wäre fatal, wenn der Patient für ihn überraschend von einem Dritten, irgendeiner XY-GmbH, seine »Arztrechnung« erhält. Es ist also nicht nur zu Beweiszwecken die Einwilligung schriftlich zu dokumentieren, was gleich bei der Aufnahme des Patienten geschehen kann und soll.

> **Tipp**
>
> **Mit der schriftlichen Einwilligung auf der sicheren Seite!**
> Die mündlich erteilte Einwilligung ist zur Heilbehandlung wirksam, nicht aber zur Weitergabe von personenbezogenen Daten. Hier gilt es, § 4a Bundesdatenschutzgesetz (BDSG) zu beachten, der die schriftliche Einwilligung fordert. Eine Ausnahme davon wird nur zugelassen, wenn »wegen besonderer Umstände eine andere Form angemessen« ist.
> Die Honorarrechnung des Arztes wird anhand der personenbezogenen Daten aus der Behandlung erstellt. Diese Behandlungsdaten werden in GOÄ-Ziffern verwandelt. Das ist das Nutzen personenbezogener Daten im Sinne des BDSG.
> Mit der schriftlichen Einwilligung ist man abgesichert, denn es wird kontrovers diskutiert, ob in Arztpraxen die »besonderen Umstände« vorliegen, die eine »andere Form« der Einwilligung (z. B. mündlich) zulassen.
> Eine andere Möglichkeit ist, den Namen und die Angaben zur Person des Patienten durch einen Code zu ersetzen und so die Behandlungsdaten zu anonymisieren, bevor sie zur Abrechnung herausgegeben werden. Die extern erstellte Rechnung geht dann wieder zurück an die Praxis, wo sie über die Kodierung wieder mit den Patientendaten zusammengeführt und verschickt wird.

4.6 Der ausgefallene Behandlungstermin

4.6.1 Der Patient erscheint nicht

Grundsätzlich wird ein **Ausfallhonorar** von den Gerichten mit Hinweis auf das jederzeitige Kündigungsrecht des Patienten verweigert. Die Gerichte sprechen dem Arzt nur dann ein Ausfallhonorar zu, wenn infolge des Ausbleibens des Patienten der Arzt keine Möglichkeit hat, während dieser Zeit andere Einnahmen zu erzielen, wenn also z. B. anstelle des ausgebliebenen Patienten kein anderer Patient behandelt werden kann. Ein Ausfallhonorar kommt daher in Betracht, wenn der Termin speziell für den Patienten freigehalten und er einbestellt wurde und zu diesem Zeitpunkt kein anderer Patient in der Praxis auf eine Behandlung wartete. Zugebilligt wurde entweder der durchschnittliche Umsatz je Praxisstunde oder der Verdienstausfall. Beides ist vom Arzt zu errechnen und dem Patienten in Rechnung zu stellen.

Ein im Vordruck des IGeL-Vertrags ausgewiesener Betrag als »Vertragsstrafe für das Nichterscheinen« ist unwirksam gemäß § 309 Nr. 6 BGB. Dagegen kann eine angemessene **Honorarpauschale** vereinbart werden, wenn dem Patienten das Recht zugebilligt wird, den Beweis zu erbringen, dass tatsächlich kein oder nur ein geringerer Schaden entstanden ist oder aber er schuldlos war. Der BGH musste sich mit einer Ausfallhonorarvereinbarung noch nicht befassen. Wirtschaftlich und rechtlich macht dies aber nur Sinn, wenn ein für den Patienten tatsächlich reserviertes erhebliches Zeitfenster zu schließen ist und der Patient zumindest liquide genug erscheint, um mit einer Klage nicht noch zusätzliche Kosten zu produzieren, auf denen man sitzen bleibt. Auch ist eine gerichtliche Auseinandersetzung zumindest auf den ersten Blick nicht sehr werbewirksam. Die in ◘ Abb. 4.6 gezeigte Formulierung bietet sich an.

Wie bereits angedeutet, hat diese Medaille zwei Seiten. Das Landgericht Hannover (Urt. vom 11.06.1998, Az. 19 S 34/97) hat seinerzeit einmal einen Betrag von 200 DM/Stunde als Schaden anerkannt. Dagegen billigte z. B. das Amtsgericht Nettetal in

Für die mit Ihnen vereinbarte ärztliche Leistung haben wir einen Zeitrahmen von ... eingeplant und halten diesen für Sie am ... ab ... frei.

Wir bestellen zu dem vereinbarten Tag innerhalb der für Sie vorgesehen Zeit keine weiteren Patienten ein. Sollten Sie zu dem Termin nicht erscheinen können, sagen Sie bitte spätestens ... [1, 2, 3 Werktage vorher] ab, damit der Termin anderweitig vergeben werden kann.

Anderenfalls haben Sie bitte Verständnis, dass wir Ihnen für nicht stornierte Termine jeweils pauschal ein Ausfallhonorar von ... € je [viertel/halbe] Stunde in Rechnung stellen, es sei denn, Sie waren schuldlos verhindert oder weisen nach, dass tatsächlich nur ein geringerer oder kein Honorarausfall entstanden ist.

◼ **Abb. 4.6**   Vorschlag für die Formulierung »Ausfallhonorar für das Nichterscheinen«

einer neueren Entscheidung vom 12.09.2006 (Az. 17 C 71/03) einem Zahnarzt einen Stundensatz von 75 € zu. Wer die betriebswirtschaftlichen Zahlen für seine »Arztstunde« in einem Gerichtsverfahren nicht offenbaren will, sollte den einzusetzenden Betrag an diesen Entscheidungen orientieren und auf diese verweisen.

Die Frage, wie viele Tage vor dem Termin **abgesagt** werden soll, bestimmt sich danach, innerhalb welcher Zeit die Praxis einen anderen Patienten einbestellen kann. Dabei sollte beachtet werden, dass auch der Samstag ein Werktag ist, an dem aber kaum jemand in der Praxis den Anruf entgegennehmen und sofort einen neuen Patienten einbestellen kann. Auch hier ist auf die erläuternde Darstellung in Ulbricht (2008) zu verweisen.

4.6.2   Der Arzt ist verhindert

Abweichungen bis zu 30 Minuten von dem vereinbarten Behandlungstermin blieben bislang in der Rechtsprechung für den Arzt folgenlos. Bei längeren Verzögerungen muss der Arzt sich entlasten. Er muss nachweisen, dass die später eingetretene längere Wartezeit zu dem Zeitpunkt, als der Behandlungstermin vereinbart wurde, objektiv nicht vorhersehbar war.

4.7   Steuerrecht

4.7.1   Umsatzsteuer

Waren früher die aus der Tätigkeit unter der Bezeichnung Arzt oder Ärztin auf der Grundlage der Approbation erzielten Umsätze umsatzsteuerfrei, sind nun für den Arzt nur noch Umsätze aus Heilbehandlungen **umsatzsteuerfrei** (§ 4 Nr. 14 a, S. 1 UStG), wenn sie im Bereich der Humanmedizin im Rahmen der Ausübung der Tätigkeit als Arzt, Zahnarzt oder ähnlicher heilberuflicher Tätigkeit erzielt werden.

❯ **Die Umsatzsteuerbefreiung beruht auf EG-Recht. Nach der einschlägigen Richtlinie befreien die Mitgliedstaaten die Heilbehandlungen im Bereich der Humanmedizin, die im Rahmen der Ausübung der von dem betreffenden Mitgliedstaat definierten ärztlichen und arztähnlichen Berufe erbracht werden.**

Mit der Neufassung sind die konkretisierenden Urteile des Europäischen Gerichtshofs vom 14.09.2000 (Rs. C-348/98, UR 2000, S. 432) und 20.11.2003 (Rs. C-307/01, UR 2004, S. 75) in nationales Recht überführt worden.

❯ **Faustregel: Umsatzsteuerfrei sind Heilbehandlungen, die einem therapeutischen Ziel dienen. Das sind die Diagnose und die Behandlung von Krankheiten und Gesund-**

Umsatzsteuerpflichtige ärztliche Leistungen

- Fahrtauglichkeitsuntersuchung/medizinisch-psychologisches Gutachten (MPU)
- Gutachten zur Schuldfähigkeit eines Täters
- Gutachten in Arzthaftungsprozessen
- Gutachten zur Erwerbsfähigkeit in Sozialversicherungsangelegenheiten
- Angelegenheiten der Kriegsopferversorgung in Schadenersatzprozessen

- Vaterschaftstests
- Dozententätigkeit
- Publikationen
- Autopsie
- Gutachten zum Gesundheitszustand für Versicherungsabschluss
- Gutachten zur Berufstauglichkeit
- Gutachten/Zeugnisse über das Sehvermögen
- Trinkwassergutachten zur Freiheit von Krankheitserregern

- Anthropologisch-erbbiologische Gutachten
- Dermatologische Untersuchung kosmetischer Stoffe
- Untersuchungen nach dem Jugendarbeitsschutzgesetz
- Untersuchung zur pharmakologischen Wirkung eines Arzneimittels bei Menschen
- Schönheitsoperationen
- Erstellung von Täterprognosen im Strafvollzug

Hinsichtlich Umsatzsteuerpflicht (umgangssprachlich: Mehrwertsteuerpflicht) nicht eindeutig zuzuordnende Leistungen

- **Leistungen von Betriebsärzten** steuerfrei, wenn die Leistung außerhalb des Gesetzes über Betriebsärzte, Sicherheitsingenieure und andere Fachkräfte für Arbeitssicherheit (ASiG) mit therapeutischem Ziel erbracht wird, z. B. Routineuntersuchungen
- **Reha-Gutachten** steuerfrei, wenn dies zur Feststellung der persönlichen

Eignung für eine medizinische Reha dient
- **Rentengutachten** steuerpflichtig, wenn das Gutachten zum voraussichtlichen Erfolg von Reha-Leistungen im Rahmen des Rentenverfahrens erbracht wird
- **Sport-, Reisemedizin** steuerpflichtig, wenn Anlass der Untersuchung/Beratung die Frage der Tauglichkeit für eine bestimmte Tätigkeit ist

- **Vorsorgeuntersuchungen** nur steuerpflichtig, wenn die Prüfung der Tauglichkeit einer bestimmten Tätigkeit im Vordergrund steht (z. B. Berufskraftfahrer)
- **Gutachten/Bericht** steuerpflichtig, wenn die Bescheinigungen zur Geltendmachung von Schadenersatzansprüchen dienen

heitsstörungen, unabhängig vom Behandlungserfolg, und alle damit in Zusammenhang stehenden Leistungen, z. B. Atteste.

Aus dem Umkehrschluss folgt die Umsatzsteuerpflicht **für alle übrigen** ärztlichen Leistungen.

Individuelle Gesundheitsleistungen sind umsatzsteuerpflichtig, wenn sie nicht zum Zwecke der Diagnose und/oder Behandlung erfolgen (◘ Tab. 4.3).

> ◆ Auch voreilig in der Rechnung ausgewiesene und eingenommene Umsatzsteuer ist an das Finanzamt abzuführen (§ 14 c Abs. 2 UStG).

◘ **Tab. 4.3** Umsatzsteuerpflicht und IGeL

IGeL	Beispiel	Umsatzsteuer?
zur Diagnose	z. B. der PSA-Wert als Marker für Prostatakarzinom	umsatzsteuerfrei
zur Behandlung	z. B. Akupunktur bei Migräne (Cave! Nicht mehr bei chronischen Knie- und Rückenschmerzen = GKV-Leistung)	umsatzsteuerfrei
zum Lifestyle	z. B. Anti-Aging	umsatzsteuerpflichtig

4

Bevor Umsatzsteuer auf der Rechnung ausgewiesen wird, ist zu prüfen, ob man nicht »Kleinunternehmer« im Sinne des Umsatzsteuergesetzes ist. Der Kleinunternehmer muss keine Umsatzsteuer erheben, sodass die IGeL ohne Steueraufschlag und damit billiger angeboten werden können.

Kleinunternehmer ist derjenige, dessen umsatzsteuerpflichtige Umsätze im vorangegangenen Jahr 17.500 € nicht überstiegen haben und im laufenden Jahr voraussichtlich 50.000 € nicht übersteigen werden. Bei der Einstufung werden alle umsatzsteuerpflichtigen Umsätze berücksichtigt, auch diejenigen außerhalb der Praxis, z. B. aus gewerblicher Vermietung und Verpachtung.

Der sichere Weg ist fachkundiger Rat.

4.7.2 Gewerbesteuer

Gemäß § 18 Einkommensteuergesetz (EStG) ist der Arztberuf eine »freiberufliche Tätigkeit«. Das freiberufliche Gepräge der Tätigkeit folgt daraus, dass die persönliche Arbeitsleistung und das geistige Vermögen im Vordergrund stehen. Die gewerbliche Tätigkeit kennzeichnen dagegen der Kapitaleinsatz und die kaufmännische Tätigkeit. Betreibt ein Arzt neben der Praxis z. B. noch ein Schreibwarengeschäft, gäbe es kaum einen Zweifel an der gewerblichen Natur der zweiten Tätigkeit. Nichts anderes gilt, wenn Nahrungsergänzungsmittel o. ä. Waren verkauft werden. Auch hier geben An- und Verkauf der Produkte der Tätigkeit das Gepräge als Gewerbe.

❯ **Faustregel: Freiberufliche Tätigkeit, die Ausübung der Heilkunde ist, ist kein Gewerbe. Freiberufliche Tätigkeit, die keine Ausübung der Heilkunde ist, aber eine höhere Bildung erfordert (z. B. Sachverständigentätigkeit), ist ebenfalls kein Gewerbe. Tätigkeiten, die keine Ausübung der Heilkunde sind und keine höhere Bildung erfordern, sind ein Gewerbe.**

Danach wäre zum Piercen ein **Gewerbeschein** erforderlich. Die Gegenmeinung, die Piercen als Ausübung der Heilkunde ansieht, lässt außer Betracht, dass derzeit jeder Bürger – ohne Vorbildung – nach Gewerbeanmeldung piercen darf. Die Bundesärztekammer erkennt Piercen nicht als Ausübung der Heilkunde an. Dieser Einschätzung wird hier gefolgt, weil sie aus folgendem Grund nicht von der Hand zu weisen ist: Es ist wenig überzeugend, dass die Ärzteschaft jahrelang tatenlos zugesehen haben soll, wie Durchschnittsbürger ohne Vorbildung vor ihren Augen die Heilkunde ausübten!

❯ **Fazit: Sicherheit gibt eine verbindliche Auskunft zur Gewerbesteuerpflichtigkeit des Piercens, die das zuständige Finanzamt auf Anfrage erteilt.**

Die vom zuständigen Finanzamt erteilte »verbindliche Auskunft« bindet das Finanzamt später im Feststellungs- und Veranlagungsverfahren, d. h. man ist grundsätzlich vor Überraschungen geschützt. Da aber das Finanzamt nicht die Funktion eines Steuerberaters hat, muss die Anfrage bestimmte Formalien und Inhalte aufweisen, da andernfalls die Anfrage unbeantwortet zurückgewiesen wird.

Wichtig ist, dass das geplante Vorhaben im Wesentlichen noch nicht verwirklicht ist, da dann eine **verbindliche Auskunft** ausgeschlossen ist und die Rechtsfragen im Veranlagungs- oder Feststellungsverfahren entschieden werden. Dann aber »liegt das Kind schon im Brunnen«. Das Schreiben des Bundesministers für Finanzen (BMF) vom 29.12.2003 (Az. IV A 4 – S 0430 – 7/03) mit den Anforderungen im Detail finden Sie im Internet nur noch unter Verwendung einer Suchmaschine (z.B. google) unter Angabe des Datums und des Aktenzeichens, nachdem dieses Schreiben nicht mehr auf der Internetseite des BMF verfügbar ist. Seit dem 19.12.2006 sind diese Auskünfte gebührenpflichtig.

Der Verkauf von Piercing-Steckern ist auf jeden Fall ein Gewerbe.

▪ **Gewerbliche Nebentätigkeit in der Einzelpraxis**

Wird auf strikte Trennung der Bereiche geachtet, damit die gewerbliche Tätigkeit der sonst freien Berufsausübung kein einheitliches Gepräge verleiht, ist eine gewerbliche Nebentätigkeit gefahrlos (Ausnahme: z. B. die Laborpraxis mit vielen angestellten Ärzten).

> **Tipp**
>
> Gewerbliche und ärztliche Tätigkeit sind strikt zu trennen! Produktverkauf in der Praxis, auch außerhalb der Sprechstunden, kann berufsrechtlich geahndet werden! Werden Praxisräume, Praxisgegenstände oder Mitarbeiter gegen Entgelt Dritten z. B. zu Veranstaltungen zur Verfügung gestellt, dient dies nicht der freiberuflichen Tätigkeit – die Einkünfte sind gewerblich. Überlässt z. B. der Praxisinhaber Geräte und/oder Personal einer Teilgemeinschaftspraxis, welche gegründet wurde, um IGeL zu erbringen, sind die dafür erhaltenen Entgelte Einnahmen aus wirtschaftlichem Geschäftsbetrieb und somit gewerbesteuerpflichtig.

■ **Gewerbliche Nebentätigkeit in der Gemeinschaftspraxis**

Hier gewinnt die Prämisse strikter Trennung durch die steuerliche »Abfärbetheorie« besondere Bedeutung. Werden in einer Personengesellschaft (als bis vor kurzem einzig berufsrechtlich zulässigen Form der Berufsausübungsgemeinschaft neben der Partnerschaftsgesellschaft) freiberufliche und gewerbliche Tätigkeiten in einem sachlichen wirtschaftlichen Zusammenhang erbracht (z. B. im Rahmen des sog. »verkürzten Versorgungsweges«, BGH-Urt. v. 29.06.2000, Az. I ZR 59/09 zum Hörgeräteverkauf durch HNO-Arzt/ Augenarzt und Kontaktlinsenverkauf/ Piercing-Stecker-Verkauf in den Praxisräumen), bestimmt § 15 Abs. 3 Nr. 1 EStG, dass bei nicht nur geringfügigen gewerblichen Einnahmen diese die Einnahmen aus freiberuflicher Tätigkeit als »gewerbliche« Einnahmen »infizieren«. Was »**geringfügige Einnahmen**« sind, ist nicht gesetzlich definiert. Gerichtlich anerkannt ist dies für einen Anteil von 1,25 % am Gesamtumsatz. Wie ein höherer Anteil beurteilt wird, ist noch nicht entschieden. Wird die Grenze der »Geringfügigkeit« überschritten, hat das die »Infektion«

zur Folge, die wiederum bewirkt, dass nicht nur die gewerblichen Verkaufserlöse, sondern die gesamten Einnahmen der Berufsausübungsgemeinschaft, einschließlich der Einnahmen aus freiberuflicher Tätigkeit, gewerbesteuerpflichtig werden.

Diese ungewollte »Infektion« der Einnahmen ist vermeidbar! Die Bereiche sind konsequent zu **trennen** durch

- Gründung einer gesonderten Gesellschaft für den gewerblichen Bereich,
- räumliche Trennung,
- organisatorische Trennung,
- getrennte Buchhaltung und
- getrennte Konten.

Das gilt jedoch nur für Personengesellschaften und nicht für juristische Personen wie z. B. die GmbH!

Berufs- und wettbewerbsrechtliche Relevanz räumlicher Trennung

Am 29.05.2008 hat der Bundesgerichtshof entschieden, dass die Mehrfachnutzung der Praxisräume, also die zeitlich zur Sprechstunde versetzte gewerbliche Tätigkeit in Form einer Ernährungsberatung in den Praxisräumen, mit der ärztlichen Tätigkeit nicht in Konflikt steht (Az. BGH I ZR 75/05). In der Vorinstanz hat das Oberlandesgericht Frankfurt am Main (Urt. v. 14.04.2005, Az. 6 U 111/04) entschieden, dass die räumliche Trennung zwingend nötig ist. Es komme nicht darauf an, dass der Arzt ohne Berufskleidung erscheint und der Kunde über einen geänderten Zugang in die Räumlichkeiten der Praxis gelangt, wenn der Arzt dort gewerbliche Beratung bzw. Verkaufstätigkeit entwickelt, auch wenn dies organisatorisch getrennt und außerhalb der Sprechstunden geschieht. Der als Berater tätige Arzt werde in seinen Praxisräumen ohne Weiteres als der dort praktizierende Arzt identifiziert. Ist das der Fall, so wird ein besonderes, dem ärztlichen Berufsbild geschuldetes Vertrauen geweckt, das geeignet ist, den Blick auf die kommerzielle Ausrichtung der Beratungstätigkeit zu verstellen. Wird umgekehrt die kommerzielle Orientierung erkannt, bestehe wiederum die Gefahr, dass das Vertrauen in den Arztberuf Schaden nimmt.

Der BGH sieht dagegen keine berufsrechtliche Bestimmung, die eine räumliche Trennung fordert. Und er verneint einen Verstoß gegen § 3 Absatz 2 Musterberufsordnung (übernommen in alle Landesberufsordnungen), der die Abgabe von Waren oder gewerblicher Dienstleistungen in Zusammenhang mit der ärztlichen Tätigkeit untersagt. Ein Verstoß wäre es, wenn diese Tätigkeit während der Sprechstunde erfolge. Außerhalb der Sprechstunde läge dagegen nur dann ein Verstoß vor, wenn von der Tätigkeit eine nicht ganz unerhebliche Wirkung in Richtung auf eine gesundheitspolitisch unerwünschte Kommerzialisierung ausgehe. Das wiederum konnte der BGH für die streitige Ernährungsberatung gerade nicht feststellen, weil solche Beratungsaktionen auch von Krankenkassen und Gesundheitsämtern durchgeführt wurden und werden, und daher dem Bürger als sinnvoll und nicht ungewöhnlich erscheinen. Darin sei kein Anzeichen dafür zu sehen, dass der die Beratung durchführende Arzt sich jetzt mehr als Gewerbetreibender sieht und sein Verhalten nicht mehr am gesundheitlichen Interesse der Patienten, sondern an wirtschaftlichen Erfolgskriterien ausrichte.

In dieser Konstellation ist die räumliche Trennung also nur ein aus steuerlicher Sicht relevantes Kriterium, das zur Absicherung vorab im Wege der verbindlichen Auskunft zu klären ist. Bei anderen »Geschäftsfeldern«, die in der Praxis kommerziell vermarktet werden sollen, ist äußerst sorgfältig zu prüfen, ob diese Rechtsprechung des Bundesgerichtshofes darauf übertragbar ist.

4.8   IGeL-Werbung

4.8.1   IGeL dem Patienten erläutern

Dass in Arztpraxen mit Patienten über die Preise und Bezahlung der ärztlichen Leistungen gesprochen wird, ist insbesondere für GKV-Patienten **ungewohnt**. Reagiert ein Patient auf die Frage nach der Kostenübernahme für eine sinnvolle, aber zu Lasten der GKV nicht zu erbringende Leistung mit Unverständnis und »droht« er, zu einem anderen Kollegen zu gehen, gibt der Gesetzestext ein überzeugendes Argument:

Die Grenzen der Behandlung setzt § 12 Abs. 1 SGB V:

>> Die Leistungen müssen ausreichend, zweckmäßig und wirtschaftlich sein. Sie dürfen das Maß des Notwendigen nicht überschreiten. Leistungen, die nicht notwendig oder unwirtschaftlich sind, können Versicherte nicht beanspruchen, dürfen die Leistungserbringer nicht bewirken und die Krankenkassen nicht bewilligen. «

Das bedeutet: Jede (!) ärztliche Leistung, die nicht zum Leistungskatalog der GKV gehört, oder die dazu gehört, aber deren Einsatz das Maß des medizinisch Notwendigen überschreitet,
– darf der Versicherte nicht verlangen,
– darf die Krankenkasse nicht bezahlen,
– darf der Arzt nicht erbringen!

Wird – in Kenntnis der fehlenden medizinischen Notwendigkeit – die Behandlung dennoch zu Las-

ten der GKV abgerechnet, wird das Verbot vorsätzlich missachtet und für die Behandlung eine medizinisch nicht gegebene Notwendigkeit (Zahlungspflicht der GKV) vorgetäuscht – das wäre Abrechnungsbetrug! Bei der Arzneimittelverordnung sieht der BGH in Strafsachen hierdurch den **Tatbestand der Untreue** erfüllt. Die Ärzteschaft (114. Ärztetag) vertritt die Ansicht, dass es eine »Selbstverständlichkeit« sei, dass der Arzt kein »Beauftragter der Krankenkassen« ist. Diese Rechtsauffassung teilt der Bundesgerichtshof zumindest nicht im Bereich der Arzneimittelverordnung. Und welche Haltung der Bundesgerichtshof dazu bei Verordnungen von Hilfsmitteln einnehmen wird, hängt derzeit von der Entscheidung des dazu von mehreren Senaten des Bundesgerichthofes angerufenen Obersten Strafsenats des Bundesgerichtshofes ab.

Wenn aber der gesundheitsbewusste GKV-Patient in der Lage ist, Risiken und Nutzen (über die er aufgeklärt wurde) der angebotenen Leistung für sich abzuwägen, wird er auch verstehen, dass Sie sich zwar in allen Belangen für seine Gesundheit einsetzen, aber weder Sie noch Ihre Kollegen sich für die Patientengesundheit der Strafverfolgung aussetzen wollen.

■ ■   **Beispiel zur Abgrenzung »medizinisch notwendig« und »medizinisch sinnvoll«**

Ihr Patient muss bei Regen und Sturm von dem Ort A zu dem 15 km entfernten Ort B. Diese für den Patienten notwendige Reise können Sie als Arzt »behandeln« mit einer Fahrt
– mit dem Rad,
– mit dem Bus,
– mit dem Taxi.

In allen drei Fällen kommt der Patient im Ort B an.

Mit dem Rad kann der Patient stürzen, sich zusätzlich erkälten und braucht länger als mit Bus oder Taxi. Sturzgefahr und Erkältungsrisiko sind mögliche Risiken oder Nebenwirkungen, die Fahrzeit setzen Sie mit der Dauer der Arbeitsunfähigkeit (AU) gleich. Die Busfahrt ist teurer als die Radtour, birgt aber geringere »Nebenwirkungen« und eine »kürzere AU«. Die Taxifahrt ist noch teurer, aber für den Patienten bequemer, und er kann während der Fahrt noch andere Dinge erledigen (subjektives Empfinden), und vielleicht kann eine »noch kürzere AU« erreicht werden (optimierte Behandlung), wenn kein Stau ist (Komplikation). Die Behandlung »Radtour« ist als Methode überholt, die Busfahrt der Behandlungsstandard. Daher erlaubt das GKV-System (nur) den Bus als »ausreichendes« Mittel zur »notwendigen« Behandlung. Die »Busfahrt« ist nach dem Stand der Wissenschaft geeignet und nach dem »Preis/Leistungsverhältnis« das notwendige Mittel, um den Patienten ausreichend und ohne übermäßige Nebenwirkungen und Kosten erfolgreich zu behandeln – eben »medizinisch notwendig«.

Den Rahmen rechtlich zulässiger Werbung bestimmen
- das Berufsrecht (Landesberufsordnung),
- das Heilmittelwerbegesetz (HWG) und
- das Gesetz gegen unlauteren Wettbewerb (UWG).

Diese Regelwerke greifen ineinander bzw. überlappen sich. Verstößt die Werbung gegen das Berufsrecht, ist das zugleich ein Verstoß gegen das Wettbewerbsrecht, aber nicht unbedingt auch ein Verstoß gegen das Heilmittelwerbegesetz. Dagegen ist ein Verstoß gegen das Heilmittelwerbegesetz immer ein Verstoß gegen das Berufsrecht und zugleich auch gegen das Wettbewerbsrecht.

4.8.2 Berufsrecht und Werbung

Das Werberecht für Ärzte hat in jüngster Vergangenheit rasante Änderungen erfahren. Noch 1974 verbot das Berufsgericht Bremen den Aushang von Urkunden über die Teilnahme an Weiterbildungsveranstaltungen in den Praxisräumen (Berufsgericht für Heilberufe, Urt. v. 04.12.1974 – HB 3/73). War das strikte Werbeverbot für Ärzte bereits vor geraumer Zeit gefallen, ist jetzt nur noch eine anpreisende und/oder irreführende und/oder vergleichende Werbung berufswidrig. Das Berufsrecht hat jetzt alle Werbeträger und Medien, einschließlich Rundfunk- und Fernsehwerbung zugelassen, bei deren Einsatz einige **Einschränkungen** zu beachten sind (◘ Tab. 4.4).

Ein so genanntes **Logo** für die Praxis als Wort-Bild-Zeichen zur Wiedererkennung im Sinne des Markenrechts ist zulässig.

> **Tipp**
>
> Schützen Sie Ihr Logo durch dessen Anmeldung beim Deutschen Patent- und Markenamt in München oder Jena. Informationen und die Möglichkeit der Anmeldung bietet der Internetzugang unter ▶ www.dpma.de. Über die Buttons »Formulare/Merkblätter« und »Marken« gelangen Sie ans Ziel. Der Schutz des Logos (Klasse 44 – medizinische Dienstleistungen, und Klasse 42 – Forschung) bewirkt, dass ohne Ihre Zustimmung kein Dritter Ihr Logo verwenden kann.

Unzulässig anpreisend sind »Wochenmarktstrategien« mit überzogener Blickfangwerbung, Superlative, Eigenlob, Hinweise auf Empfehlungsschreiben, etc. Zugelassen hat das Bundesverfassungsgericht aber die Werbung eines Zahnarztes mit einem so genannten Eyecatcher. Konkret setzte der Zahnarzt in der Anzeigenwerbung einen halb geöffneten Mund mit blitzend weißen Zähnen und roten Lippen ein (BVerfG, Beschluss vom 29.04.2004, Az. 1 BvR 649/04). Dagegen sind preisbezogene »Sonderangebote« berufswidrig. **»Saisonangebote«** hingegen können zulässig sein, wenn das Angebot sich nicht durch eine besondere preisliche Komponente zur »Saison« auszeichnet, sondern nur zur jeweiligen Saison angeboten wird (z. B. Reisemedizin oder Sonnenlicht-/Hauttypberatung zur Reise- bzw. Sommerzeit).

Das Praxislogo auf öffentlichen Verkehrsmitteln ist verpönt, auf dem Praxis-Pkw hingegen umstritten.

Die Zulässigkeit einer Werbemaßnahme entscheidet sich immer am konkreten Fall, und letztlich sagt ein Richter, ob Ihre Entscheidung richtig oder zu beanstanden ist.

■■ **Beispiel: Der Wandel der Rechtsprechung**
War 1974 schon der Aushang von Weiterbildungszeugnissen in den Praxisräumen ein Verstoß, segnete das Bundesverfassungsgericht 2005 folgende Darstellung eines niedergelassenen Orthopäden ab:
- »… weil er die unangefochtene Nr. 1 für Bandscheibenvorfälle sei…«
- »… mit einer sensationellen Erfolgsquote«

4

▣ **Tab. 4.4**   Werbeträger/Medien und deren Beschränkungen

Werbeträger/Medien	Häufige Beanstandungen vermeiden
Praxisschild	Keine Falschbezeichnung wie »Institut«, »Zentrum für…«
	Keine Angabe als »offizieller Partner von …«
Briefbögen	Irreführend, anpreisend, vergleichend
Rezeptvordrucke	Irreführend, anpreisend, vergleichend
Internetpräsentation	Details in ▶ Abschn. 4.9 (Internetwerbung)
Anzeigen	Irreführend, anpreisend, vergleichend
Praxisbroschüren	Dürfen keine Werbung Dritter enthalten
Praxis-Flyer	Keine Flyer außerhalb der Praxis verteilen
	Keine Plakataktionen
	Keine unaufgeforderten Rundschreiben
	Keine unaufgeforderten E-Mail-Aktionen
	Keine unaufgeforderten Postwurfsendungen
Wartezimmer-TV	Darf keine Werbung Dritter zeigen (Demo-Version anfordern; Erweiterungsfähigkeit im Bausteinsystem ist sinnvoll)
Recall-System	Schriftliche Einwilligung des Patienten über die Aufnahme in das Recall-System, und zwar spezifiziert nach Art des Recalls (telefonisch, schriftlich, Fax, E-Mail, SMS)
Zugaben von geringem Wert	Kugelschreiber, Kalender, etc. (Achtung: § 7 HWG!)
Sponsoring	Umstritten! Erlaubt ist Imagewerbung durch Unterstützung im Hintergrund, wie z. B. das finanzielle, aber auch materielle (ärztliche Betreuung) Sponsoring von Vereinen, jedoch keine Bandenwerbung, z. B. im Stadion, Trikotwerbung
Gesundheitsforen	Informationsveranstaltungen, z. B. zu Naturheilverfahren, etc. in der Praxis
»Vernetzung« mit Praxen	§ 31 MBO beachten – keine Zuweisung gegen Entgelt (▶ Abschn. 4.10.2)
Referententätigkeit	Irreführend, anpreisend, vergleichend
Zusammenarbeit	Sachliche Information der Bevölkerung über medizinische Problemstellung von allgemeiner Bedeutung

– »Oft sind die Patienten bereits im Rollstuhl oder vom Kortison schwer gezeichnet, haben lange Leidenswege hinter sich. Wenn sie dann am Tag nach der Operation gesund und munter auf ihren Beinen stehen, mich glücklich anstrahlen und mit der Assistentin ein Tänzchen wagen, dann sind das bewegende Momente.«

– »Die sanfteste Bandscheibenoperation der Welt ist ein ärztliches Spitzenprodukt, made in Bogenhausen.«

– »Wann immer der Pionier für minimalinvasive Eingriffe bei einem Wirbelsäulenkongress seine Techniken und seine Erfolge schildert, erntet er von den Fachkollegen stehende Ovationen. Der Applaus gilt dem Gesamtkunstwerk zugunsten der Patienten.«

– »… führt Eingriffe nicht nur mit behutsamen Fingern aus – er hat genial anmutende Operationsprogramme selbst entwickelt und realisiert alltägliche Wunder mit feinen Mini-

Instrumenten, die speziell für ihn hergestellt werden.«

Das Bundesverfassungsgericht (Beschluss vom 13.07.2005, Az. 1 BvR 191/05) hob die Verurteilung mit folgender Begründung auf:

» … ist der Wortsinn einzelner Passagen einer Werbung stets grundrechtsfreundlich im Kontext des gesamten Inhalts auszulegen. … der Schluss der Gerichte… wäre daher verfassungsrechtlich nur dann tragbar, wenn die herausgegriffenen Passagen charakterisierend für die Werbung insgesamt wären… Die… aus den Texten herausgegriffenen Passagen verwischen diesen – insgesamt zulässigen – Informationsgehalt nicht. Sie treten vielmehr hinter der Gesamtaussage zurück. Schon quantitativ machen sie keinen wesentlichen Teil der Werbung aus. Auch qualitativ lässt sich nichts anderes feststellen.

Anstoß genommen haben die Gerichte beispielsweise an der Formulierung, dass frisch Operierte mit Klinikmitarbeitern »ein Tänzchen wagten«. Diese Formulierung mag für sich ohne sachlichen Gehalt sein. Sie steht jedoch nicht derart im Vordergrund, dass durch sie vom Informationsgehalt der Werbung insgesamt abgelenkt wird. Das gilt umso mehr, als sich bei der gebotenen grundrechtsfreundlichen Betrachtung auch dieser Aussage aufgrund des Zusammenhangs mit dem übrigen Text ein gewisser Informationsgehalt nicht absprechen lässt. Die gewählte Formulierung trägt zur weiteren Verdeutlichung dessen bei, was die besondere Errungenschaft der beschriebenen Operationsmethode ausmacht. Sie verdeutlicht den Erfolg der Methode und den schonenden Umgang mit dem Patienten. «

Fazit Das Urteil ist kein Freibrief! Es zeigt die Schwierigkeit auf, die Grenzen zutreffend zu bestimmen. Die Entscheidung stützt sich wesentlich darauf, dass die für sich betrachteten Passagen in der Gesamtaussage so weit zurücktreten, dass sie von der sachlichen Information nicht mehr ablenken.

Unzulässig vergleichende Werbung setzt z. B. Kollegen bzw. deren Praxen in der Öffentlichkeit herab oder stellt die eigene Person/Praxis ohne sachliche Begründung positiv heraus. Vorsicht auch bei Informationen zu den Grenzen der Leistungspflicht der gesetzlichen Krankenkassen. Es sollte tunlichst vermieden werden, eine »Zwei-Klassen-Medizin« zu suggerieren und erst recht, eine solche zu praktizieren, denn jeder GKV-Patient ist potenzieller IGeL-Kunde.

Unzulässig irreführende Werbung zu Behandlungen und/oder therapeutischer Wirksamkeit verstößt zusätzlich gegen das Heilmittelwerbegesetz und ist gemäß § 14 HWG eine Straftat, die mit Freiheitsstrafe bis zu einem Jahr oder einer Geldstrafe geahndet wird!

Die einschränkenden Eckpunkte »anpreisend«, »irreführend« und »vergleichend« sind unbestimmte Rechtsbegriffe, die vollumfänglich von den Gerichten überprüft werden können.

Inzwischen sind weitere, teilweise so nicht zu erwartende Entscheidungen des Bundesgerichtshofes ergangen. So hat der Bundesgerichtshof mit Urteil vom 01.03.2007 (Az. I ZR 51/04) seine strikte Rechtsprechung zum Verbot der Werbung mit **Bildern des Arztes** im »weißen Kittel« deutlich gelockert. Das Verbot ist im Heilmittelwerbegesetz verankert. Der BGH begründet seine nun differenzierende Haltung damit, dass das Heilmittelwerbegesetz nur für die Produktwerbung, nicht aber für die Imagewerbung einschlägig sei. Ohne gleichzeitige Werbung für ärztliche Leistungen oder Heilverfahren ist danach die Werbung mit dem Bild des Arztes, auch zusammen mit dem Praxisteam in Berufskleidung, zur Imagewerbung zulässig.

Der BGH stellt jetzt außerdem die **Zielrichtung** des Heilmittelwerbegesetzes in den Vordergrund. Danach soll die Werbung »Laienpublikum« nicht unsachgemäß beeinflussen, und mit der Werbung soll auch keine nur mittelbare Gesundheitsgefährdung für diese Gruppe hervorrufen werden.

Vorläufiger Höhepunkt dieser Entwicklung ist die Entscheidung des BGH vom 01.12.2010 (Az. I ZR 55/08), mit der die Zulässigkeit einer **Preisvergleichsplattform** für zahnärztliche Leistungen im Internet festgestellt wurde. Wenige Tage später, am 08.12.2010, entschied so auch das Bundesverfassungsgericht (1 BvR 1287/08). Ein Zahnarzt, der an einem Internetportal teilnimmt, auf dem Patienten bei verschiedenen Ärzten Angebote für beabsichtigte zahnärztliche Behandlungen einholen

4

Drei Wege in die Werbung

- **Der risikolose Weg**
  Man legt die beabsichtigte
  Werbemaßnahme der zuständi-
  gen Ärztekammer zur Prüfung
  vor, passt ggf. die Werbemaß-
  nahme der dort vertretenen
  Rechtsmeinung an oder unter-
  lässt sie.
- **Der Weg mit überschaubarem
  Risiko**
  Man legt die beabsichtigte
  Werbemaßnahme der zuständi-
  gen Ärztekammer zur Prüfung
  vor, überprüft anhand der dor-

tigen Meinung die Vertretbar-
keit seines Rechtsstandpunkts,
passt die Maßnahme aber der
dortigen Meinung nicht an,
sondern klärt noch vor Beginn
der Werbemaßnahme deren
Zulässigkeit vor Gericht.
Nachteil: Verliert man, trägt
man die Kosten; gewinnt man,
kann der Effekt der Werbung
allein durch den Zeitablauf
schon verloren gegangen sein.
- **Der mit hohem (Kosten-)Risiko
  behaftete Weg**

Die Werbemaßnahme wird
durchgeführt und deren gerichtliche Untersagung in Kauf
genommen. Wird die Werbung
rechtskräftig untersagt und
hilft auch das Verfassungs-
gericht nicht weiter, sind die
gesamten Werbekosten sinnlos
aufgewendet. Zusätzlich sind
die Kosten des Gerichtsverfah-
rens zu tragen, und ein Disziplinarverfahren droht.

---

können, verstößt nicht gegen seine zahnärztlichen Berufspflichten.

Der Bundesgerichtshof geht in seinem Urteil vom 01.12.2010 (Az. I ZR 55/08) sogar noch weiter. Der I. Senat sieht weder einen Verstoß gegen das Wettbewerbsrecht noch gegen das Berufsrecht, wenn ein Betreiber einer Internetplattform es Patienten ermöglicht, auf einem virtuellen Markt ihren persönlichen Heil- und Kostenplan einzustellen, um anderen Zahnärzten Gelegenheit zu geben, zu dessen Inhalt eigene Kostenschätzungen abzugeben. Nach einer gewissen Zeit teilt der Betreiber der Internetplattform dem Patienten die fünf günstigsten Zahnärzte mit. Der Zahnarzt, mit dem der Vertrag zustande kommt, zahlt ein Entgelt an den Betreiber für die Nutzung der Internetplattform. Die Leistung des Betreibers – so der Senat – besteht nicht in der Zuweisung von Patienten, sondern im Betrieb der Internetplattform, über die Zahnärzte und Patienten in Kontakt kommen.

Vom Grundsatz her lässt sich dieses Urteil auch für »IGeL«-Marketing per Internetplattform verwenden, wobei jedoch die durch die GOÄ gesetzten Grenzen (Steigerungsfaktor, Mindestgebührensatz, etc.) zu beachten sind.

> **Tipp**
>
> Orientieren Sie sich an dem, was Sie selbst von sachlicher Werbung erwarten! Im Streitfall entscheidet letztlich ein Gericht.

Das Berufsrecht verliert kontinuierlich an Strenge, jedoch bislang meist nur auf Druck von Entscheidungen des Bundesverfassungsgerichts. Überreizen einzelne Ärzte aber diese neue »Freiheit«, reagieren nicht nur die Zivilgerichte (Wettbewerbsrecht), sondern auch der Ärztetag. Nachdem der Bundesgerichtshof es einem Arzt untersagte, auf die Möglichkeit des Bezuges von Diabetes-Teststreifen aus einem in seiner Praxis befindlichen Depot eines Sanitätshauses hinzuweisen (BGH, Urteil vom 02.06.2005, Az. I ZR 317/02), hat nun auch der 114. Ärztetag reagiert und § 27 der Musterberufsordnung dahingehend geändert, dass Werbung für eigene oder fremde gewerbliche Tätigkeit oder Produkte in Zusammenhang mit der ärztlichen Tätigkeit unzulässig ist.

> **Musik in der Praxis ist nicht kostenfrei. Radiomusik in den nicht-öffentlichen Räumen ist bei der GEZ, Musik in öffentlichen Zimmern (z. B. im Wartezimmer) ist bei der GEMA anzumelden. Seit Oktober 2010 ist nach einer Entscheidung des Bundesverwaltungsgerichts für einen internetfähigen PC ebenfalls die GEZ-Gebühr zu zahlen, soweit keine Rundfunk- oder Fernsehgeräte in dem Betrieb/Haushalt vorhanden sind. 2013 ersetzt die von den Ländern beschlossene Haushaltsabgabe die GEZ-Gebühr. Für Betriebe wird dann die Gebühr nach Anzahl der Mitarbeiter**

errechnet. Betriebe mit bis zu acht Mitarbeitern zahlen z. B. dann nur noch ein Drittel der Haushaltsabgabe. Ebenfalls kaum bekannt ist die Tatsache, dass derjenige, der »regelmäßig« von Einzelunternehmern oder Personengesellschaften sog. »künstlerische Leistungen« bezieht, abgabepflichtig zur Künstlersozialkasse wird. Dazu zählen z. B. auch Aufträge für Erstellung und/oder Überarbeitung des Web-Design etc.

Dagegen ist die Dienstleistungs-Informationspflichten-Verordnung für Gesundheitsdienstleistungen bzw. Gesundheitsdienstleister nicht einschlägig, weil diese davon konkret ausgenommen sind.

Informationen zur GEMA-Anmeldung geben die Bezirksdirektionen (▶ www. gema.de; im Suchfeld »Gesamtsuche« eingeben »Bezirksdirektionssuche«).

4.8.3 Heilmittelwerbegesetz (HWG)

Normzweck ist der Verbraucherschutz. Von besonderer Bedeutung sind insbesondere §§ 3, 7, 10 und 11 HWG.

- **§ 3 HWG**

§ 3 HWG verbietet die irreführende Werbung mit Behandlungen, Therapiewirkungen u. ä. als Straftat!

- **§ 7 HWG – Verbot von unzulässigen Werbegaben von nicht geringem Wert**

Erlaubt sind Werbegaben mit geringem Wert wie Kugelschreiber, Schreibblöcke, Kalender, etc. mit dem Praxislogo, Firmenname o. ä. als Aufdruck. Die Grenze der Geringfügigkeit liegt bei ca. 3 €. Schon deshalb ist die Freistellung des Patienten von der 10 € betragenden Praxisgebühr durch den Arzt unzulässig (Urteil des OLG Stuttgart vom 21.10.2004, Az. 2 U 79/04).

❯ **§ 7 HWG gilt inzwischen auch für Ärzte!**

Die Annahme von »Werbegeschenken« mit höherem Wert ist eine (teure) Ordnungswidrigkeit (bis 50.000 €), wenn keiner der Ausnahmetatbestände vorliegt.

- **§ 10 HWG – Werbeverbot für verschreibungspflichtige Arzneimittel außerhalb der Fachkreise**

Da Sie Patienten für Ihre IGeL interessieren wollen und nicht Ihre Fachkollegen, werben Sie außerhalb der Fachkreise, haben also nicht die Fachkollegen als Zielgruppe, wie z. B. bei der Vorstellung bestimmter Behandlungsmethoden und Arzneimitteltherapien, sondern Laien, sodass Werbung für verschreibungspflichtige Arzneimittel untersagt ist. Wer sich nicht daran hält, verstößt gegen das Heilmittelwerbegesetz und zugleich gegen das UWG. Sie können von der Kammer, den Kollegen, aber auch von Wettbewerbsvereinen zur Unterlassung der Werbung aufgefordert werden, wobei Sie auch die dafür anfallenden Kosten aufgebürdet bekommen. Der bekannteste Wettbewerbsverein ist die Zentrale zur Bekämpfung unlauteren Wettbewerbs e. V. Dieser hat z. B. die Darstellung eines »biologischen Facelifting« mit dem Präparat **Botox** im Internet aus folgenden Gründen abgemahnt:

- Die Bewerbung des Arzneimittels Botox verstoße gegen § 10 Abs. 1 HWG.
- Dies gelte auch, wenn der Arzneiname durch den Substanznamen Botulinum-Toxin ersetzt werde. Substanznamen von Monopräparaten deuten nach dem Verständnis der angesprochenen Verkehrskreise regelmäßig auf ein bestimmtes Arzneimittel hin.

Das Bundesverfassungsgericht hat die Beschwerde des Arztes gegen die gegen ihn ergangene gerichtliche Untersagungsverfügung nur deshalb nicht angenommen, weil keine existenzielle Betroffenheit des Arztes vorlag. Es hat aber richtungsweisende Kriterien für den **Internetauftritt** vorgegeben:

- § 10 Abs. 1 HWG steht (nur) so lange mit Artikel 12 Abs. 1 Grundgesetz (GG) in Einklang, solange das HWG der Verleitung zur Selbstbehandlung bestimmter Krankheiten und Leiden entgegenwirkt.
- Es ist zweifelhaft, ob das HWG auf die Selbstdarstellung eines Arztes, der über die Behandlung mit einem bestimmten Medikament informiert, Anwendung findet, solange der Arzt nicht den Erwerb bestimmter Mittel empfiehlt.
- Sachangemessene Informationen, die den möglichen Patienten nicht verunsichern, son-

4

dern ihn als mündigen Menschen befähigen, von der freien Arztwahl sinnvoll Gebrauch zu machen, sind zulässig.

– Die Interpretation, § 10 Abs. 1 HWG untersage die Werbung mit Monopräparaten, muss auch das Recht des Arztes abwägen, für seine Behandlung zu werben. Die Behandlung mit dem Wirkstoff Botolinum-Toxin wird entscheidend durch den Wirkstoff und nicht durch Besonderheiten einer Behandlungsmethode geprägt. Der Arzt, der auf eine solche Behandlung hinweisen will, muss den Wirkstoff erwähnen. Verbietet man die Werbung mit dem Wirkstoff, wird der Arzt von einer sinnvollen Darstellung der von ihm angebotenen Behandlung abgeschnitten, solange es kein Nachahmerpräparat gibt.

– Die Werbung als Selbstdarstellung im Internet erfolgt in einem Medium, das als passive Darstellungsplattform in der Regel von interessierten Personen auf der Suche nach ganz bestimmten Informationen aufgesucht wird und sich daher der breiten Öffentlichkeit nicht unvorbereitet aufdrängt.

– Die Gefahr der Selbstmedikation bei einem Präparat, das im Gesicht gespritzt wird, ist eher als gering einzustufen.

Der Internetauftritt der Praxis folgt also eigenen Regeln, insbesondere aufgrund der Wertung, dass die breite Öffentlichkeit dort nicht unvorbereitet von der Werbung überrascht wird, wenn die Selbstdarstellung nicht auf der Startseite der Homepage erfolgt, sondern erst auf der zweiten Ebene, also nur über einen besonderen Link erreicht werden kann!

■ § 11 HWG – verbotene Publikumswerbung

Besondere Beachtung verdient § 11 HWG, der die an die nicht vorgebildete allgemeine Öffentlichkeit gerichtete Werbung inhaltlich beschränkt. Untersagt ist die Werbung außerhalb der Fachkreise (an den Verbraucher gerichtet) für Arzneimittel, Behandlungen, Gegenstände oder andere Mittel (❑ Tab. 4.5).

Der Katalog ist genau zu beachten. Bei der Beurteilung, ob eine Gefährdung des Verbrauchers droht, gehen die Gerichte sehr streng vor und räu-

men dem **Verbraucherschutz** in zweifelhaften Fällen den Vorrang ein.

– Das Gesetz (§ 11 Nr. 1 HWG) will (auch) verhindern, dass Gutachten in der Publikumswerbung veröffentlicht bzw. verwendet werden, die nicht von fachlich qualifizierten Autoren verfasst oder von diesen in finanzieller Abhängigkeit zum Werbenden erstellt worden sind, wobei aber der erste Eindruck darüber hinweg täuscht.

– Ergänzt wird das Verbot in § 11 Nr. 1 durch das Verbot, mit fachlichen Empfehlungen und Prüfungen zu werben (§ 11 Nr. 2 HWG).

– Das Verbot, mit Krankengeschichten zu werben, soll dem besonderen Werbeeffekt entgegenwirken, die Neigung des Werbungsadressaten zur Identifikation auszunutzen und bei ihm eine psychische Zwangslage auszulösen, je mehr die dargestellte Krankheit seiner eigenen Krankheit gleicht (§ 11 Nr. 3 HWG).

– Bilder von Arzt und Praxisteam sollen die Personen nur in Privatkleidung zeigen (§ 11 Nr. 4 HWG). Das einschränkende Urteil des Bundesgerichtshofs vom 01.03.2007 (Az. I ZR 51/04) lockert diese Vorgabe nur insoweit, als dass Bilder des Arztes und/oder des Praxisteams nicht geeignet sind, um Laienpublikum, also den Durchschnittsbürger, unsachlich zu beeinflussen und auch nur mittelbar eine Gesundheitsgefährdung des Bürgers zu bewirken. Das Landgericht Köln sah diese Grenze aber bei einem Zahnarzt bereits überschritten, der zusammen mit Fachpersonal nicht nur im Kittel, sondern mit zusätzlicher Schutzkleidung bei einer Behandlung zu sehen war (LG Köln, Urt. v. 31.07.2008, Az. 31 O 86/08).

– Bildliche Darstellungen von Krankheitsfolgen kollidieren mit § 11 Nr. 5 HWG.

– Krankheitsbezeichnungen wie z. B. »Parästhesien« oder »Mykosen« ohne erläuternden Zusatz sind ein Verstoß gegen § 11 Nr. 6 HWG.

– § 11 Nr. 7 HWG soll verhindern, dass mittels der Angst des Bürgers vor Leiden und Krankheit Druck ausgeübt wird. Dazu genügt, dass die Bedrohung nicht real, sondern nur in der Vorstellung des Bürgers besteht.

– § 11 Nr. 8 HWG untersagt Vorträge wie z. B. eine Vortragsveranstaltung im Gemeindezentrum über »Dekubitus in der häuslichen Pflege«, wenn im Rahmen der Veranstaltung auf einen bestimmten Hersteller von Betteinlagen verwiesen wird oder Listen ausliegen, in die Interessierte sich mit der Anschrift zur Weitergabe an den Hersteller eintragen können.

– § 11 Nr. 9 HWG verbietet jede Form der »Schleichwerbung« in Printmedien.

– § 11 Nr. 10 HWG lässt vom Wortlaut her keine Zweifel am Verbotsinhalt aufkommen.

– § 11 Nr. 11 HWG unterbindet die latente Gefahr irreführender Publikumswerbung, weil Betroffene für »Erfolgsnachrichten« bzw. »Erfahrungsberichte« von vermeintlichen Leidensgenossen besonders empfänglich sind.

▶ Tab. 4.5　§ 11 HWG – verbotene Publikumswerbung

Nr. 1	Mit Gutachten, Zeugnissen, wissenschaftlichen oder fachlichen Veröffentlichungen oder mit Hinweisen darauf
Nr. 2	Mit Angaben, dass das Arzneimittel, das Verfahren, die Behandlung, der Gegenstand oder dass andere Mittel ärztlich, zahnärztlich oder anderweitig fachlich empfohlen oder geprüft sind oder angewendet werden
Nr. 3	Mit der Wiedergabe von Krankengeschichten oder Hinweisen darauf
Nr. 4	Mit der bildlichen Darstellung von Personen in Berufskleidung oder bei der Ausübung der Tätigkeit von Angehörigen der Heilberufe (s. aber Abschn. ▶ 4.8.3)
Nr. 5	Mit der bildlichen Darstellung von Veränderungen des menschlichen Körpers oder seiner Teile durch Krankheit, Leiden oder Körperschäden; mit der bildlichen Darstellung »vorher/nachher«, seit 01.04.2006 auch für Schönheitschirurgie; mit der bildlichen Darstellung des Wirkvorgangs eines Verfahrens oder einer Behandlung am menschlichen Körper oder an dessen Teilen, wenn keine medizinische Notwendigkeit für die Darstellung besteht (Cave: Grauzone)
Nr. 6	Mit Fremd- oder fremdsprachlichen Bezeichnungen, soweit sie nicht in den allgemeinen deutschen Sprachgebrauch eingegangen sind
Nr. 7	Mit Werbeaussagen, die geeignet sind, Angstgefühle hervorzurufen oder auszunutzen
Nr. 8	Durch Werbevorträge, mit denen ein Feilbieten oder eine Entgegennahme von Anschriften verbunden ist
Nr. 9	Mit Veröffentlichungen, deren Werbezweck missverständlich oder nicht deutlich erkennbar ist
Nr. 10	Mit Veröffentlichungen, die dazu anleiten, bestimmte Krankheiten, Leiden, Körperschäden oder krankhafte Beschwerden bei Menschen selbst zu erkennen und mit den in der Werbung bezeichneten Arzneimitteln, Gegenständen, Verfahren, Behandlungen oder anderen Mitteln zu behandeln sowie mit entsprechenden Anleitungen in audiovisuellen Medien
Nr. 11	Mit Äußerungen Dritter, insbesondere mit Dank-, Anerkennungs- und Empfehlungsschreiben oder mit Hinweisen auf solche Äußerungen
Nr. 12	Mit Werbemaßnahmen, die sich ausschließlich oder überwiegend an Kinder unter 14 Jahren richten
Nr. 13	Mit Preisausschreiben, Verlosung oder anderen Verfahren, deren Ergebnis vom Zufall abhängig ist
Nr. 14	Durch die Abgabe von Mustern oder Proben von Arzneimitteln oder durch Gutscheine dafür
Nr. 15	Durch die nicht verlangte Abgabe von Mustern oder Proben von anderen Mitteln oder Gegenständen oder durch Gutscheine dafür

- Von einem für alle Besucher der Homepage nutzbaren und einsehbaren Gästebuch ist dringend abzuraten. Es müsste nämlich nicht nur ein deutlicher Hinweis auf die öffentliche Lesbarkeit enthalten sein, um keinen Konflikt mit dem strafrechtlichen Gebot der Schweigepflicht zu riskieren, sondern es müsste auch sichergestellt sein (tägliche Prüfung!?), dass nicht unverhofft eine »Danksagung« oder »Erfolgsnachricht« zu einer bestimmten Behandlung dort eingetragen wird!
- § 11 Nr. 12 und 15 HWG bergen keine Gefahren, solange weder Gutscheine für IGeL verteilt, verlost oder als Siegprämie für ein Preisausschreiben versprochen werden oder die Werbung überwiegend an unter 14-Jährige gerichtet ist. (vgl BVerfG 1 BvR 233110!)

- Das weitere im HWG in § 12 Abs. 2 HWG normierte Verbot, für Behandlungen bestimmter Krankheiten des Menschen nicht werben zu dürfen, wurde im Rahmen der 14. Arzneimittelgesetzesnovelle gelockert. Er gilt nur noch für
  - nach dem Infektionsschutzgesetz meldepflichtige Krankheiten und/oder durch meldepflichtige Erreger verursachte Infektionen,
  - bösartige Neubildungen,
  - Suchtkrankheiten, ausgenommen Nikotinabhängigkeit sowie
  - krankhafte Komplikationen der Schwangerschaft, der Entbindung und des Wochenbetts.

4.8.4 Gesetz gegen unlauteren Wettbewerb (UWG)

Früher setzte das Berufsrecht dem Arzt enge Grenzen und galt als »lex specialis«, also als vorrangig zu beachtendes Regelwerk. Die Lockerung der berufsrechtlichen Werbebeschränkung auf die Verbote »irreführender« (= § 5 UWG), »anpreisender« (= §§ 3, 4 UWG) und »vergleichender« (= § 6 UWG) Werbung hat das Berufsrecht dem Regelungsgehalt des UWG nahezu angepasst. Daher sind Handlungen, die gegen das UWG verstoßen, auch berufsrechtlich verboten und umgekehrt, sodass grundsätzlich auf die Aussagen zum berufsrechtlichen Werberecht verwiesen werden kann.

4.9 Internetwerbung

Internetangebote können ein werbewirksames **Prüfsiegel** erhalten wie z. B. das der Health on Net Foundation (HON) und afgis (Aktionsforum Gesundheitsinformationssystem e. V.). HON ist eine Gruppierung in der Schweiz (► www.hon.ch), die auf freiwillige Selbstkontrolle baut. Dagegen hat sich afgis (► www.afgis.de) entwickelt aus dem vom Bundesministerium für Gesundheit geförderten und von der Bundesvereinigung für Gesundheit e. V. durchgeführten Projekt »Aktionsforum Gesundheitsinformationssystem (afgis) – Entwicklung und Erprobung von Grundlagen und Strukturen für ein qualitätsgesichertes Gesundheitsinformationssystem im Internet«.

Prüfsiegel sind zwar eine Möglichkeit, Sachlichkeit zu dokumentieren, überzeugender ist aber der **Aufbau der Internetseite**. Zweck und Ziel der Seite sind durch die Inhalte klar zu definieren. Medizinische Hintergrundinformationen müssen sachlich richtig und patientengerecht sein. Es gilt das Berufsrecht, das HWG und das UWG. Zusätzlich ist das Telemediengesetz und bei redaktionellen Texten auf der Homepage auch der Rundfunkstaatsvertrag zu beachten. Ein Verstoß gegen das Telemediengesetz kann kostenpflichtige Abmahnungen zur Folge haben.

Zu den berufsrechtlichen Pflichtangaben bieten die Landesärztekammern die Möglichkeit, mittels Link die Angaben auf deren Homepage zu nutzen. Fragen Sie auch Ihre KV.

> **Tipp**
>
> Keine Vorschrift, aber von der Rechtsprechung schon gefordert: der »disclaimer« = Haftungsausschluss.

Der **Haftungsausschluss** entbindet nicht von der Kontrolle der verlinkten Seiten (◻ Abb. 4.7). Die Umsatzsteueridentifikationsnummer ist nur nötig, wenn Umsatzsteuer erhoben wird, also Umsätze in dem Umfang getätigt werden, die über die »Kleinunternehmerregelung« hinausgehen.

Der Aufbau der Homepage sollte die Rechtsprechung des Bundesverfassungsgerichts bei der Darstellung im Internet beachten und die Seite auf wenigstens drei Ebenen nach den Inhalten abstufen.

> **Tipp**
>
> Beachten Sie bei dem Domain-Namen Ihrer Homepage, dass
> — Sie und nicht der Provider der Eigentümer sind. Sonst kann bei einem Providerwechsel (z. B. aus Kostengründen) der (nun bekannte) Domain-Name nicht mitgenommen werden! Die Eigentumsverhältnisse und die Frage, ob eine beabsichtigte Domain-Bezeichnung bereits vergeben ist, können über ► www.denic.de mit der dort verfügbaren »Whois-Abfrage« geklärt werden;
> — aus berufsrechtlichen Gründen der Domain-Name keine nicht bestehende örtliche oder regionale Alleinstellung suggerieren darf. Namen, wie »www.Der-Neurologe-in-Hessen.de« programmieren den Ärger vor. Zulässig sind dagegen Orts-, Straßen- oder Passagenbezeichnungen, insbesondere wenn der Eigenname hinzugesetzt wird, z. B. www.Dr.Mustermann-Neurologe-Am-Marktplatz.de

Pflichtangaben nach § 5 Telemediengesetz

Von der Startseite aus müssen
über einen gut sichtbaren Link mit
der Bezeichnung »Impressum«
die Pflichtangaben direkt erreicht
werden können, nämlich:

- Vollständiger Name des Arztes/
  der Ärzte/ggf. mit akademi-
  schem Grad
- Angabe der Berufsbezeichnung
- Angabe des Staates, in dem die
  Berufsbezeichnung verliehen
  wurde

- Anschrift der Praxis
- Einschlägige Landesberufs-
  ordnung
- Zuständige Ärztekammer als
  Aufsichtsbehörde
- Zuständige KV bei Vertrags-
  ärzten
- Nummer der Eintragung im
  Handels-, Vereins-, Partner-
  schafts- oder Genossenschafts-
  register

- Ggf. die Umsatzsteueridentifikationsnummer (§ 27a UStG)
  bzw. die Wirtschafts-Identifikationsnummer (§ 139 c AO)
- Sprechstundenzeiten
- Telefon-, Telefaxnummer, E-
  Mail-Adresse, ggf. Name/ Anschrift des Verantwortlichen für
  redaktionelle Texte (§ 55 Abs.
  2 RStV)

Für Inhalte, Gestaltung und Angebote auf Internetseiten anderer Anbieter
bin ich/sind wir nicht verantwortlich. Für deren Seiten, insbesondere für
etwaige nachträgliche Veränderungen der Seiten, tragen deren Anbieter
die Verantwortung.

Wenn Sie einen Link anklicken, mit dem Sie im Begriff sind, diese Internetseite zu verlassen, erhalten Sie eine "Quick-Info", dass Sie mittels
dieses Links auf eine andere Internetseite wechseln.

Abb. 4.7 Möglicher Text zum Haftungsausschuss

Bietet Ihnen das Internet angesichts der Rechtsprechung des Bundesverfassungsgerichts bereits in der
»klassischen« Ausprägung eine breite Plattform zur
Selbstdarstellung der Praxis, eröffnet es zusätzlich
eine weitere Gelegenheit, sich und Ihre Praxis von
der Kollegenschaft abzuheben.

Tipp

Barrierefreier Web-Zugang ist das Stichwort,
mit dem Sie auffallen, sich von den anderen
abheben und nicht die geringste Sorge haben
müssen, mit dem Gesetz in Konflikt zu geraten.
Warum soll ein an Farbschwäche leidender
oder gar blinder Mensch Ihre Web-Seiten nicht
lesen können und dürfen?!

Dem Farbenblinden helfen Sie schon mit einer abgestimmten Farbgestaltung. Menschen mit erheblich beeinträchtigter Sehkraft oder Blinde können
keine Maus, aber eine Tastatur bedienen. Aber
– kann Ihre Webseite Tastaturbefehle verstehen?
Wenn ja, kann sich der Nutzer dann auch, statt
nur mittels der rein visuellen Information über den
Bildschirm, seine Information z. B. durch Audioin-
halte verschaffen? Es gibt diverse technische Möglichkeiten zur Umsetzung der Barrierefreiheit. Und
ganz nebenbei: Erfüllen Sie die Anforderungen der
**»Bedingungen der Barrierefreien Informations-
technik-Verordnung (BITV)«**, steigen Ihre Chancen beim nächsten »Beste-Website-Wettbewerb«
Ihrer Ärztekammer deutlich. Aber nicht nur das,
auch wirtschaftlich dürfte es sich bemerkbar machen, denn Sie öffnen Ihre Praxis über das Internet
einem demografisch deutlich erweiterten Publi-
kum. Sie geben damit den Ihnen bereits bekannten
und Ihren potenziellen Neukunden die Möglichkeit, sich mit den ihnen zur Verfügung stehenden
eingeschränkten Fähigkeiten dennoch ein Bild von
Ihnen und Ihrer Praxis zu machen! Weiterführende
Infos zum barrierefreien Webzugang gibt es z. B.
unter ▶ http://barrierefreies-webdesign.de.

4

Aufbau der Homepage

- **Ebene/Startseite mit Informa-tion für Dritte**
  Hierher gehören die allgemei-nen Angaben wie
  – Name der Ärzte
  – Praxisanschrift, Sprech-zeiten, Telefon/Fax, E-Mail, Internetadresse
  – Akademische Grade
  – Facharztbezeichnungen, Schwerpunkte, Zusatzbe-zeichnungen
  – Art der Berufsausübungsge-meinschaft

– Link zum Impressum nach Telemediengesetz, etc.
- **Ebene/Seite mit Praxisinfor-mationen, die nur über einen Link auf der Homepage des Arztes erreicht und abgefragt werden kann**
  Auf dieser Ebene können die Informationen erfolgen, zu denen das BVerfG ausgeführt hat, dass die Öffentlichkeit das Internet mit dem Wunsch nach Informationen zu bestimmten Sachverhalten durchsucht und deshalb nicht durch eine sach-

liche Darstellung von Behand-lungsmethoden überrascht wird. Es verstößt daher nicht gegen § 10 HWG, wenn hier die Selbstdarstellung über Behand-lungsmethoden erfolgt.
- **Ebene/Seite mit Informatio-nen an andere Ärzte in einem Intranet**
  Hier werden die Informationen angeboten, deren Bewerbung das Heilmittelwerbegesetzes außerhalb der Fachkreise ver-bietet.

Die Rasanz, aber auch Brisanz der Entwicklung der Internetwerbung zeigt sich auch darin, dass die Zentrale Ethikkommission der Bundesärztekam-mer eine Stellungnahme zum Thema »Werbung und Informationstechnologie: Auswirkung auf das Berufsbild des Arztes« im Deutschen Ärzteblatt 2010 veröffentlichte, deren Lektüre, als Anregung vor der Umsetzung geplanter Werbeaktionen ver-standen, sicher nicht schadet (Deutsches Ärzte-blatt, Jg. 107, Heft 42, 22.10.2010).

4.10 IGeL und Berufsrecht

4.10.1 Übernahme der MBO-Beschlüsse in die Landesberufsordnung

Die Änderungen der Musterberufsordnung (MBO) eröffnen niedergelassenen Ärzten diverse neue Freiheiten zur **beruflichen Kooperation**; u. a.:
- ärztliche Tätigkeit neben dem Praxissitz an bis zu zwei weiteren Orten (§§ 17 Abs. 2, § 18 Abs. 1 und 3 MBO),
- patientenbezogene Tätigkeit in überörtlichen Berufsausübungsgemeinschaften,
- auf einzelne Leistungen beschränkte Berufs-ausübungsgemeinschaften oder Kooperatio-nen,

- die Kooperation mit Leistungserbringern der medizinischen Fachberufe in allen Koopera-tionsformen,
- Ärztegesellschaften in der Rechtsform juristi-scher Personen (GmbH oder AG) sowie
- die Anstellung fachgebietsfremder Ärzte.

❯ **Um aber Beschlüsse eines Ärztetages in der Praxis umsetzen zu können, muss die für Sie zuständige Landesärztekammer diese Beschlüsse in ihre Satzung über-nommen haben. Für den einzelnen Arzt ist immer nur die Landesberufsordnung maßgeblich. Daher bestimmt sich u. a. die Frage der zulässigen Rechtsform einer Berufsausübungsgemeinschaft nur nach den Möglichkeiten, die in der Landesbe-rufsordnung vorgesehen sind, wenn die Beschlüsse des 107. Ärztetages noch nicht oder nicht vollständig in die Landesberufs-ordnung übernommen worden sind.**

Sind die Änderungen übernommen, bestehen di-verse Möglichkeiten der Zusammenarbeit, der Ko-operation oder des Zusammenschlusses zu einem »Netzwerk«.

❯ **Das Vertragsarztrechtsänderungsgesetz (2007) und das GKV-Versorgungsstruk-turgesetz (2102) brachten weitreichende Änderungen und Lockerungen. Doch was** das SGB V zulässt, muss noch lange nicht nach dem einschlägigen Landesberufsrecht zulässig sein. Der Vertragsarzt ist in erster Linie dem Berufsrecht unterworfen. Grundsätzlich gilt das SGB V gegenüber dem Berufsrecht nachrangig. Stimmen die Regelungsinhalte von Landesberufsrecht und SGB V überein, ist im nächsten Schritt der maßgebliche Inhalt des Bundesmantelvertrages Teil A-Ärzte/ Teil B Ärzte/ Ersatzkassen peinlich genau zu beachten. So grenzt z. B. die Regelung des § 15 a Abs. 5 BMV-Ärzte die vertragsärztliche Tätigkeit in einer Teilberufsausgemeinschaft derart ein, dass diese Form der Zusammenarbeit für Leistungen aus dem GKV-Leistungskatalog kaum wirtschaftlich sinnvoll umsetzbar ist. Da diese Eingrenzung jedoch nicht den Bereich der Selbstzahler erfasst, ist z. B. bei der Gründungplanung zu berücksichtigen, dass aus einem Standort sich primär nur Umsätze aus Selbstzahlerleistungen erwirtschaften lassen.

4.10.2 Verbot der »Zuweisung gegen Entgelt«

Das Verbot der »Zuweisung gegen Entgelt« ist im SGB V und in allen Landesberufsordnungen verankert. Dessen Missachtung ist ein schwerer Verstoß gegen das Berufsrecht (§ 31 MBO), das der 114. Ärztetag inhaltlich noch weiter konkretisiert hat. Jegliche **Vergütung für die Über- oder Zuweisung** eines Patienten, aber auch bereits die Empfehlung eines anderen Arztes ohne hinreichenden Grund erfüllt diesen Tatbestand. Dabei ist es ohne Belang, ob das Entgelt als Provision, Rabatt, Rückvergütung, gesonderte Rechnungsstellung oder in welcher Form auch immer erfolgt. Die Fantasie der im System Tätigen kannte hier bislang kaum Grenzen. Hervorzuheben ist, dass auch die Teilberufsausübungsgemeinschaft es nicht ermöglicht, dieses Verbot zu umgehen. Jeder Arzt (Gesellschafter) darf nur insoweit am Gewinn beteiligt sein, als er auch tatsächlich Leistungen am Patienten erbringt. So kann eine z. B. aus zwei Ärzten bestehende Teilberufsausübungsgemeinschaft (Gesellschaft) ihren

Gewinn nur dann je zur Hälfte auf jeden Gesellschafter (Arzt) verteilen, wenn beide auch solchen Anteil an der Behandlung des Patienten bzw. IGeL-Kunden haben. Dagegen ist diese Aufteilungsquote nicht möglich, wenn einer nur »investiert« und der andere nur »arbeitet«. Dies wäre eine nicht an der Leistung orientierte Verteilung des Gewinns und damit eine verdeckte »Zuweisung gegen Entgelt«.

> ❯ Hier ist auf die Hinweise und Erläuterungen der Bundesärztekammer zur beruflichen Kooperation unter Ziffer 2.5 zu verweisen (Deutsches Ärzteblatt, Jahrgang 103, Heft 12, 24.03.2006, A801). Danach gilt: »Teilschritte der ärztlichen Behandlung können bei Anwesenheit des einen Partners durch den Partner am anderen Praxisstandort auf elektronischem Weg erfolgen; darin liegt kein Verstoß gegen das Fernbehandlungsverbot.« Dies ermöglicht z. B., dass der eine Arzt das hochwertige Ultraschallgerät am Patienten einsetzt, während ein Arzt an einem anderen Standort der überörtlichen Teilberufsausübungsgemeinschaft den Befund erhebt. So kann durch Kooperation mit Dritten z. B. ein am Standort nicht voll ausgelastetes Gerät besser ausgelastet und wirtschaftlich effektiv genutzt werden.

4.10.3 Mögliche Kooperationsform

Für spezielle IGeL kann ein Zusammenschluss als so genannte **»Berufsausübungsgemeinschaft«**, aber auch als **»Teilberufsausübungsgemeinschaft«** (auch überörtlich) Sinn machen, wobei die zulässige Rechtsform wiederum durch die einschlägige Landesberufsordnung vorgegeben ist. In Betracht kommen auf jeden Fall die Gesellschaft bürgerlichen Rechts sowie die Partnerschaftsgesellschaft und, wenn sie in der Landesberufsordnung zugelassen sind, die Gesellschaft mit beschränkter Haftung (GmbH) und die Aktiengesellschaft (AG). Auf dem 114. Ärztetag wurden die Anforderungen an eine solche Gemeinschaft durch einen in § 18 der Musterberufsordnung neu eingefügten Absatz 2a) weiter konkretisiert, der dem schlichten Zu-

4

Checkliste für den Gesellschaftsvertrag einer IGeL-GbR

- Präambel mit Gründungssinn
  und -zweck
- Verpflichtung zur Zusammen-
  arbeit
- Geschäftsführung, Vertretung
- Regelungen zur Beschluss-
  fassung
- Gemeinschaftsinvestitionen
- Arbeitszeitregelung
- Eigentumsverhältnisse
- Aufgabenverteilung (»Team«
  bedeutet nicht: **T**oll, **e**in
  anderer **m**acht's)
- Personalführung

- Honorarverteilung
- Haftungsfragen, ggf. Haftungs-
  beschränkung im Innenver-
  hältnis
  Bei der Gründung einer Gesellschaft bürgerlichen Rechts
  (GbR) haften die Gesellschafter
  nicht für bestehende Verbind-
  lichkeiten der Mitgesellschafter
  (BGH-Urt. v. 22.01.2004, Az. IX
  ZR 65/01). Aber man haftet
  grundsätzlich für Altschulden
  der Gesellschaft, wenn man in

  eine bestehende GbR eintritt
  (BGH Az. II ZR 56/02)!
- Vertragsdauer
- Konkurrenzschutzklausel
- Abfindungsregelung
- Fortsetzungsklausel für den Fall
  des Todes oder der Kündigung
- Ausschlussverfahren
- Interne Disziplinarmaßnahmen
- Steuerrecht/nicht ungewollt
  »stille Reserven« aufdecken
  und Steuern auslösen
- »Nullbeteiligung«/»Schein-
  selbstständigkeit«

---

sammenschluss zur Anhebung des Regelleistungs-
volumens den Boden entzieht.

Die Teilberufsausübungsgemeinschaft unterscheidet sich
nur dadurch von einer ganz normalen Gemeinschaftspraxis,
dass sie beschränkt auf bestimmte Leistungen gegründet
wird und daneben die ursprüngliche eigene Praxis bestehen
bleibt. Bei Gründung einer Teilberufsausübungsgemeinschaft wird man Mitglied in einer zweiten Praxis. Da in einer
ausschließlich auf IGeL beschränkten Teilberufsausübungsgemeinschaft keine vertragsärztlichen Leistungen erbracht
werden, bedarf es keines Zulassungsantrages an den Zulas-
sungsausschuss. Der Gesellschaftsvertrag ist jedoch der Ärztekammer vorzulegen.

Auch hier sind die gesellschaftsrechtlichen, steuer-
rechtlichen, ggf. auch familien- und erbrechtlichen
Probleme im Gesellschaftsvertrag zu regeln.

Das sind nur einige wesentliche Punkte, die bei
der Gründung einer Gemeinschaftspraxis vertrag-
lich zu beachten sind, will man später im Streitfall
nicht unnötig Zeit, Geld und Nerven investieren.
Da der Umfang der Thematik den Umfang des
Kapitels sprengen würde, ist dringend die Inanspruchnahme von fachlichem Rat (Steuerberater/
Rechtsanwalt) zu empfehlen, und zwar **vor** Unter-
zeichnung des Vertrages. Diesen Weg aus Kosten-
gründen nicht zu beschreiten wird sich nur in den
seltensten Fällen rechnen.

4.10.4 Angestellte Ärzte

Berufsrechtlich ist die Anstellung von Ärzten, auch
fachfremden, insoweit unproblematisch, als nur
solche Fachrichtungen ausscheiden, die nur auf
Überweisung tätig werden dürfen. Die im Bun-
desmantelvertrag verankerte Beschränkung auf
drei angestellte Ärzte, deren Leistungen noch als
solche des Praxisinhabers/Arbeitgebers anerkannt
werden, ist bei Selbstzahlerleistungen nicht einschlägig.

Dennoch birgt die vordergründig harmlos er-
scheinende Überlegung, ob die Praxis einen Arzt
oder auch mehrere Ärzte fachgleich/fachfremd für
IGeL anstellt, erhebliche Risiken. Das Berufsrecht
gibt keine Höchstzahl angestellter Ärzte vor, die
Gefahr lauert vielmehr im **Steuerrecht**. Denn der
Arzt erzielt seine Einnahmen aus selbstständiger
Tätigkeit. Dies erfordert, dass er eigenverantwort-
lich aufgrund eigener Fachkenntnis tätig ist und
seiner Arbeit »sein Gepräge« gibt. Mit steigender
Anzahl fachgleicher angestellter Ärzte (Faustregel:
max. drei) schwindet die Möglichkeit des Praxis-
inhabers, der Arbeit seiner fachlich vorgebildeten
Mitarbeiter »sein Gepräge« zu geben. Der Arbeitgeber »Arzt« nutzt vielmehr nur noch die Arbeits-
kraft der Angestellten, sodass seine Einkünfte ge-
werblich werden. Für das fachfremde Anstellungs-
verhältnis besteht sogar die Gefahr, dass diese Folge
schon ab der ersten Anstellung droht.

> **Sehr geehrte Frau ...,**
>
> Ihr erfolgs- und zielorientierter Einsatz im laufenden Jahr ... spiegelt sich in den Umsatzzahlen wider. Sie erhalten daher von mir/uns als Anerkennung für Ihren Einsatz und Engagement eine Bonuszahlung in Höhe von ... €.
>
> Diese Zahlung ist eine freiwillige Leistung, auf die kein arbeitsvertraglicher Anspruch besteht.
>
> Bitte bestätigen Sie uns den Erhalt dieses Hinweises mit Ihrer Unterschrift.
>
> ...., den.................... ....
> (Unterschrift)

Abb. 4.8 Formulierungsvorschlag für Gratifikationszahlungen an Mitarbeiterinnen

4.11 Mitarbeitermotivation

4.11.1 Steuerfreie Zuwendungen

Kleine **Geschenke** (Sachbezüge) motivieren zur Leistung. Blumen, Pralinen, CDs, DVDs, etc. werden ihre Wirkung nicht verfehlen, dürfen aber einen Wert von 44 € kalendermonatlich je Mitarbeiter (Stand 2012) nicht übersteigen.

Auch Waren- und Benzingutscheine, Fahrtkosten- und Kindergartenzuschüsse, Gesundheitsförderung und weitere, jeweils mit dem Steuerberater abzustimmende Möglichkeiten, stehen zur Mitarbeitermotivation zur Verfügung. Trotz großer Beliebtheit haben solche Gutscheine Tücken bei der Umsetzung. Sie müssen auf den Namen des Mitarbeiters ausgestellt sein, dürfen nicht übertragbar sein, und der Arbeitnehmer darf kein Wahlrecht »Ware oder Auszahlen« haben, sonst ist es lohnsteuer- und sozialabgabenpflichtiger Barlohn. Ob tatsächlich getankt oder ausgezahlt wird, darauf kommt es dann nicht mehr an. Problematisch war bislang auch, dass der Tankgutschein keinen EURO-Betrag, sondern nur Literzahl und Art des Sprits (Diesel, Benzin – früher noch Normal und Super) bzw. die konkrete Ware ausweisen durfte. Bei rasch wechselnden Spritpreisen war es immer mit etwas Glück verbunden, zum richtigen Zeitpunkt die ausgewiesene Literzahl zu tanken. Erleichterung dürften die jüngsten Urteile des Bundesfinanzhofes vom Mai und November 2010 bringen. Nach Ansicht der höchsten Richter entscheidet, was der Arbeitnehmer vom Arbeitgeber verlangen kann. Kann nur die Sache verlangt werden, ist es lohnsteuer- und sozialbgabenfreier Sachbezug. Eine Tankkarte oder ein mit Betrag versehener Gutschein für Waren oder Dienstleistungen (warum nicht mal was gegen Nackenverspannung in Form eines Gutscheins für eine Massage !?) ist Sachbezug, wenn die übrigen Vorgaben beachtet werden.

> **Der Wert von 44 € ist eine Freigrenze und kein Freibetrag. Der Unterschied ist bedeutend: Wird mit einem Geschenk im Wert von 45 € die Freigrenze überschritten, unterliegen die gesamten 45 € der Besteuerung. Wäre es ein Freibetrag, würde nur der die Wertgrenze überschreitende Betrag, nämlich 1 €, der Besteuerung unterliegen.**

4.11.2 Gratifikation

Gratifikationen sollen entweder Anerkennung für besonderen Einsatz im abgelaufenen Jahr oder Ansporn für besonderen Einsatz im kommenden Jahr ausdrücken. Da diese nur freiwillig und nur dann gezahlt werden sollen, wenn der Umsatz stimmt, sollte davon abgesehen werden, solche Gratifikationen im Arbeitsvertrag zu regeln. Wird eine Gratifikation gezahlt, erfolgt die Auszahlung an die Mitarbeiterin mit dem einschränkenden Zusatz, dass es sich um eine **freiwillige Leistung** handelt, die nur im Ermessen des Arbeitgebers steht. Dass dem so ist und die Mitarbeiterin das weiß, ist schriftlich zu dokumentieren (Abb. 4.8).

Dass die Mitarbeiterin ihre Kenntnis um die Freiwilligkeit der Leistung mit ihrer Unterschrift bestätigen muss, hat folgenden Hintergrund: Wird eine Gratifikation wiederholt und vorbehaltlos gewährt (dreimal), sieht die Rechtsprechung darin eine so genannte »betriebliche Übung«. Das bedeutet, dass die Zahlung nicht mehr im Ermessen des Arbeitgebers liegt, sondern der Arbeitnehmer nun einen **Anspruch** auf diese Zahlung hat, auch dann, wenn der Umsatz nicht mehr »stimmt«. Bei einer vorbehaltlos gewährten Zahlung geht die Rechtsprechung davon aus, dass sich mit der Zeit bei dem Arbeitnehmer ein Vertrauen darauf einstellt, dass er auch künftig diese Leistung erhalten wird. Hat der Mitarbeiter dagegen Kenntnis von der Freiwilligkeit, kann kein Vertrauen auf den regelmäßigen Erhalt der Gratifikation entstehen. Die Kenntnis von der Freiwilligkeit muss im Streitfall der Arbeitgeber, also der Arzt, beweisen. Daher ist die Schriftform notwendig, die ausschließlich zu Beweiszwecken dient.

4.11.3 Umsatz-/Gewinnbeteiligung

Diese Form der Motivation dürfte die nachhaltigste sein, da hier zwischen Arzt und Mitarbeitern vereinbart wird, dass diese an bestimmen Umsätzen oder ab Erreichen bestimmter Umsatzzahlen anteilig an dem gemeinsam erzielten Umsatz partizipieren (z. B. prozentual). Auch hier ist es sinnvoll, fachlichen Rat einzuholen, da diese Umsatz- bzw. Gewinnbeteiligung letztlich als **Lohnbestandteil** zählt und Sozialabgaben und Lohnsteuer darauf anfallen.

Checklisten und Musterbögen

Melanie Jordt, Thomas Girr und Ines-Karina Weiland

Dr. med. Mustermann
Facharzt für Innere Medizin,
Allgemeinmedizin

Mögliche individuelle Gesundheitsleistungen in unserer Praxis

- General-Check
- Zusätzlicher Check up
- Kinder-Intervall-Check
- Reisemedizinische Beratung
- Reisemedizinische Impfung
- Sportmedizinische Untersuchung
- Sportmedizinische Beratung
- Sportmedizinischer Fitnesstest
- Sonnenlicht-, Hauttypberatung
- Stressbewältigungstraining
- Akupunktur
- Bioresonanztherapie
- Verabreichung von Vitamin- und Aufbaupräparaten
- Blutgruppenbestimmung
- HIV-Test
- Bescheinigungen
- Gutachten

IGeL
Die private Inanspruchnahme individueller Gesundheitsleistungen

Wegweiser für gesetzlich krankenversicherte Patientinnen und Patienten

Dr. med. Mustermann
Facharzt für Innere Medizin,
Allgemeinmedizin

Musterweg 1
12345 Musterstadt
Tel.:   0123-12345
Fax.:   0123-12346

Mustermann@mustermann.de

Liebe Patientin,
lieber Patient,

mit dieser kleinen Broschüre soll Ihnen, den gesetzlich versicherten Patientinnen und Patienten, ein Leitfaden in die Hand gegeben werden, der Sie darüber informieren soll, was IGeL-Leistungen sind und was bei der Inanspruchnahme privatärztlicher Leistungen zu beachten ist.

Ihr Praxisteam

Was sind individuelle Gesundheitsleistungen (IGeL)?

Ärztliche Leistungen, die nicht Bestandteil der gesetzlichen Krankenversicherung sind, die aber im Einzelfall sinnvoll oder nützlich sein können.

Bei Inanspruchnahme dieser Wunschleistungen besteht kein Erstattungsanspruch gegenüber Ihrer Krankenkasse. Die Kosten für diese Behandlungen sind von Ihnen zu begleichen.

Was ist bei der Inanspruchnahme von IGeL-Leistungen zu beachten:

Vor Beginn der Behandlung muss ein schriftlicher Behandlungsvertrag mit dem Arzt abgeschlossen werden.

Für die Inanspruchnahme von IGeL-Leistungen gelten folgende Grundsätze:

1. Aufklärung über Nutzen der Leistung
Wenn Sie privatärztliche Leistungen in Anspruch nehmen wollen, müssen Sie darüber aufklärt werden, warum die konkrete Leistung in Ihrem Fall keine vertragsärztliche Leistung ist. Diese Leistungen dürfen nicht von Ihrer Krankenkasse erstattet werden. Weiterhin müssen Sie über den Kostenrahmen informiert werden.

2. Freie Entscheidung
In sachlicher und unaufdringlicher Weise müssen Sie über diese Wunschleistungen informiert werden, jedoch nicht zur Inanspruchnahme gedrängt werden. Sie sollen frei entscheiden können, ob Sie von dem zusätzlichen Angebot Gebrauch machen wollen.

3. Ordnungsgemäße Rechnungsstellung
Für die erbrachten Wunschleistungen darf kein Pauschal- oder Erfolgshonorar in Rechnung gestellt werden. Eine ordnungsgemäße Rechnung nach der amtlichen Gebührenordnung für Ärzte (GOÄ) ist zu erstellen, wobei der Steigerungssatz variieren kann. Bei der Abrechnung des Höchstsatzes bedarf es immer einer verständlichen und nachvollziehbaren schriftlichen Begründung. Auf Verlangen kann die GOÄ eingesehen werden.

4. Schriftliche Zustimmung vor Behandlungsbeginn
Eine Privatliquidation erfordert Ihre schriftliche Einwilligungserklärung. Ihre Zustimmung sowie die Honorarvereinbarung muss vor Behandlungsbeginn vorliegen und sich auf den konkreten Einzelfall beziehen. Die von Ihnen abzugebende Erklärung sollte folgende Bestandteile haben:

• Auflistung der Leistungen (mit Angabe von GOÄ-Ziffer und Steigerungssatz)
• Angabe der voraussichtlichen Honorarhöhe (€-Betrag)
• Erklärungen, dass die Behandlung auf Ihren Wunsch erfolgt ist
• Ihr Arzt Sie aufgeklärt hat, dass die Behandlung nicht Bestandteil der vertragsärztlichen Versorgung ist und dass Sie darüber informiert wurden, dass ein Anspruch auf Kostenerstattung gegenüber der Krankenkasse nicht besteht.

Muster einer Kostenvereinbarung

Kostenvereinbarung

für individuelle Gesundheitsleistungen

zwischen

_____

(Praxisstempel)

und

Herr/Frau _____
geboren _____
PLZ, Wohnort _____
Straße, Nr. _____
Telefon _____

Hiermit erkläre ich mich bereit, die Kosten für die nachstehend genannten „individuellen Gesundheitsleistungen" in vollem Umfang selbst zu tragen, da sie nicht Bestandteil der kassenärztlichen Versorgung sind und auch nicht zur medizinisch notwendigen Versorgung gehören.

Die Leistungen werden auf meinen ausdrücklichen Wunsch erbracht und sind von einer Kostenerstattung durch gesetzliche oder private Krankenkassen sowie Beihilfestellen ausgeschlossen.

Gewünschte Leistungen	GOÄ	Anzahl	Preis pro Leistung (1,0)	Gesamt für Leistungen

Eine Kopie dieser Erklärung habe ich erhalten.

_____, den _____

_____
(Unterschrift des Patienten/Erziehungsberechtigten)

_____
(Unterschrift des Arztes)

Dr. med. Mustermann
Facharzt für Innere Medizin,
Allgemeinmedizin

Liebe Patientin,
lieber Patient,

Wir möchten Ihnen mit dieser kleinen Broschüre helfen, sich in unserer Praxis leichter zurechtzufinden und Ihre Wartezeiten möglichst kurz zu halten. Wenn Sie Wünsche und Anregungen haben, sprechen Sie bitte mit uns darüber.

Ihr Praxisteam

Dieses Informationsblatt ist nur für unsere Patienten bestimmt – zur Erläuterung und zum besseren Verständnis des Praxisablaufes. Eine Weitergabe ist daher, wenn auch gut gemeint, nicht in unserem Sinne.

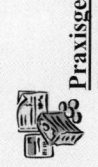

Praxisgebühr
Krankenversichertenkarte

Bitte bringen Sie uns bei der ersten Behandlung in jedem Quartal Ihre Versichertenkarte oder den Krankenschein sowie die 10 € Praxisgebühr mit.

Sollten Sie eines davon einmal vergessen haben, bitten wir dringend um Nachreichung innerhalb einer Woche.

Ohne Versichertenkarte, Krankenschein und/oder Praxisgebühr können wir Ihnen leider keine Rezepte oder Überweisungen ausstellen. (ausgenommen davon sind Notfälle)

Wegweiser durch unsere Praxis

Patienten-Information

Dr. med. Mustermann
Facharzt für Innere Medizin,
Allgemeinmedizin

Musterweg 1
12345 Musterstadt
Tel.: 0123-12345
Fax.: 0123-12346
Mustermann@mustermann.de

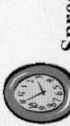

Sprechzeiten

Montag	7.00 – 12.00	
	12.00 – 12.30	(Telefonsprechstunde)
	16.00 – 18.00	
Dienstag	7.00 – 12.00	
	12.00 – 12.30	(Telefonsprechstunde)
	17.00 – 19.00	
Mittwoch	7.00 – 12.00	
	12.00 – 12.30	(Telefonsprechstunde)
Donnerstag	7.00 – 12.00	
	12.00 – 12.30	(Telefonsprechstunde)
	17.00 – 19.00	
Freitag	7.00 – 12.00	
	12.00 – 12.30	(Telefonsprechstunde)

→ weitere Termine nach Absprache

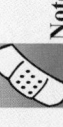

Notdienst

Wenn Sie außerhalb der Sprechstunde Hilfe benötigen, wählen Sie unsere **Telefonnummer 0123 – 12345**

Sie erreichen uns entweder direkt, oder der Anrufbeantworter sagt Ihnen, welcher Arzt den Notdienst versieht.

Notruf	**110 oder 112**
Giftnotruf	**0551 – 19240**
Nächstes Krankenhaus	**0123 – 100**

5

Laboruntersuchungen

Blutentnahmen erfolgen täglich.

Wir bitten, um Wartezeiten zu verhindern, Termine zu vereinbaren.

Hausbesuche

Hausbesuche werden nachmittags durchgeführt.
Bitte vereinbaren Sie die Termine möglichst bis 11.00 Uhr mit uns.

Notfallbesuche werden natürlich auch aus der Sprechstunde heraus gemacht.

Urlaub
Fortbildung

Beides muss sein!

In beiden Situationen vertreten uns die Ärzte des Ortes.

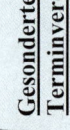

Gesonderte
Terminvereinbarungen

Wofür Sie bitte einen gesonderten Termin vereinbaren möchten:

- EKG-Kontrollen, Belastungs-EKG, Langzeit-Blutdruck- und Langzeit-EKG-Messungen
- Lungenfunktionsprüfungen
- Infusionstherapie
- Ultraschalluntersuchung der Bauchorgane und der Schilddrüse
- Reizstrom, Inhalationen, Kurzwelle, Ultraschallbehandlungen der Gelenke und Muskeln
- Versicherungsuntersuchungen
- Vorsorge- und Gesundheitsuntersuchungen einschließlich der Krebsvorsorge für Männer
- Jugend-Arbeitsschutzuntersuchungen
- Kindervorsorge U3 bis U9, sowie Jugendgesundheitsberatungen für 13-jährige
- Impfungen (falls nicht bei der Vorsorge erfolgt!)
- Allergietestungen
- alternative Untersuchungs- und / oder Behandlungsmethoden, die nicht zu den Leistungen der gesetzlichen Krankenversicherung gehören (IGeL – Leistungen)

Angebote
außerhalb
der gesetzlichen
Krankenversicherung

- General Check
- Zusätzlicher Check up
- Kinder – Intervall - Check
- Reisemedizinische Beratung
- Reisemedizinische Impfung
- Sportmedizinische Untersuchung
- Sportmedizinische Beratung
- Sportmedizinischer Fitness – Test
- Sonnenlicht -, Hauttyp-Beratung
- Stressbewältigungstraining
- Akupunktur
- Bioresonanztherapie
- Verabreichung von Vitamin- und Aufbaupräparaten
- Blutgruppenbestimmung
- HIV – Test
- Bescheinigungen
- Gutachten

Dr. med. Mustermann
Facharzt für Innere Medizin, Allgemeinmedizin

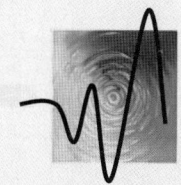

Mustermann@mustermann.de

Musterweg 1
12345 Musterstadt
Tel.: 0123 – 12345
Fax.: 0123 – 12346

Liebe Patientin, lieber Patient,

wir möchten unsere Praxis noch gezielter nach Ihren Wünschen führen. Helfen können Sie uns dabei, indem Sie uns wissen lassen, worauf Sie bei einem Arztbesuch besonderen Wert legen. Dies möchten wir Ihnen ermöglichen, indem Sie Ihre Bewertung in den unten aufgeführten Skalen machen (per Kreuz an dem für Sie gewerteten Punkt). Anschließend werfen Sie bitte den ausgefüllten Fragebogen in die Sammelbox im Wartezimmer.

Parkplätze ☺ ☹

Erreichbarkeit der Praxis ☺ ☹

Freundliche, hilfsbereite Arzthelferinnen ☺ ☹

Diskretion im Empfang ☺ ☹

Kurze Wartezeiten bei Terminvereinbarungen ☺ ☹

Sondersprechzeiten, z. B. am Abend ☺ ☹

Telefonsprechstunde für kurze Fragen ☺ ☹

Moderne medizinische Geräte ☺ ☹

Moderne Gestaltung der Praxisräume ☺ ☹

Hygiene und Sauberkeit der Praxis und Toiletten ☺ ☹

Ausreichend Zeit beim Arzt ☺ ☹

Würden Sie unsere Praxis weiterempfehlen? ☺ ☹

Kurze Wartezeit bei Terminvereinbarungen ☺ ☹

Erinnerung an Impftermine, Vorsorgeuntersuchungen ☺ ☹

Zusätzliche Leistungsangebote (IGeL) ☺ ☹

Informationsmaterial zu Krankheiten, Verhaltensweisen ☺ ☹

Sie sind
❑ männlich ❑ weiblich
❑ Kassenpatient ❑ Privatpatient ❑ privat zusatzversichert
❑ bis 20 Jahre ❑ 21–40 Jahre ❑ 41–60 Jahre ❑ über 60 Jahre

Vielen Dank für Ihre Mitarbeit! **Ihr Praxisteam**

Dr. med. Mustermann Musterweg 1 12345 Musterstadt Tel.: 0123 – 12345 Fax.: 0123 – 12346 Mustermann@mustermann.de	**QM-Handbuch** Checkliste – Aufbau IGeL	Datei: Version:	Seite: 1 von 1 Stand:

Stufen		**Inhalt:**	√
1	Informationsphase	Welche IGeL gibt es?	
		Sind dafür Qualifikationen und/oder Genehmigungen erforderlich? Und welche Kosten können dadurch auf Sie zukommen?	
		Werden die Leistungen in Ihrem Einzugsbereich schon durch Kollegen abgedeckt/erbracht? Und gibt es Ihrer Meinung nach trotzdem noch „Platz" für Ihre geplanten Leistungen?	
		Führen Sie eine Patientenbefragung durch, um die Möglichkeiten abzuschätzen	
2	Vorbereitungsphase	Gezielter Erwerb von Fachkompetenz	
		Erwerb psychologischer Kompetenz als Unternehmer	
		Schulungen im Bereich Marketing und Verkauf (gekonnte Kommunikation) von IGeL	
		Freiräume schaffen für Fortbildungen (IGeL)	
		Erstellen von Informationsmaterial, Unterlagen	
3	Integrationsphase	Aufbau der speziellen Organisation (Terminsystem, räumliche Organisation etc.) • Ist in Ihrem Terminsystem „Platz" für IGeL, oder müssen sie erst umstrukturieren? • Arbeiten Sie mit einer Praxis-EDV, die Ihnen die Abrechnung von IGeL erleichtern wird? • Haben Sie zusätzlichen Raumbedarf? • Benötigen Sie zusätzliches Personal? • Sind neue Geräte erforderlich?	
		Aufbau nützlicher Kooperationen (Fachkollegen, Diätassistentinnen, Kosmetikerinnen, Fitnessstudio, Selbsthilfegruppen etc.)	
		Motivation der Mitarbeiterinnen	
4	Umsetzungsphase	Wirtschaftlich, unternehmerisch und berufsrechtlich optimale qualitätsorientierte und zuwendungsintensive Leistungserbringung der IGeL • Wie hoch schätzen Sie den Investitionsbedarf für die Anschaffung neuer Geräte und/oder räumlicher Veränderungen bzw. personeller Veränderungen ein?	
5	Optimierungsphase	Erfolgskontrolle	
		Erweiterung und Differenzierung der Angebote	

Autor:	Kenntnisnahme:	Freigegeben:
Erstellt:	Geprüft:	

Dr. med. Mustermann
Facharzt für Innere Medizin, Allgemeinmedizin

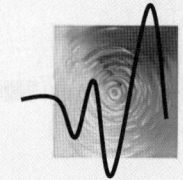

Mustermann@mustermann.de

Musterweg 1
12345 Musterstadt
Tel.: 0123 – 12345
Fax.: 0123 – 12346

Liebe Mitarbeiterin,

ich möchte gerne mehr über Sie und Ihre Arbeit erfahren. Ein gutes Praxisklima ist mir sehr wichtig.

Bitte füllen Sie den beiliegenden Fragebogen vollständig aus; schreiben Sie Ihren Namen nicht auf den Bogen, da ich diese Umfrage gerne anonym behandeln möchte.

Anschließend werfen Sie den Fragebogen bitte in den vorgefertigten Kasten „Umfrage" im Aufenthaltsraum.

Sagen Sie, ob die folgenden Aussagen auf Sie zutreffen:

Das Praxisklima ist sehr gut. ☺ ☹

Das Praxisklima hat sich verschlechtert. ☺ ☹

Mit den Arbeitszeiten bin ich zufrieden. ☺ ☹

Meinen Vorgesetzten halte ich für qualifiziert. ☺ ☹

Die Bezahlung in der Praxis ist gut. ☺ ☹

Ich habe Angst um meinen Arbeitsplatz. ☺ ☹

Die Arbeit im Team gefällt mir. ☺ ☹

Auf meine Kolleginnen kann ich mich verlassen. ☺ ☹

Manchmal fühle ich mich gemobbt. ☺ ☹

Für Patienten bleibt zu wenig Zeit. ☺ ☹

Der Umgang mit den Patienten gefällt mir. ☺ ☹

Der Praxisablauf ist gut organisiert. ☺ ☹

Hier ist Platz für Mitteilungen an mich:

Vielen Dank!

Dr. med. Mustermann	**QM-Handbuch**	Datei:	Seite: 1 von 1
Musterweg 1 12345 Musterstadt Tel.: 0123 – 12345 Fax.: 0123 – 12346 Mustermann@mustermann.de	Checkliste – Mitarbeiterbesprechung	Version:	Stand:

Fragen:	Was ist damit gemeint?	Eigene Notizen:	√
Ist die Besprechung notwendig?	Wenn Sie als Chef Ihrem Team lediglich etwas mitteilen möchten, können Sie dies auch so machen. Nicht immer ist eine Besprechung sinnvoll.		
Ist es nötig, dass alle Mitarbeiterinnen anwesend sind?	Manchmal geht es um Themen, mit denen nur ein Teil der Mitarbeiterinnen etwas zu tun hat. Hier gilt die Regel: Je kleiner die Runde, desto konzentrierter kann auf das eigentliche Thema eingegangen werden.		
Ist ggf. eine Art „Fahrplan" sinnvoll, an den sich die anwesenden Mitarbeiterinnen halten sollen?	Gerade, wenn es um komplizierte Sachverhalte geht, sollten Sie sich als Chef vor dem Zusammentreffen überlegen, in welchen Etappen Ihr Team die Problematik „abarbeiten" soll.		
Haben Sie als Chef alle Infos noch einmal gesichtet, die Ihnen bereits vor der Besprechung zur Verfügung stehen?	Über Sachverhalte, über die Sie sich selbst durch einen kurzen Blick in die Unterlagen Klarheit verschaffen können, müssen Sie sich nicht während der Besprechung von den Mitarbeiterinnen informieren lassen.		
In welchen Zeitintervallen soll die Besprechung stattfinden?	Für den Fall, dass die Unterteilung in Etappen sinnvoll ist: Wie viele Minuten sollten für welches Thema aufgewendet werden?		
Welche Mitarbeiterin ist für die Gesprächsführung am geeignetsten?	Für den Fall, dass Sie als Chef die Gesprächsführung einer Mitarbeiterin übertragen möchten.		

Autor:	Kenntnisnahme:	Freigegeben:
Erstellt:	Geprüft:	

Dr. med. Mustermann	QM-Handbuch	Datei:	Seite: 1 von 1
Musterweg 1 12345 Musterstadt Tel.: 0123 – 12345 Fax.: 0123 – 12346 Mustermann@mustermann.de	Dokument – Protokoll Mitarbeiterbesprechung	Version:	Stand:

Teilnehmer			Datum	
Chef A				
Chef B				
Mitarbeiterin X				
Mitarbeiterin Y				
Mitarbeiterin Z				

TOP	Inhalt	Ergebnis/Maßnahme	Verantwortlich	Zieltermine

Unterschriften:

Anwesende	Unterschrift

Nicht Anwesende	Nachgelesen am	Unterschrift

Autor:	Kenntnisnahme:	Freigegeben:
Erstellt:	Geprüft:	

Dr. med. Mustermann
Facharzt für Innere Medizin, Allgemeinmedizin

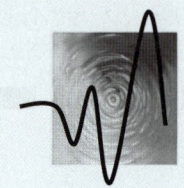

Mustermann@mustermann.de

Musterweg 1
12345 Musterstadt
Tel.: 0123 – 12345
Fax.: 0123 – 12346

Praxiszeitung

April – Juni 2012
Praxisnews

Inhalt:

- **Servicetelefon**

- **Ratgeber „Erkältung"**

- **Impfinformationen**

- **Urlaubsbericht Dr. Mustermann**

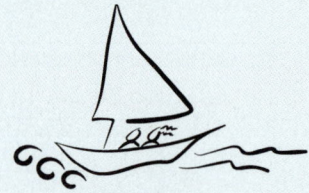

Dr. med. Mustermann
Facharzt für Innere Medizin, Allgemeinmedizin

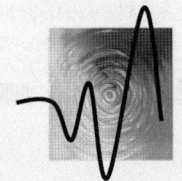

Mustermann@mustermann.de

Musterweg 1
12345 Musterstadt
Tel.: 0123 – 12345
Fax.: 0123 – 12346

Information zu unserem Servicetelefon

Liebe Patientin, lieber Patient!

Wir möchten den Ablauf in unserer Sprechstunde weiter für Sie verbessern und Ihre Wartezeit verkürzen!

Deshalb bitten wir Sie um Ihre Mitarbeit, indem Sie fällige Rezepte und Überweisungen telefonisch unter der Servicenummer:

0123 – 12345 vor der Abholung vorbestellen.

Es meldet sich unser Anrufbeantworter. Geben Sie hier bitte folgende Punkte an:
- Vor- und Nachnamen,
- Geburtsdatum,
- Medikamentennahme und -menge.

Bei Überweisungen teilen Sie uns bitte folgende Informationen mit:
- die Facharztrichtung,
- nach Möglichkeit den Anlass.

Ihre Meldung wird aufgezeichnet und zügig bearbeit. Vormittags aufgegebene Bestellungen können in der Nachmittagssprechstunde abgeholt werden; Am Nachmittag aufgegebene Bestellungen am nächsten Tag.

Vielen Dank für Ihr Verständnis!

Ihr Praxisteam

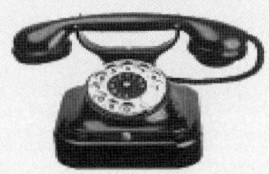

Dr. med. Mustermann
Facharzt für Innere Medizin, Allgemeinmedizin

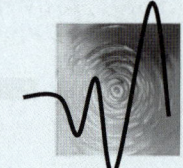

Mustermann@mustermann.de

Musterweg 1
12345 Musterstadt
Tel.: 0123 – 12345
Fax.: 0123 – 12346

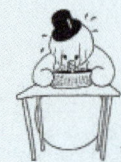

Ratgeber "Erkältung"

Hatschi – jetzt hat´s mich doch erwischt!

Wir können Ihre Erkältung zwar nicht wegzaubern, aber Ihnen Mittel und Wege zeigen, die die Symptome erheblich abschwächen und die Leidenszeit verkürzen können. Entscheidend für den Erfolg ist, möglichst schon bei den ersten Anzeichen den „Feind" zu bekämpfen.

Eine Soforthilfe hierbei sind **Vitamin C** und **Zink**, die beide das Immunsystem stärken. Zink gilt als Geheimtipp unter den Schnupfenkillern! Frühzeitig eingesetzt kann die Erkältung sogar „über Nacht" wieder verschwinden.

Den guten alten **Zitronengrog** können Sie natürlich auch trinken. Darin sind jedoch lediglich Spuren von Vitamin C enthalten, da der größere Teil durch das Erhitzen des Saftes zerstört wird.

Holunder- und **Lindenblütentee** sind ein wirksames Mittel, unseren Körper zum Schwitzen zu bringen. Je einen Teelöffel der getrockneten Schalen/Blüten mit kochendem Wasser überbrühen und zehn bis fünfzehn Minuten ziehen lassen. Durchsieben und eventuell mit Honig süßen.

Was tun bei fortgeschrittenem Infekt?
Bei Halsschmerzen helfen **feuchte Wickel**. Sie brauchen ein Baumwoll- oder Leinentuch (Geschirrtuch) und einen Wollschal. Das Tuch mit lauwarmem Wasser anfeuchten, schmal zusammenlegen, locker um den Hals legen, den Wollschal darüber binden. Am besten über Nacht wirken lassen.

Bei verstopfter oder tropfender Nase helfen **Inhalationen**. Sie können sich als Grundlage am besten einfach dampfend heißes Wasser nehmen. Zur Verstärkung 2–3 Tropfen reine ätherische Öle (z. B. Eukalyptus, Pfefferminze, Thymian, Oregano oder Myrthe) hinzufügen. Die Inhalation sollten Sie etwa 10 Minuten lang durchführen, damit sich Ihre Nasenschleimhäute anfeuchten und abschwellen können.
Ähnlich wirkt auch ein **Vollbad** mit naturreinen Ölen. Sie werden erst in einen Achtelliter Milch, Sahne oder Olivenöl gemischt und dann in die bereits gefüllte Wanne gegeben.

Brustwickel mit ein paar Tropfen Lavendel- oder Thymianöl auf ein feuchtes Baumwolltuch, auf die Brust gelegt und ein enges T-Shirt darüber gezogen wirken bei verstopften Bronchien Wunder! Lavendel sorgt zusätzlich für einen guten Schlaf und wirkt schleimlösend.

Ihr Praxisteam

Dr. med. Mustermann
Facharzt für Innere Medizin, Allgemeinmedizin

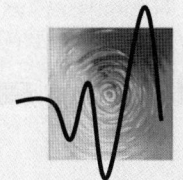

Mustermann@mustermann.de

Musterweg 1
12345 Musterstadt
Tel.: 0123 – 12345
Fax.: 0123 – 12346

Impfinformationen

Nehmen Sie sich einen Moment Zeit und überlegen Sie, ob Sie alle notwendigen Impfungen haben:

- **Tetanus (Wundstarrkrampf)**
- **Diphtherie**
- **Polio (Kinderlähmung)**

Tetanusbakterien können bei allen Wunden (auch Bagatellverletzungen) in die Haut gelangen. Die Krankheit führt zu schweren, schmerzhaften Muskelkrämpfen und Lähmungen mit Todesfolge.

Diphtherie und **Polio** sind relativ seltene, aber wegen der Impfmüdigkeit, gerade der Erwachsenen, wieder langsam zunehmende, schwere Infektionserkrankungen.

Jeder braucht hierfür einen ausreichenden Impfschutz. Die Kosten übernimmt Ihre Krankenkasse.

Zeigen Sie uns, falls vorhanden, Ihren Impfausweis, wir geben Ihnen gerne Auskunft!

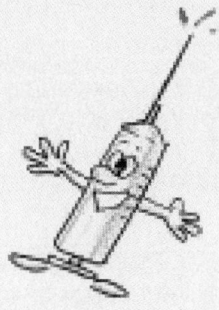

Ihr Praxisteam

Dr. med. Mustermann
Facharzt für Innere Medizin, Allgemeinmedizin

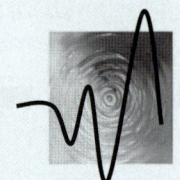

Mustermann@mustermann.de

Musterweg 1
12345 Musterstadt
Tel.: 0123 – 12345
Fax.: 0123 – 12346

Urlaubsbericht

Von der Insel Borkum

„Auf Borkum ist alles anders", heißt es nicht nur bei den Insulanern. Es ist wirklich anders – das Meer, der Strand, die Wanderwege. Pure Erholung im Hochseeklima. Das spürt man, das genießt man: Da leb´ ich auf!

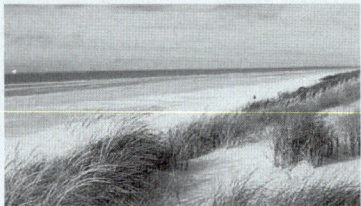

Nehmen Sie sich Zeit, Borkum zu erkunden – bei einem Rundgang durch den Ort, hoch zu Ross oder mit dem Drahtesel auf den wildromantischen Rad- und Wanderwegen der Insel.

Besonders Spaß hat uns die Frühgymnastik am Strand gemacht, die unseren Kreislauf und unsere Koordination in Schwung brachte.

Sehr gut gefallen haben uns auch die Nordic-Walking-Wanderungen, die jeden Tag für unsere körperliche Ausdauer gut waren.
Diese Sportart kann bis ins hohe Alter ohne Probleme durchgeführt werden. Sinnvoll ist es natürlich, einen Einführungskurs zu belegen, damit man die richtige Technik erlernt.
Die durch sinnvollen Sport ermöglichte Erhaltung der Beweglichkeit erleichtert zudem viele Aufgaben im Alltag und ist sehr bedeutsam für die Unfallverhütung.

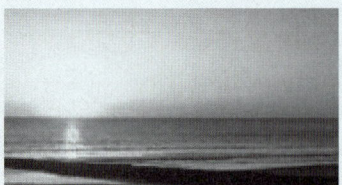

Alles in allem, war dies ein gelungener Urlaub, der sowohl zu unserer Erholung als auch der körperlichen Fitness den gewünschten Erfolg gebracht hat.

Ihr Dr. med. M. Mustermann und Familie

Dr. med. Mustermann
Facharzt für Innere Medizin, Allgemeinmedizin

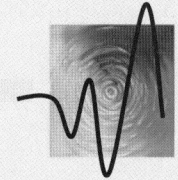

Mustermann@mustermann.de

Musterweg 1
12345 Musterstadt
Tel.: 0123 – 12345
Fax.: 0123 – 12346

Patienteninformation über Akupunktur

Im Mittelpunkt steht die Vorstellung von einer im Körper fließenden Lebenskraft, auch Lebensenergie genannt (chinesisch Qi). Diese Lebensenergie ist in ständigem Fließen, also immer in Bewegung, und bewirkt Veränderungen. Die Funktionen innerer Organe (Atmung, Verdauung der Nahrung, Körperabwehr, Muskelbewegungen) werden von dieser Lebensenergie hervorgebracht. Ähnlich wie die Flüsse das Land durchziehen, ziehen Energiebahnen (Meridiane) durch Ihren Körper und versorgen ihn mit der lebensnotwendigen Energie. Auf diesen Energiebahnen liegen die Akupunkturpunkte, mit deren Hilfe man die Energieflüsse beeinflussen und regulieren kann.

Die Nadelung der Akupunkturpunkte hat eine harmonisierende Wirkung, sodass ein ungestörtes harmonisches Fließen gefördert wird.

Während der Akupunktursitzung treten vielfältige Veränderungen im Körper auf. Diese lösen verschiedene Empfindungen und Gefühle aus:
- Der Einstich der Akupunkturnadeln führt zu einem kurzzeitigen Einstichschmerz, der meist hell und oberflächlich empfunden wird.
- Häufig empfindet man nach der Nadelung ein Schwere- und Druckgefühl (De Qi-Gefühl) an den Einstichstellen.
- Selten tritt auch ein Gefühl einer leichten Elektrisierung auf.

Dieses „Nadelgefühl" kann unterschiedlich stark empfunden werden.

Nachdem die Nadeln für einige Minuten liegen:
- Der Körper entspannt sich, und die Arme und Beine fühlen sich oft schwer an.
- Es tritt ein Gefühl stärkerer körperlicher Präsenz auf.
- Häufig beginnt man, die Bewegung der Lebensenergie im Körper in Form eines Gefühls des Fließens wahrzunehmen. Zunächst ist dieses Fließen sehr zart, dann wird es meist langsam, nach einigen Sitzungen immer stärker und stärker.
- Man spürt ein Strömen der Lebensenergie vom Kopf über den Brustkorb, Bauchraum, Becken, in die Beine und schließlich in die Füße.

An der Schädeldecke liegt ein wichtiges Energiezentrum (Kronenchakra), das für die Energien im Körper von großer Bedeutung ist. Daher sollte man die Aufmerksamkeit immer wieder dieser Stelle widmen und versuchen, alles loszulassen und sich dadurch immer tiefer zu entspannen.

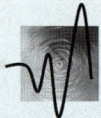

Auch eine tiefe ruhige Atmung, in den Brustkorb hinein, mit einer längeren Phase der Ausatmung, bei der man alle Spannung loslässt, kann von entscheidender Bedeutung für den Therapieerfolg sein. Die tiefe Atmung bringt mehr Sauerstoff und damit vermehrte Energie in den Körper. Die verlängerte Ausatmung löst Spannungen und führt zu einer Verbesserung des Energieflusses durch den Körper.

Wenn Spannungen sich lösen, können körperliche Empfindungen wie:
- Zittern, Kribbeln, Hitze- oder Kältegefühle, Schwindel auftreten, aber auch
- Gefühle wie Wut, Unruhe, Traurigkeit oder Angst werden empfunden.

Diese Empfindungen und Gefühle sind Ausdruck der Klärung der Spannungen und Blockaden, die oft der Krankheit zugrunde liegen.

In der Regel werden:
- 2 Akupunktursitzungen pro Woche durchgeführt, in Serien von 10–12 Behandlungen.
- Anschließend erfolgt meist eine Pause von 2–3 Wochen

Wenn der Therapieerfolg oder die Schwere der Erkrankung es erforderlich machen, sind weitere Behandlungsserien erforderlich. 3–4 Monate nach Abschluss der Behandlung sind zur Auffrischung 2–4 Akupunktursitzungen zu empfehlen, die zur Stabilisierung des Heilerfolges beitragen. Bei einem erneuten Auftreten der Erkrankung nach Monaten oder Jahren (z. B. bei Migräne) sollte frühzeitig mit einer erneuten Akupunkturbehandlung begonnen werden, die in der Regel deutlich kürzer ist als der erste Behandlungszyklus.

Dr. med. Mustermann
Facharzt für Innere Medizin, Allgemeinmedizin

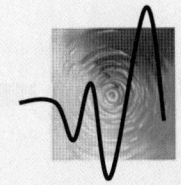

Mustermann@mustermann.de

Musterweg 1
12345 Musterstadt
Tel.: 0123 – 12345
Fax.: 0123 – 12346

Patienteninformation zur Bioresonanztherapie

Die Bioresonanztherapie ist eine schmerzlose Behandlungsmethode für verschiedenste Erkrankungen. Sie ist eine sanfte, nebenwirkungsfreie, computergesteuerte Schwingungstherapie, die die Selbstheilungskräfte anregt und so in sehr vielen Fällen zur Gesundung führt.

Die Bioresonanztherapie ist besonders wirkungsvoll, da sie bei den wirklichen, versteckten Ursachen krankmachender Prozesse ansetzt und darüber hinaus frei von schädlichen Nebenwirkungen ist.

Der menschliche Körper strahlt unterschiedliche elektromagnetische Schwingungen ab (Zellen, Gewebe und Organe haben jeweils spezifische Schwingungen). Diese Einzelschwingungen stehen miteinander in Verbindung und beeinflussen sich gegenseitig. Gemeinsam bilden sie das Gesamtschwingungsspektrum (individuelles Schwingungsbild) des Patienten.

Die Schwingungen eines gesunden Menschen sind anders strukturiert als die Schwingungen eines kranken Menschen. Bei kranken Menschen stören die im Körper abgespeicherten Schwingungen von Fremdstoffen (z. B. Amalgam, Bakterien, Viren, Allergien etc.) das Schwingungsbild.

Diese störenden elektromagnetischen Schwingungen werden über Elektroden, die an bestimmten Körperstellen angelegt werden, aufgenommen und in das Bioresonanzgerät geleitet, in welchem die Schwingungen umgewandelt und anschließend als heilende Therapieschwingungen an den Körper des Patienten zurückgegeben werden. Dies führt zu einer deutlichen Stärkung der körpereigenen Abwehr- und Selbstheilungskräfte.

Die Homöopathie und die Akupunktur oder einfach das kurzfristige Vermeiden bestimmter Nahrungsmittel können die Bioresonanztherapie hervorragend unterstützen.

Mit einem speziellen schmerzlosen Testverfahren wird herausgefunden, ob Unverträglichkeiten vorhanden sind, ob bestimmte Organe geschwächt sind oder ob Giftstoffe negative Auswirkungen auf den Körper haben etc. So entdeckt man schnell die wirklichen, aber versteckten Ursachen Ihrer Beschwerden.

Durch die Diagnose wissen wir, welche Belastungen Ihr Organismus am wenigsten verkraftet und welche somit therapiebedürftig sind.

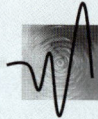

Bei der Behandlung mit dem Bioresonanzgerät werden Elektroden auf der Haut angelegt, wobei man entspannt sitzen oder liegen kann. Eine Behandlung dauert gewöhnlich zwischen 5 und 20 Minuten. Die Bioresonanztherapie wird als angenehm empfunden und ist absolut schmerzfrei.

Folgende Krankheiten können mit der Bioresonanztherapie besonders gut behandelt werden:

- akute und chronisch allergische Erkrankungen
  (Ausschläge, Asthma, Heuschnupfen etc.)
- Neurodermitis
- Akute und chronische Entzündungen
  (z. B. der Magenschleimhaut, des Dünn- und Dickdarms)
- Rheumatische Erkrankungen
- Erkrankungen der inneren Organe
- Migräne/Schmerzzustände aller Art
- Verletzungen/Narbenstörfelder
- Probleme im Zahn-/Kieferbereich

Dr. med. Mustermann
Facharzt für Innere Medizin, Allgemeinmedizin

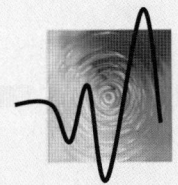

Mustermann@mustermann.de

Musterweg 1
12345 Musterstadt
Tel.: 0123 – 12345
Fax.: 0123 – 12346

Patienteninformation zur Eigenbluttherapie

Der körpereigene Stoff, das eigene Blut, soll Ihren Organismus zu einer verstärkten Abwehrreaktion zwingen.
Dies wird deutlich, wenn man die Reaktionen Ihres Körper auf diesen Reiz beobachtet. An der Einstichstelle werden leichte Entzündungsreaktionen auftreten, und Ihre Körpertemperatur wird ansteigen.

Ablauf der Behandlung
Mit der Injektionsspritze wird Ihnen Blut aus der Vene entnommen. Dieses entnommene Blut bekommen Sie dann sofort wieder, ohne es irgendwie zu „behandeln", zurückgespritzt (entweder in die Vene oder unter die Haut – eventuell auch in Akupunkturpunkte).

Dauer und Umfang der Behandlung
Zur Behandlung akuter Krankheiten ist es sinnvoll, Ihnen über einige Tage täglich bis zu maximal 10 Milliliter Blut zu entnehmen und wieder zu spritzen.

Zur Reiztherapie bei chronischen Erkrankungen wird empfohlen, nur eine geringe Dosis, jeden dritten Tag, aber dies einige Wochen lang, zu entnehmen und wieder zurückzuspritzen. Zusätzlich kann der Injektion ein lokal wirkendes Betäubungsmittel beigefügt werden (dies sollten Sie mit Ihrem Arzt besprechen).

Mögliche Einsatzgebiete:
- verzögerte Rekonvaleszenz
- chronische Erkrankungen der Haut
- Erkrankungen des Bewegungsapparates
- Erkrankungen der Luftwege
- Allergien
- Viruserkrankungen
- Krebsnachsorge
- vor Operationen
- Aids

Dr. med. Mustermann
Facharzt für Innere Medizin, Allgemeinmedizin

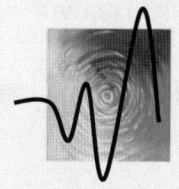

Mustermann@mustermann.de

Musterweg 1
12345 Musterstadt
Tel.: 0123 – 12345
Fax.: 0123 – 12346

Ernährung bei Übergewicht

Was dürfen Sie essen, und was sollten Sie vermeiden?		
Kategorie	**Das ist für Sie gut JA**	**Das ist für Sie nicht gut NEIN**
Fleisch und Wurst	**fettarmes Fleisch** (z. B. Hähnchen, Pute, Wild, mageres Kalb-, Rind-, Schweinefleisch)	Fettreiches Fleisch (z. B. Schweinebraten, Ente, Gans, Speck)
	fettarme Wurst (z. B. Schinken ohne Fettrand, kalter Braten)	Fettreiche Wurst (z. B. Bratwurst, Mettwurst, Streichwurst)
Fisch	**Fettarme Sorten** (z. B. Forelle, Kabeljau, Scholle, Rotbarsch, Seelachs)	Fettreiche Sorten (z. B. Aal, Karpfen, Ölsardinen, etc.)
	2–3 Fischgerichte/Woche	Fischkonserven, Fertiggerichte
Fette und Öle	**Fette und Öle pflanzlicher Herkunft** (z. B. Margarine, Distelöl, Sonnenblumenöl, Maiskeimöl	Größere Mengen von Butter, Schweineschmalz, Kokosfett, Palmfett, Mayonnaise, Remoulade
	Margarine und Butter in kleinen Mengen (sparsam)	
Eier	**Eiweiß und fettarme Eierspeisen** (z. B. gekochte Eier, Rührei etc.)	Eigelb und fettreiche Eierspeisen
Milch und Milchprodukte	**Milch mit 1,5%** Fettgehalt, Magerjoghurt, Magermilch, Magerquark	Fettreiche Milchprodukte (z. B. Sahne, Sahnequark, Crème fraiche)
	Käsesorten bis 30% Fettgehalt	Fettreiche Käsesorten (>30% Fettgehalt)
Gemüse, Salat	**Erbsen, Linsen, weiße Bohnen** in begrenzter Menge	Avokados
	Sonstige Sorten unbegrenzt, möglichst immer Frischware	Salatdressings
Kartoffeln	**Kartoffelpüree, Pellkartoffeln**	Bratkartoffeln, Pommes frites, Kroketten, Chips
Obst	**Sonstige Obstsorten**	Bananen, Trauben, Feigen, Datteln, Trockenobst, gezuckerte Obstkonserven
Getreideprodukte (Brot- und Teigwaren, Reis)	Kleinere Mengen **Brot, Nudeln oder Reis** als Beilage **Vollkornwaren bevorzugen**	Unkontrollierte Mengen an Brotwaren, Nudeln oder Reis
Zucker, Süßigkeiten, Backwaren	Kleinere Mengen an **mäßig gezuckerten Backwaren mit Süßstoff gesüßt**	Zucker, Honig, fettreiche Süßigkeiten und Backwaren (z. B. Pralinen, Torten etc.)
Getränke	**Mineralwasser, Kaffe, Tee, süßstoffgesüßte Brausegetränke**	Zuckerhaltige Limonaden und Obstsäfte (z. B. Cola)
	In begrenzter Menge **trockenen Weiß- oder Rotwein**	Likör und andere zuckerhaltige Spirituosen
		Alkoholische Getränke in größeren Mengen

Dr. med. Mustermann
Facharzt für Innere Medizin, Allgemeinmedizin

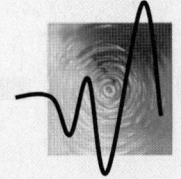

Mustermann@mustermann.de

Musterweg 1
12345 Musterstadt
Tel.: 0123 – 12345
Fax.: 0123 – 12346

Sehr geehrte Patientin, sehr geehrter Patient!

Herzlich willkommen in unserer Praxis.

Wir, das Praxisteam, möchten Ihren Aufenthalt in unserer Praxis so angenehm wie möglich gestalten. Zur Anlage Ihrer persönlichen Behandlungskartei und im Interesse einer komplikationslosen Behandlung benötigen wir von Ihnen einige Angaben.

Bitte beantworten Sie die Fragen vollständig und korrekt. Bei Rückfragen wenden Sie sich bitte an eine Mitarbeiterin an der Anmeldung.

Personalien:

Patient
_____
Name/Geburtsname   Vorname   Geburtsdatum

Versicherter
_____
Name/Geburtsname   Vorname   Geburtsdatum

Strasse: _____

PLZ, Wohnort: _____

Telefon: _____

E-Mail: _____

Krankenkasse: _____

❏ Mitglied   ❏ familienversichert   ❏ Rentner

Mitgliedsnummer der Krankenkasse: _____

ausgeübter Beruf: _____

Hausarzt: _____

Telefon des Hausarztes: _____

Wünschen Sie über aktuelle medizinische Neuerungen informiert zu werden?

❏ Ja, über Postweg (neutraler Umschlag)
❏ Ja, per E-Mail
❏ Nein

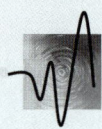

Angaben zur Gesundheit:

1. Durchgemachte Krankheiten:

   _____

   _____

2. Hatten Sie früher oder leiden Sie derzeit an einer der folgenden
   Erkrankungen: Nein   Ja   Welche?

Erkrankung	Nein	Ja	Welche?
Herz-Kreislauf-Erkrankungen	❏	❏	_____
Lungenerkrankungen	❏	❏	_____
Magen-Darm-Erkrankungen	❏	❏	_____
Erkrankungen der Knochen	❏	❏	_____
Erkrankungen des Nervensystems	❏	❏	_____
und/oder der Psyche	❏	❏	_____
Durchblutungsstörungen	❏	❏	_____
Blutgerinnungsstörungen	❏	❏	_____
schwere Operationen	❏	❏	_____
Stoffwechselkrankheiten (Diabetes etc.)	❏	❏	_____

3. Nehmen Sie regelmäßig Medikamente ein?

   ❏ Nein
   ❏ Ja, welche _____

   _____

4. Bestehen Unverträglichkeiten/Allergien gegenüber Medikamenten

   oder bestehen andere Allergien?

   ❏ Nein
   ❏ Ja, welche _____

   _____

Alle Angaben unterliegen selbstverständlich der ärztlichen Schweigepflicht und
werden streng vertraulich behandelt. Der ärztlichen Schweigepflicht unterliegen
sämtliche Mitarbeiter.

Mit meiner Unterschrift bestätige ich die Richtigkeit der Angaben.

_____   _____

Ort, Datum   Unterschrift Patient/Erziehungsberechtigte(r)

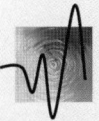

In unserer Praxis bieten wir neben der selbstverständlich notwendigen medizinischen Versorgung weitere besondere Leistungen auf Wunsch an.
Sollten Sie Interesse haben, klären wir Sie gerne individuell auf. Bitte kreuzen Sie gewünschte Themen an.

- ❑ 1. General-Check
- ❑ 2. Zusätzlicher Check up
- ❑ 3. Kinder-Intervall-Check
- ❑ 4. Reisemedizinische Beratung
- ❑ 5. Reisemedizinische Impfung
- ❑ 6. Sportmedizinische Untersuchung
- ❑ 7. Sportmedizinische Beratung
- ❑ 8. Sportmedizinischer Fitnesstest
- ❑ 9. Sonnenlicht-, Hauttypberatung
- ❑ 10. Stressbewältigungstraining
- ❑ 11. Akupunktur
- ❑ 12. Bioresonanztherapie
- ❑ 13. Verabreichung von Vitamin- und Aufbaupräparaten
- ❑ 14. Blutgruppenbestimmung
- ❑ 15. HIV-Test
- ❑ 16. Bescheinigungen
- ❑ 17. Gutachten

Bitte sprechen Sie uns an, wir informieren Sie über die Kosten.

Ihr Praxisteam

Dr. med. Mustermann	**QM-Handbuch**	Datei:	Seite: 1 von 1
Musterweg 1 12345 Musterstadt Tel.: 0123 – 12345 Fax.: 0123 – 12346 Mustermann@mustermann.de	Arbeitsanleitung – Einheitliche Patientenkommunikation	Version:	Stand:

Anweisung/Frage	Inhalt/Antworten
Was sind die Vorteile Ihres Terminsystems?	1. Sie können den Patienten gezielt nach der entsprechenden Untersuchungsart und Dauer einen Termin zuweisen. 2. Die Wartezeiten können dadurch relativ gering gehalten werden.
Wie soll die Kommunikation ablaufen?	
Wie soll das Anliegen der Patienten erfragt werden?	• Durch eine gezielte Fragestellung („Was kann ich für Sie tun?"). • Aufnahme der Patientendaten („Sind Sie schon einmal in unserer Praxis gewesen?). • Beschwerden („Was haben Sie für Beschwerden?"). • Terminvergabe (mit dem Hinweis, vorhandene Befunde/Laborergebnisse etc. mitzubringen).
Patient kommt ohne Termin (er kennt Ihr Terminsystem noch nicht) Wie gehen Sie vor?	• Erklären Sie dem Patienten, dass Sie mit einem Terminsystem arbeiten, bei dem es sehr wichtig ist, im Vorfeld einen Termin zu vereinbaren, damit entsprechend der unterschiedlichen Dauer für die verschiedenen Untersuchungen etc. möglichst geringe Wartezeiten entstehen. • Bieten Sie dem Patienten entsprechend seinem Anliegen einen Termin an (Ausnahme: Notfall).
Ein Patient kommt wiederholt ohne Termin Wie gehen Sie vor?	• Weisen Sie den Patienten höflichst, aber bestimmt erneut darauf hin, dass Sie eine Terminpraxis sind und er sich telefonisch vorab anmelden sollte, damit möglichst keine Wartezeiten für ihn, aber auch für die anderen Patienten entstehen. • Sollte es kein „Notfall" sein, bieten Sie dem Patienten entsprechend seinem Anliegen einen Termin an.
Ein Patient kommt zu spät Wie gehen Sie vor?	• Weisen Sie den Patienten höflich darauf hin, dass er ... Minuten/Stunden zu spät gekommen ist und die für ihn eingeplante Zeit vergangen ist. • Bieten Sie dem Patienten einen neuen Termin entsprechend seinem Anliegen an und machen Sie ihm ggf. noch einmal deutlich, dass Sie mit den anderen Terminen erheblich in Verzug geraten, sollten Sie die Untersuchung etc. jetzt durchführen.
Ein Patient kommt zu früh Wie gehen Sie vor?	• Weisen Sie den Patienten höflich darauf hin, dass er ... Minuten/Stunden zu früh erschienen ist. • Bieten Sie dem Patienten an, vielleicht noch etwas in der Stadt etc. zu erledigen, ansonsten besteht für den Patienten die Möglichkeit, im Wartezimmer Platz zu nehmen.

Autor:	Kenntnisnahme:	Freigegeben:
Erstellt:	Geprüft:	

© 2012, Springer-Verlag Berlin Heidelberg. Aus: Jordt/Girr/Weiland: Erfolgreich IGeLn

Dr. med. Mustermann

Facharzt für Innere Medizin, Allgemeinmedizin

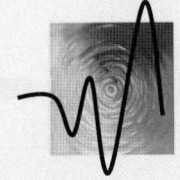

Mustermann@mustermann.de

Musterweg 1
12345 Musterstadt
Tel.: 0123 – 12345
Fax.: 0123 – 12346

Kostenvereinbarung

für individuelle Gesundheitsleistungen

zwischen

(Praxisstempel)

und

Herrn/Frau _____

geboren _____

PLZ, Wohnort _____

Straße, Nr. _____

Telefon _____

Hiermit erkläre ich mich bereit, die Kosten für die nachstehend genannten „individuellen Gesundheitsleistungen" in vollem Umfang selbst zu tragen, da sie nicht Bestandteil der kassenärztlichen Versorgung sind und auch nicht zur medizinisch notwendigen Versorgung gehören.

Die Leistungen werden auf meinen ausdrücklichen Wunsch erbracht und sind von einer Kostenerstattung durch gesetzliche oder private Krankenkassen sowie Beihilfestellen ausgeschlossen.

Gewünschte Leistung	GOÄ	Anzahl	Preis pro Leistung (1,0-fach)	Gesamt für Leistungen

Eine Kopie dieser Erklärung habe ich erhalten.

_____, den _____

_____   _____
(Unterschrift des Patienten/Erziehungsberechtigten)   (Unterschrift des Arztes)

Dr. med. Mustermann Musterweg 1 12345 Musterstadt Tel.: 0123 – 12345 Fax.: 0123 – 12346 Mustermann@mustermann.de	QM - Handbuch	Datei:	Seite: 1 von 1
	Dokument – Kostenvereinbarung bei Versicherungsanfragen	Version:	Stand:

(Datum)

Sehr geehrte Damen und Herren,

gerne bin ich bereit, Ihre Anfrage vom ... (Datum) betreffend (Ihr Schreiben vom..., Aktenzeichen..., Patientendaten) umgehend zu beantworten.

Bitte bestätigen Sie mir vorab schriftlich Ihre Kostenübernahme für:

Leistung	Anzahl	GOÄ	Faktor	Betrag (einzeln)	Betrag (gesamt)
Schriftliche gutachterliche Äußerung nach Aktenstudium		80	3,5	61,20 €	
Schriftliche gutachterliche Äußerung mit Mehraufwand (ggf. einschl. wissenschaftlicher Begründung), je angefangene halbe Stunde Arbeitszeit					
Ganzkörperuntersuchung		8			
Ruhe – EKG		651			
Urin – Untersuchung		3511			
Andere technische Leistungen					
Schreibgebühr (pro Seite)		95		3,50 €	
Schreibgebühr (je Kopie)		96		0,18 €	
Porto und sonstige Auslagen (nach §10 GOÄ)					

Gerne erwarte ich Ihre Antwort bald möglichst.

Mit freundlichen Grüßen

Dr. med. Mustermann

Autor:	Kenntnisnahme:	Freigegeben:
Erstellt:	Geprüft:	

Dr. med. Mustermann
Facharzt für Innere Medizin, Allgemeinmedizin

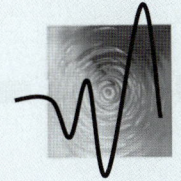

Mustermann@mustermann.de

Musterweg 1
12345 Musterstadt
Tel.: 0123 – 12345
Fax.: 0123 – 12346

Pat.:   M Ü L L E R, Marga (*01.01.1950)

Sehr geehrte Frau Kollegin, sehr geehrter Herr Kollege,

hiermit erhalten Sie begleitende Informationen unserer o. g. Patientin:

Anamnese:

Befunde:

Epikritische Bewertung:

Therapie/verordnete Medikamente (Dosierung):

Mit kollegialen Grüßen

(Dr. med. M. Mustermann)

Dr. med. Mustermann
Facharzt für Innere Medizin, Allgemeinmedizin

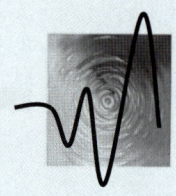

Mustermann@mustermann.de

Musterweg 1
12345 Musterstadt
Tel.: 0123 – 12345
Fax.: 0123 – 12346

Eine Übung zum „aktiven Zuhören"

Die folgenden 4 Sätze sollten Sie sich am besten vorlesen lassen oder selbst sehr aufmerksam lesen. In diesen 4 Sätzen geht es darum, <u>genau</u> zuzuhören!

<u>Start</u>

1. Eine Mitarbeiterin wurde von ihrem Abteilungsleiter nicht zu einer Beförderung vorgeschlagen.
2. Die Mitarbeiterin kündigte.
3. Dies wurde sehr bedauert.
4. Die Mitarbeiterin war bei allen sehr beliebt, und es wurde darüber diskutiert, ob man etwas unternehmen solle.

→ Auf der nächsten Seite finden Sie einige Fragen zu diesen 4 Sätzen. Ziel ist es, nun möglichst viele der Fragen richtig zu beantworten.

Viel Erfolg!

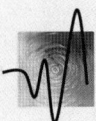

Aufgabe:

Hier sind nun einige Fragestellungen zu den Aussagen aufgeführt, die Sie gerade gehört haben.

Wenn Sie glauben, dass die jeweilige Aussage **zutrifft**, dann kreuzen Sie bitte das **R**, wenn sie **falsch** ist, das **F** an. Wenn die Richtigkeit der Aussage aufgrund der Ihnen genannten Informationen **nicht eindeutig feststellbar** ist, so kreuzen Sie bitte das **Fragezeichen** an.

Viel Erfolg!

1. Der Abteilungsleiter hatte der Mitarbeiterin eine Beförderung verweigert. **R F ?**

2. Die Mitarbeiterin hatte keine Beförderung angeboten bekommen. **R F ?**

3. Die Mitarbeiterin war darüber verärgert und kündigte. **R F ?**

4. Der Kündigungsgrund war die nicht gewährte Beförderung. **R F ?**

5. Der Abteilungsleiter hatte zwar die Beförderung vorgeschlagen, sie war aber abgelehnt worden. **R F ?**

6. Der Weggang der Mitarbeiterin wurde von den Kollegen bedauert. **R F ?**

7. Die Kollegen diskutierten, ob man gegen das Vorgehen des Abteilungsleiters etwas unternehmen solle. **R F ?**

8. Die Kollegen unterhielten sich mit der Mitarbeiterin. **R F ?**

9. Der Abteilungsleiter war an der Diskussion der Kollegen nicht beteiligt. **R F ?**

10. Es handelte sich um eine erfahrene und beliebte Mitarbeiterin. **R F ?**

11. Der Abteilungsleiter kündigte der Mitarbeiterin. **R F ?**

12. Die Kollegen bedauerten, dass die Mitarbeiterin kündigte. **R F ?**

13. Die Mitarbeiterin war bei allen sehr beliebt, und es wurde darüber diskutiert, ob man etwas unternehmen solle. **R F ?**

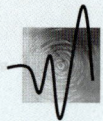

Auflösung:

1. Der Abteilungsleiter hatte der Mitarbeiterin eine Beförderung verweigert. R · **F** · ?

2. Die Mitarbeiterin hatte keine Beförderung angeboten bekommen. R · F · **?**

3. Die Mitarbeiterin war darüber verärgert und kündigte. R · F · **?**

4. Der Kündigungsgrund war die nicht gewährte Beförderung. R · F · **?**

5. Der Abteilungsleiter hatte zwar die Beförderung vorgeschlagen, sie war aber abgelehnt worden. R · **F** · ?

6. Der Weggang der Mitarbeiterin wurde von den Kollegen bedauert. R · F · **?**

7. Die Kollegen diskutierten, ob man gegen das Vorgehen des Abteilungsleiters etwas unternehmen solle. R · F · **?**

8. Die Kollegen unterhielten sich mit der Mitarbeiterin. R · F · **?**

9. Der Abteilungsleiter war an der Diskussion der Kollegen nicht beteiligt. R · F · **?**

10. Es handelte sich um eine erfahrene und beliebte Mitarbeiterin. R · F · **?**

11. Der Abteilungsleiter kündigte der Mitarbeiterin. R · **F** · ?

12. Die Kollegen bedauerten, dass die Mitarbeiterin kündigte. R · F · **?**

13. Die Mitarbeiterin war bei allen sehr beliebt, und es wurde darüber diskutiert, ob man etwas unternehmen solle. **R** · F · ?

Haben Sie auch bei einigen oder sogar mehreren Fragen falsch gelegen? Diese Übung macht uns deutlich, wie wichtig es ist, aufmerksam und genau zuzuhören!

Dr. med. Mustermann Musterweg 1 12345 Musterstadt Tel.: 0123 – 12345 Fax.: 0123 – 12346 Mustermann@mustermann.de	**QM-Handbuch**	Datei:	Seite: 1 von 1
	Dokument – Telefonkontakte	Version:	Stand:

Datum	Uhrzeit	Name des Anrufers	Tel.-Nr.	Anlass	Bearbeitet von:	√

Autor:	Kenntnisnahme:	Freigegeben:
Erstellt:	Geprüft:	

Dr. med. Mustermann Musterweg 1 12345 Musterstadt Tel.: 0123 – 12345 Fax.: 0123 – 12346 Mustermann@mustermann.de	**QM-Handbuch** Dokument – Laufzettel Patient	Datei:	Seite: 1 von 1
		Version:	Stand:

Name		Vorname		Geburtsdatum	Auftragsdatum

Termin ausmachen:		**Termin ausmachen:**		**Termin ausmachen:**	
Sofort:		**Sofort:**		**Sofort:**	
Alpha-Amylase		Harnstoff		Ruhe-EKG	
ASL		HbA1c		US-Doppler Ruhe	
Bilirubin		Kalium		Belastungs-EKG	
Blutbild (groß)		Kreatinin		US-Doppler Belastung	
Blutbild (klein)		Lipase		**Termin ausmachen:**	
Blutzucker		Magnesium		**Sofort:**	
BSG		Natrium		Spirometrie Ruhe	
Kalzium		Prostataphosphatase		Spirometrie Belastung	
Cholesterin		PTT		Broncholysetest	
HDL-Cholesterin		Quick		**Termin ausmachen:**	
LDL-Cholesterin		RF		**Sofort:**	
CK		saure Phosphatase		Sonographie Abdomen	
CK-MB		Thyroxin		Sonographie Schilddrüse	
CRP		Transferrin		Sonographie Gefäße	
Eisen		Triglyceride		**Termin ausmachen:**	
Elektrophorese		Trijodthyronin		**Sofort:**	
Gesamteiweiß		TSH		Reizstrom Lokalisation:	
GGT		Urinsediment		Iontophorese Lokalisation:	
GOT		Urinstatus		Mikrowelle Lokalisation:	
GPT				Inhalation Medikament:	
Haemoccult				Infusion Medikament:	
Harnsäure				i.m. Spritze Medikament:	

Autor:	Kenntnisnahme:	Freigegeben:
Erstellt:	Geprüft:	

Dr. med. Mustermann	**QM - Handbuch**	Datei:	Seite: 1 von 1
Musterweg 1 12345 Musterstadt Tel.: 0123 – 12345 Fax.: 0123 – 12346 Mustermann@mustermann.de	Dokument – Laufzettel Patient (IGeL – Version)	Version:	Stand:

Name	Vorname		Geburtsdatum	Auftragsdatum
Standard			**Sofort**	**Termin**
Belastungs-EKG				
EKG				
Gefäß-Doppler				
Infusion				
Gesundheitsuntersuchung				
Labor				
Langzeit-EKG				
Langzeit-RR				
Lungenfunktion				
Sonographie				
Überweisung / Adressen mitgeben				
Plus – Leistungen			**Sofort**	**Termin**
Akupunktur				
Aufbaukur				
Anti-Aging				
Fitness-TÜV				
Führerscheinuntersuchung				
Hormonlabor				
Körperanalyse (BIA)				
Lichttherapie				
Männersprechstunde				
Plus-Info				
Sauerstoff-Mehrschritt-Therapie				
Anti-Stress-Therapie				

Autor:	Kenntnisnahme:	Freigegeben:
Erstellt:	Geprüft:	

Dr. med. Mustermann 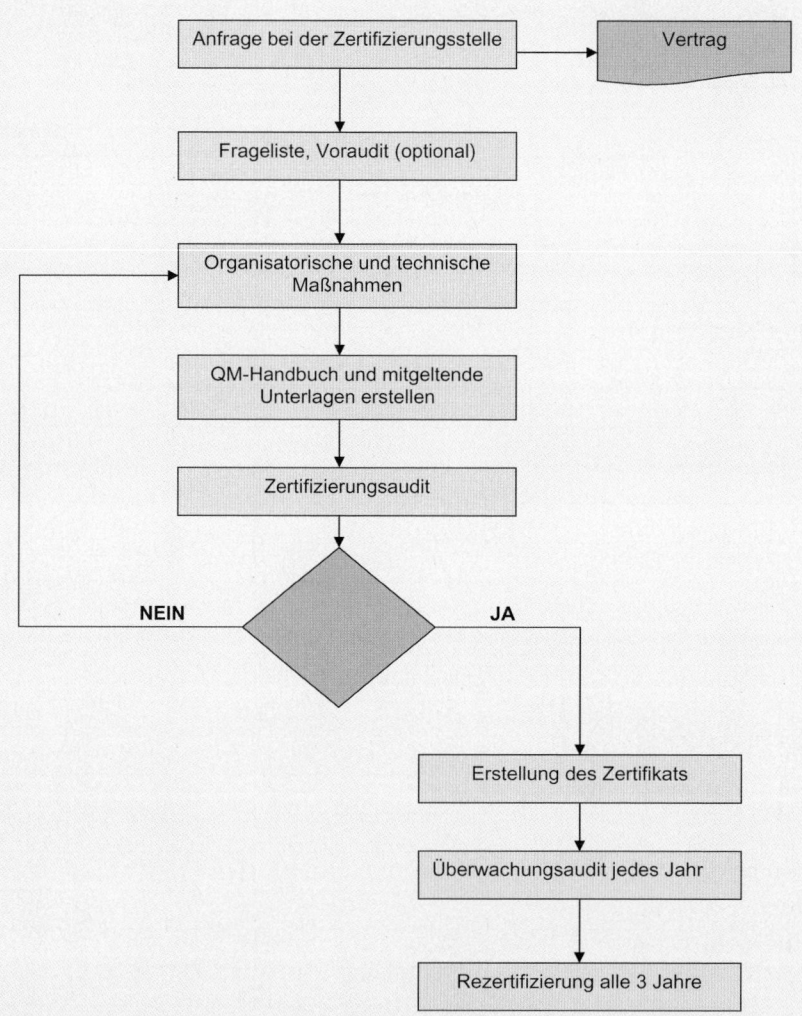 Musterweg 1 12345 Musterstadt Tel.: 0123 – 12345 Fax.: 0123 – 12346 Mustermann@mustermann.de	**QM-Handbuch**	Datei:	Seite: 1 von 1
	Ablauf einer Zertifizierung	Version:	Stand:

Anfrage bei der Zertifizierungsstelle → Vertrag

Frageliste, Voraudit (optional)

Organisatorische und technische Maßnahmen

QM-Handbuch und mitgeltende Unterlagen erstellen

Zertifizierungsaudit

NEIN   JA

Erstellung des Zertifikats

Überwachungsaudit jedes Jahr

Rezertifizierung alle 3 Jahre

Autor:	Kenntnisnahme:	Freigegeben:
Erstellt:	Geprüft:	

Dr. med. Mustermann	QM-Handbuch	Datei:	Seite: 1 von 1
Musterweg 1 12345 Musterstadt Tel.: 0123 – 12345 Fax.: 0123 – 12346 Mustermann@mustermann.de	Verantwortlichkeitsmatrix	Version:	Stand:

Beauftragte(r) für:	Dr. A	Mitarbeiterin X	Mitarbeiterin Y	Mitarbeiterin Z
Anmeldung		V	D	
Abrechnung	D			V
Datenschutz		D	V	
Hygiene		V		D
Röntgen (Strahlenschutz)	V		D	
Gefahrstoffe (Schadstoffverordnung)		D		V
Arbeitssicherheit			V	D
Brandschutz		D	V	
Druckbehälter			D	V
BTM/Zytostatika		V		D
MPG	V		D	
Notfallmanagement		V		D

D = Durchführung **V** = Vertretung

Autor:	Kenntnisnahme:	Freigegeben:
Erstellt:	Geprüft:	

Dr. med. Mustermann Musterweg 1 12345 Musterstadt Tel.: 0123 – 12345 Fax.: 0123 – 12346 Mustermann@mustermann.de	**QM-Handbuch** Inhaltsverzeichnis	Datei: Version:	Seite: 1 von 1 Stand:

Kapitel 1	**Inhaltsverzeichnis**	
Abschnitt	**Titel**	**Seite**

Kapitel 2	**Das Qualitätsmanagementhandbuch**	
Abschnitt	**Titel**	**Seite**
2.1	Ziel und Geltungsbereich	
2.2	Benutzerhinweise	
2.3	Erläuterungen, Begriffe, Abkürzungen	

Kapitel 3	**Beschreibung der Einrichtung**	
Abschnitt	**Titel**	**Seite**
3.1	Die Einrichtung	
3.2	Lage, Erreichbarkeit	
3.3	Das Leistungsangebot	
3.4	Räume und technische Ausstattung	
3.5	Organigramm	

Kapitel 4	**Das Qualitätsmanagementsystem**	
Abschnitt	**Titel**	**Seite**
4.1	Qualitätspolitik und Qualitätsziele	
4.2	Verantwortlichkeiten	
4.3	Verantwortung und Aufgaben des Qualitätsmanagementbeauftragten	
4.4	Lenkung von Dokumenten	
4.5	Lenkung von Aufzeichnungen	
4.6	Interne Kommunikation	
4.7	Externe Kommunikation	
4.8	Messung und Überwachung	
4.9	Fehlermanagement	
4.10	Korrekturmaßnahmen	
4.11	Vorbeugungsmaßnahmen	
4.12	Interne Audits	

Kapitel 5	**Die Prozesse**	
Abschnitt	**Titel**	**Seite**
5.1	Beschreibung des Prozessmodells	
5.2	Führungsprozesse	
5.2.1	Strategien und Organisationsentwicklung	
5.2.2	Personalentwicklung	
5.2.3	Die kontinuierliche Verbesserung des Qualitätsmanagementsystems	

Autor:	Kenntnisnahme:	Freigegeben:
Erstellt:	Geprüft:	

Dr. med. Mustermann	QM-Handbuch	Datei:	Seite: 1 von 1
Musterweg 1 12345 Musterstadt Tel.: 0123 – 12345 Fax.: 0123 – 12346 Mustermann@mustermann.de	Checkliste – Stellenangebot neue Mitarbeiterin	Version:	Stand:

Folgende Inhalte sollten mindestens in der Anzeige aufgeführt werden:

Fragen:	**Ihre Antworten:**	√
Welche Stelle wird angeboten?		
Welche Qualifikation wird gefordert?		
Warum wird die Stelle angeboten?		
Zu welchem Termin ist die Stelle zu besetzen?		
Wer (und wie) sind wir?		
Welche Leistungen bieten wir?		
Wie und mit welchen Unterlagen soll die Bewerbung erfolgen?		

Folgende Inhalte können für die gezielte Arbeitsplatzbesetzung in der Anzeige sehr hilfreich sein:

Fragen:	**Ihre Antworten:**	√
Welche Stelle in der Praxis wird von „ihr" besetzt? An welchen Arbeitsplätzen setzte ich „sie" ein?		
Welche berufliche Ausbildung und Erfahrung, welche Fähigkeiten benötigt „sie"?		
Mit welchen persönlichen Eigenschaften passt „sie" am besten zu mir/uns?		
Wann benötige ich „sie" spätestens?		
Wie, wann und von wem wird „sie" eingearbeitet?		
Wie binde ich „sie" in mein Praxisteam ein?		
Wie sind wir? In was für eine Praxis tritt „sie" ein?		
Welche Leistungen werden von Arzt und Mitarbeiterinnen erbracht?		
Wie will ich im Patientenmarkt auftreten?		
Was für einen Arbeitsplatz und welche Leistungen biete ich „ihr"?		
Wie soll „sie" sich bewerben? Welche Unterlagen erwarte ich von „ihr"?		

Autor:	Kenntnisnahme:	Freigegeben:
Erstellt:	Geprüft:	

Dr. med. Mustermann Musterweg 1 12345 Musterstadt Tel.: 0123 – 12345 Fax.: 0123 – 12346 Mustermann@mustermann.de	**QM-Handbuch**	Datei:	Seite: 1 von 1
	Checkliste – Einführung neuer Mitarbeiterinnen	Version:	Stand:

Name:	Datum:

1. Arbeitstag	
Tätigkeit	√
Übergabe der Arbeitskleidung	
Zuweisung des Garderobenschrankes	
Vorstellung bei den Mitarbeiterinnen	
Datenüberprüfung für Steuerberater	
Bekanntgabe der Bezugsperson während der Einarbeitungsphase	
Röntgenbelehrung	
Sicherheitsanweisung	
Impfabklärung (Hepatitis B)	
Dienstvertrag, Stellenbeschreibung unterschreiben lassen und Kopie aushändigen	
Bekanntgabe des Nummerncodes für die Praxistüren, BTM-Schrank	
Übergabe eines Chip für die elektronische Arbeitszeiterfassung	
Nach einer Woche	
Tätigkeit	√
Feedback-Gespräch	
Einführung ins Qualitätsmanagementsystem	
Vor Ablauf der Probezeit	
Tätigkeit	√
Beurteilung nach Dokument „Anforderungsprofil"	
Übergabe des Praxisschlüssels	
Besprechung des Schulungsplans für das kommende Jahr	

Autor:	Kenntnisnahme:	Freigegeben:
Erstellt:	Geprüft:	

Dr. med. Mustermann Musterweg 1 12345 Musterstadt Tel.: 0123 – 12345 Fax.: 0123 – 12346 Mustermann@mustermann.de	**QM-Handbuch**	Datei:	Seite: 1 von 1
	Checkliste – Patientenbroschüren	Version:	Stand:

Folgende Inhalte sollten Ihre Patientenbroschüren enthalten:

Inhalt	**Information über:**	√
Erreichbarkeit der Praxis	Anschrift	
	Telefon	
	Fax	
	E-Mail-Adresse	
	Internetadresse	
	Öffentliche Verkehrsmittel	
	Parkplätze	
	außerhalb der Sprechzeiten	
Praxisorganisation	Sprechstundenzeiten	
	Sondersprechzeiten	
	Telefonsprechstunde	
	Terminvereinbarungen	
	Hausbesuche	
	Praxisteam	
Qualität des Arztes	Facharztrichtung	
	Schwerpunkt- und Zusatzbezeichnungen	
	fakultative Weiterbildung	
Partnerschaften etc.	Vertretungen	
	Praxisgemeinschaften	
	Ärztenetze	
	Praxisverbunde	
	Belegarzt mit Namen des Krankenhauses	
	Praxisklinik	
	ambulante Operationen	
Leistungen der Praxis	besondere Untersuchungs- und Behandlungsverfahren	
	Kassen- und Privatleistungen	
	Vorsorge- und Gesundheitsuntersuchungen	
	Impfungen	
Besonderheiten	besondere Einrichtungen für Behinderte	
	Zusammenarbeit mit Selbsthilfegruppen	
	Patientenschulungen	
Praxisinhaber (als Person)	Konfession	
	Besondere Sprachkenntnisse	
	Alter	
	Zeitpunkt der Approbation	
	Facharztanerkennung	
	Niederlassung	

Autor:	Kenntnisnahme:	Freigegeben:
Erstellt:	Geprüft:	

Dr. med. Mustermann Musterweg 1 12345 Musterstadt Tel.: 0123 – 12345 Fax.: 0123 – 12346 Mustermann@mustermann.de	**QM-Handbuch**	Datei:	Seite: 1 von 1
	Checkliste – Telefon	Version:	Stand:

Fragen:	**Eigene Notizen:**	√
Sind die Meldetexte langsam und deutlich gesprochen?		
Nennen Ihre Mitarbeiterinnen hren und den eigenen Namen deutlich?		
Wird nach dem Patientennamen nachgefragt, falls er nicht verstanden wurde? (freundlicher und verbindlicher Ton!)		
Werden wichtige Zwischenfragen gestellt, um die notwendigen Informationen zu erhalten?		
Wird der Wunsch des Patienten wiederholt?		
Sprechen Sie und Ihre Mitarbeiterinnen die Sprache des Patienten?		
Bleiben Sie und Ihre Mitarbeiterinnen in Notfallsituationen gelassen, ruhig und beherrscht?		
Beachten Sie und Ihre Mitarbeiterinnen die Schweigepflicht und den Datenschutz?		
Bleiben Sie und Ihre Mitarbeiterinnen auch bei aggressiven und unfreundlichen Patienten ruhig, höflich und sachlich?		
Stellen Sie gezielte „W"- Fragen (Womit kann ich Ihnen helfen?)		
Verwenden Sie ausreichend die Wörter „Bitte", „Danke", „gerne" etc.?		

Autor:	Kenntnisnahme:	Freigegeben:
Erstellt:	Geprüft:	

Dr. med. Mustermann Musterweg 1 12345 Musterstadt Tel.: 0123 – 12345 Fax.: 0123 – 12346 Mustermann@mustermann.de	**QM-Handbuch**	Datei:	Seite: 1 von 1
	Dokument – Checkliste zur Fehleranalyse	Version:	Stand:

Maßnahmen zur Fehlervermeidung:														
Was sind mögliche Ursachen?														
Was war das Ergebnis? (Was ist dadurch geschehen?)														
Beschreibung des aufgetretenen Fehlers (Was ist geschehen?)														

Autor:	Kenntnisnahme:	Freigegeben:
Erstellt:	Geprüft:	

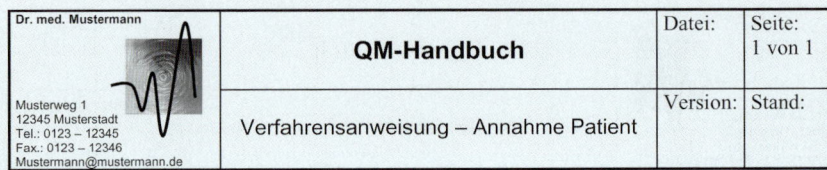

Dr. med. Mustermann Musterweg 1 12345 Musterstadt Tel.: 0123 – 12345 Fax.: 0123 – 12346 Mustermann@mustermann.de	**QM-Handbuch**	Datei:	Seite: 1 von 1
	Verfahrensanweisung – Annahme Patient	Version:	Stand:

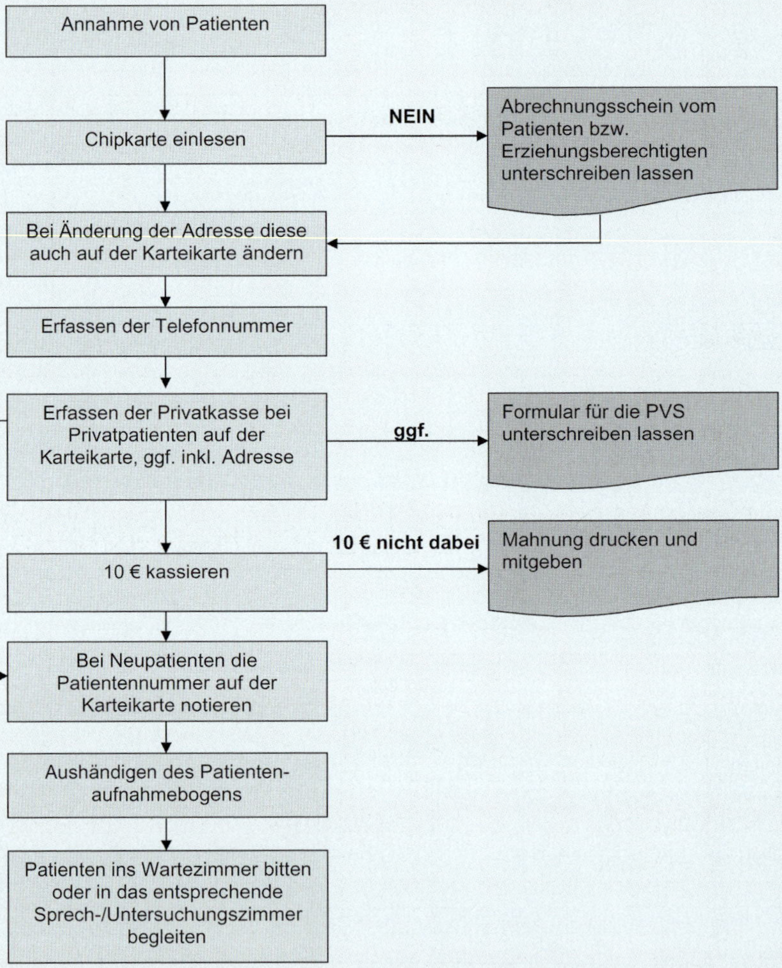

Annahme von Patienten

↓

Chipkarte einlesen → **NEIN** → Abrechnungsschein vom Patienten bzw. Erziehungsberechtigten unterschreiben lassen

↓

Bei Änderung der Adresse diese auch auf der Karteikarte ändern

↓

Erfassen der Telefonnummer

↓

Erfassen der Privatkasse bei Privatpatienten auf der Karteikarte, ggf. inkl. Adresse → **ggf.** → Formular für die PVS unterschreiben lassen

↓

10 € kassieren → **10 € nicht dabei** → Mahnung drucken und mitgeben

↓

Bei Neupatienten die Patientennummer auf der Karteikarte notieren

↓

Aushändigen des Patienten- aufnahmebogens

↓

Patienten ins Wartezimmer bitten oder in das entsprechende Sprech-/Untersuchungszimmer begleiten

Autor:	Kenntnisnahme:	Freigegeben:
Erstellt:	Geprüft:	

Dr. med. Mustermann	**QM-Handbuch**	Datei:	Seite: 1 von 1
Musterweg 1 12345 Musterstadt Tel.: 0123 – 12345 Fax.: 0123 – 12346 Mustermann@mustermann.de	Dokument – Abweichung von Standard	Version:	Stand:

Name/Stichwort/Bezug	Datum:	Bearbeitet durch:

Interner Fehler	Reklamation/Beschwerde	Reklamation an Externe	

Beschreibung des Fehlers:

Mögliche Ursachen:

Maßnahmen zur Schadensbegrenzung:

Maßnahme	Durch wen?	Bis wann?	Datum	Erledigt

Sind Korrekturmaßnahmen erforderlich?

Nein

Ja:

Beschreibung	Umsetzung bis	Durch wen?	Erledigt?	Wirksam?

Autor:	Kenntnisnahme:	Freigegeben:
Erstellt:	Geprüft:	

5

Dr. med. Mustermann	QM - Handbuch	Datei:	Seite: 1 von 1
Musterweg 1 12345 Musterstadt Tel.: 0123 – 12345 Fax.: 0123 – 12346 Mustermann@mustermann.de	Dokument – Abweichung vom Standard (Version 2)	Version:	Stand:

Name, Stichwort, Bezug		Datum	Bearbeitet durch

Interner Fehler	Reklamation / Beschwerde	Reklamation an Externe

Beschreibung der aufgetretenen Abweichung:

Schritte zur Schadensbegrenzung, kurzfristige Fehlerlenkung:

Maßnahme	Durch wen?	Bis wann?	Erledigt	am:

Sind Korrektur- oder Vorbeugemaßnahmen erforderlich?		Ja	Nein

Beschreibung	Umsetzung bis	Durch wen?	Erledigt?	Wirksam?

Autor:	Kenntnisnahme:	Freigegeben:
Erstellt:	Geprüft:	

Dr. med. Mustermann	**QM-Handbuch**	Datei:	Seite: 1 von 1
Musterweg 1 12345 Musterstadt Tel.: 0123 – 12345 Fax.: 0123 – 12346 Mustermann@mustermann.de	Dokument – Planung für die Umsetzung von Veränderungen	Version:	Stand:

Was wollen wir ändern?	Welche konkreten Maßnahmen sind erforderlich?	Wer handelt? Wer ist beteiligt?	Bis wann?	Was wirkt unterstützend?	Welche Schwierigkeiten können in der Umsetzung auftreten?			

Autor:	Kenntnisnahme:	Freigegeben:
Erstellt:	Geprüft:	

© 2012, Springer-Verlag Berlin Heidelberg. Aus: Jordt/Girr/Weiland: Erfolgreich IGeLn

Dr. med. Mustermann	QM-Handbuch	Datei:	Seite: 1 von 1
Musterweg 1 12345 Musterstadt Tel.: 0123 – 12345 Fax.: 0123 – 12346 Mustermann@mustermann.de	Dokument – Anforderungsprofil Mitarbeiterin	Version:	Stand:

Name:		Datum:					
Fachkompetenz/Arbeitsverhalten		1	2	3	4	5	6
Medizinische Fachausdrücke							
Kenntnis der Abrechnungsziffern							
Umgang mit der EDV							
Praxishygiene							
Umgang mit praxisspezifischen Geräten							
Datenschutz/Schweigepflicht							
Umsetzung/Anwendung technischer Abläufe							
Kenntnisse der Arbeitsabläufe							
Terminvergabe							
Kenntnisse QM							
Fortbildungsstand/-bereitschaft							
Arbeitsweise							
Selbstständiges Arbeiten							
Sozialkompetenz		1	2	3	4	5	6
Umsichtiges Verhalten							
Freundlichkeit							
Hilfsbereitschaft							
Verhalten gegenüber den Kolleginnen							
Teamfähigkeit							
Flexibel für verschiedene Arbeitsbereiche							
Wirtschaftliches Denken							
Prioritäten setzen können							
Toleranz							
Zuverlässigkeit							
Verantwortungsbewusstsein (Bereitschaft)							
Ergebnis je Spalte							
Gesamtergebnis (Punktzahl)							

Autor:	Kenntnisnahme:	Freigegeben:
Erstellt:	Geprüft:	

Dr. med. Mustermann	**QM-Handbuch**	Datei:	Seite: 1 von 1
Musterweg 1 12345 Musterstadt Tel.: 0123 – 12345 Fax.: 0123 – 12346 Mustermann@mustermann.de	Dokument – Schulungsplan	Version:	Stand:

Name der Mitarbeiterin	Schulungsbedarf	Maßnahme	Beurteilung

Autor:	Kenntnisnahme:	Freigegeben:
Erstellt:	Geprüft:	

Dr. med. Mustermann Musterweg 1 12345 Musterstadt Tel.: 0123 – 12345 Fax.: 0123 – 12346 Mustermann@mustermann.de	**QM-Handbuch**	Datei:	Seite: 1 von 1
	Dokument – Stellenbeschreibung	Version:	Stand:

5

Stellenbeschreibung	
Ausgestellt am:	Name:
Hauptaufgaben der Stelle:	
Beschreibung der Einzelaufgaben:	
Anforderung:	
Kenntnisse und Fachkenntnisse:	
Besonderes:	
Unterschrift Stelleninhaber	
Unterschrift Leiter der Organisation	

Autor:	Kenntnisnahme:	Freigegeben:
Erstellt:	Geprüft:	

Dr. med. Mustermann	QM-Handbuch	Datei:	Seite: 1 von 1
Musterweg 1 12345 Musterstadt Tel.: 0123 – 12345 Fax.: 0123 – 12346 Mustermann@mustermann.de	Dokument – Eignung für ambulante Operationen	Version:	Stand:

Patient

Name:		Vorname:	
Geburtsdatum:		männlich	weiblich

Vorgesehene Operation

Der Patient ist von seinem sozialen Umfeld und dem erhobenen Untersuchungsbefund her für den ambulanten geplanten Eingriff

Geeignet		nicht geeignet	

Die Voruntersuchungen ergeben für die Operation ein Risiko

Normal		erhöht		nicht operationsfähig	

Beigefügte Unterlagen

Labor		EKG		Röntgen	
Lungenfunktionstest		Sonstiges			

Datum: _____   Unterschrift: _____

                                                    (Dr. med. M. Mustermann)

Autor:	Kenntnisnahme:	Freigegeben:
Erstellt:	Geprüft:	

Dr. med. Mustermann Musterweg 1 12345 Musterstadt Tel.: 0123 – 12345 Fax.: 0123 – 12346 Mustermann@mustermann.de	QM - Handbuch	Datei:	Seite: 1 von 1
	SynaX - Gebührenverzeichnis	Version:	Stand:

Auszug aus dem Gebührenverzeichnis der SynaX-Ärzte und -Ärztinnen in den Ortschaften: Harpstedt, Neerstedt und Wildeshausen

Leistung	Bemerkung	GOÄ
Kleine Atteste (z.B. Schule, Kindergarten)		70
Mittelgrosse Atteste		70
Grosse Atteste		1
Bescheinigung für die Krankenkasse (ohne Gebührenvorschlag)		80
Gutachten für Rechtsanwalt bei Unfall		80
Reiseberatung, einschl. Impfberatung		3
Reisemedizinische Impfung (zzgl. Ampullenkosten)	je Impfung	375
Aufbaukur mit Medivitan (zzgl. Ampullenkosten)	je Injektion	252
Aufbaukur mit speziellen Vitaminen je nach Bedarf (10 Injektionen zzgl. Preis Ampullen)	252 + 253 (je Injektion)	1, 5, 252, 253
Kreislaufbelastungstest / Fitness - TÜV		652
Tauch-, Sport- und Fallschirmtauglichkeit	je nach Aufwand	1, 70, 652 oder 1, 70, 605, 606a, 651 oder 1, 5, 70
Private Laborleistung (erweitertes Labor),Labor auf Wunsch		3541.H
Sportbootführerschein		1, 8, 70
BIA(Bodyimpedanzanalyse/Körperzellanalyse)		1, 651A
Laborcheck und Beratung bei Führerscheinverlust (inkl. Laborleistungen)		3
FOB oder MPK2 Stuhltest auf occultes Blut		1, 3572A
PSA Test (Schnelltest)		1, 3908 A
Intervallcheck		29
Akupunktur	je nach Aufwand / je Sitzung	269
Sauerstoffmehrschritttherapie nach Prof .von Ardenne (12 Sitzungen)	je Sitzung	505, 602
EKG auf Wunsch		1, 651
Hirnleistungscheck mittels Fragebogen		856
Versicherungsanfragen mit Kostenzusage der Versicherung		1, 8, 70
Lebensversicherungsgutachten mit ärztlicher Untersuchung	je nach Aufwand	1, 8, 80 oder 85
Diätberatung ohne Vorliegen einer Erkrankung		3, 7
Beratung zur Selbstmedikation im Rahmen von Prävention und Lebensführung		3
Lichttherapie		567
SRA (Schlaganfallrisikoanalyse)		1, 652A

Autor:	Kenntnisnahme:	Freigegeben:
Erstellt:	Geprüft:	

Anhang

Melanie Jordt, Thomas Girr und Ines-Karina Weiland

6.1   Bibliografie

6.1.1   Quellennachweise

Bücher

Decker F (1997). Das Große Handbuch: Management für soziale Institutionen. Landsberg: moderne industrie.

Filler G, Hermanns PM, Roscher B (2003). IGeL-Liste für Praxis und Klinik. Rechtliche Grundlagen, Abrechnungsbeispiele, Marketinghinweise. München: Medical Text.

Freudenthaler I (2002). Der zufriedene Patient. Qualitäts- und Praxismanagement für den Arzt. Berlin: Springer.

Frielingsdorf Consult GmbH, Köln (Abb. 1.2, 1.3).

GOÄ – Gebührenordnung für Ärzte in Praxis und Klinik (2003) mit Hinweisen auf IGeL – Leistungen von »ratiopharm« und »Braun«.

Hahn U (2004). Praxishandbuch Sozial Management. Bonn: Dt. Wirtschaft (Loseblatt).

Harlander NA, Flörkemeier V (1986). Arzt und Mitarbeiter. Wenn beide »Götter in Weiss« werden. Köln: Deutscher Ärzte-Verlag.

Hess R, Klakow-Franck R (Hrsg) (2004). IGeL-Kompendium für die Arztpraxis. Patientengerechte Selbstzahlerangebote rechtssicher und wirtschaftlich gestalten. Köln: Deutscher Ärzte-Verlag.

Krimmel L (1998). Kostenerstattung und Individuelle Gesundheitsleistungen. Köln: Deutscher Ärzte-Verlag.

Krimmel L (2004). MEGO 2005. MedWell-Gebührenverzeichnis für individuelle Gesundheitsleistungen. Landsberg: ecomed.

Lamers W M, Isringhaus W (1998). Kostenmanagement Kompakt für Ärzte. München: MD-Verlags-GmbH.

Leithoff P, Sadler B (Hrsg) (2001). Individuelle Gesundheitsleistungen (IGeL) in der Orthopädie. Stuttgart: Thieme.

Neufang B, Geckle G (2007). Der Verein. Organisations- und Musterhandbuch für die Vereinsführung. Recht und Steuern. Kapitel »Ziele, Instrumente, Wirkung – Werbung, Spenden, Sponsoring: Instrumente der Absatzförderung.« Planegg: WRS Verlag für Wirtschaft, Recht und Steuern (Loseblatt).

Oberborbeck WL (2001). Handbuch Arztpraxis. Wiesbaden: Gabler.

Schulz von Thun F (2005). Miteinander reden, Bd. 1–3 (Sonderausgabe). Reinbek: Rowohlt.

Streit V, Letter M (2005). Marketing für Arztpraxen. Individuelle Gesundheitsleistungen (IGeL) organisieren, kalkulieren und verkaufen. Berlin: Springer.

Studer J (1996). Rhetorik. Sprechen, Vortragen, Überzeugen. München: Bassermann.

Thill K D (2002). Professionelles Management. Köln: Deutscher Ärzte-Verlag.

Thill K D (2006). Wie zufrieden sind Patienten mit IGeL-Angeboten? Studienergebnisse. Düsseldorf: Institut für betriebswirtschaftliche Analysen, Beratung und Strategieentwicklung.

Ulbricht, Ellen (2008). Wenn Patienten nicht zahlen. Berlin: Springer.

Welling H (2005). Das Handbuch für den Praxiserfolg. Praxismarketing und Praxisorganisation für niedergelassene Ärzte (3. Aufl.). Stuttgart: Thieme.

Wolf J (Hrsg) (1999). Kursbuch Vereinsmanagement. Kapitel »Marketing: Vom Markt denken – zum Markt hin handeln«; Kapitel »Persönliche Kommunikation; Menschen für sich gewinnen«. Frankfurt: Ueberreuter.

Zeitschriften

Anti-Aging-Medizin (04/2003, 06/2003)

Arzt & Wirtschaft (07/1998, 09/1998, 11/1998, 12/2003, 2008–2010)

Ärzte-Zeitung (188, 20.10.2005)

Ärztliche Praxis (02/1998, 7/1998, 04/2004, 37/2004, 39/2004, 09/2005)

Ärztliche Praxis – Gekonnt Kommunizieren

Der Allgemeinarzt (20/2004)

Der Hausarzt (04/1999, 01/2004, 05/2004, 06/2004)

Deutsches Ärzteblatt (Ausgabe: 02/1999, 03/2000, 06/2003, 04/2004, 08/2004, 11/2004; Heft: 24-2003, 18-2004)

Die IGeL-Praxis (Buch + CD Leitfaden von Ärztliche Praxis)

Hartmann Bund Magazin (06/2000)

IGeL aktiv (08/2004, 12/2004, 01/2005, 02/2005)

Medical Tribune (08/2003, 05/2004)

Medicus Plus (3/2001)

Med Welt (4/2006)

Niedersächsisches Ärzteblatt (11/2003, 10/2004, 12/2004)

Practica Sonderheft (2004)

Praxis Infodienst Unternehmen Arztpraxis (2/2002, 09/2003)

Schwarz Pharma Praxisberatung

Simply your business (Dezember 2004)

Wirtschaftsjournal zur Medical Tribune (51-52/2003)

Internetadressen

www.aerzteblatt.de (11/2005)

www.aerztefuehrer.de/qm-arztpraxis/qm-modelle (04.10.2005)

www.aerzte.marcapo.com

www.aerztezeitung.de (02/2005–10/2005)

www.akf-info.de

www.arzthelferin-exklusiv.de

www.auw.de

www.bundesgerichtshof.de

www.bundessozialgericht.de

www.bundesverfassungsgericht.de

www.daviva.de

www.deutschesaerzteblatt.de (2005)

www.e-bis.de (10/2005)

www.edu-networks.com (11/2005)

www.igel-arzt.de (02/2005–10/2005)

www.kassenarzt.de

www.kbv.de (02/2005–10/2005)

www.krankenkassen-direkt.de

www.kv-rheinhessen.de (02/2005–05/2005)

www.linusgeisler.de

www.medical-tribune.de (2009–2010)
www.medinfo.de
www.Medizinische-Fachangestellte.de
www.patienteninformation.de
www.psychologie.at
www.wissensfabrik.de/pages
www.zm-online.de (02/2005–05/2005)

6.1.2 Wichtige Internetadressen

Internetadressen zu Kap. 1
Abrechnung

http://igel-kalkulator.de/1/
www.e-bis.de (aktuelle GOÄ 2003)
www.medical-text.de
www.medwell.de
www.pvs-niedersachsen.de
www.ratiopharm.de

Allgemein

www.akf-info.de
www.medinfo.de
www.patienteninformation.de
www.vr-partner.com

Gestaltung

www.72design.de
www.joerg-bort.de
Homepage
www.drvjung.de (Sieger-Homepage 2005)

Impfen

www.forum-impfen.de
www.rki.de/cln_178/nn_196012/DE/Content/Infekt/Impfen/
impfen_node.html?_nnn=true (Robert Koch Institut –
Impfen)

Ratgeber

www.aekn.de (Patientenmerkblatt zu privatärztl. Leistungen; Rubrik »ArztSpezial«)
www.almeda.de
www.baek.de (Mitarbeiterfragebogen)
www.deutschlandmed.de
www.hello-engines.de (kostenpflichtiger Eintrag in Suchmaschinen)

Recht

www.domain-recht.de/recht/ (Hilfe für die Wahl der richtigen Domain)

Verzeichniseinträge/Arztsuche

www.aerzte-im-netz.de (Eintrag ins Ärzteverzeichnis)
www.arzt-auskunft.de (kostenfreier Eintrag ins Ärzteverzeichnis der Stiftung Gesundheit)
www.Arztpartner.com
www.d-medico.de
www.doctoronline.de

Internetadressen zu Kap. 2

http://home.arcor.de/bognas/grundlagen.htm (nonverbale
Kommunikation)
www.aerzte.marcapo.com
www.daviva.de
www.linusgeisler.de (Arzt-Patienten-Kommunikation)
www.nlp.de

Internetadressen zu Kap. 3

www.aekn.de (Ärztekammer Niedersachsen)
www.arztfrauen.de (Veranstaltungen, Organisation)
www.bda-online.de (QM-Beauftrage)
www.efqm.org
www.gastropraxis-muenchen.de (QM-Ziele)
www.ktq.de
www.praxismanagement-deutschland.de
www.praxistest.de (Modelle)
www.qualimedic.de
www.q-m-a.de
www.qm-arztpraxis.de
www.qmg.de
www.qm-infocenter.de/arztpraxis
www.qmk-online.de (Qualitätsmodell Krankenhaus)

Leitlinien

www.leitlinien.de
www.leitlinien-wissen.de
www.patient-partner.de
www.ulmmed.de
www.uni-duesseldorf.de/WWW/AWMF/

Recht

www.igmr.uni-bremen.de/

Internetadressen zu Kap. 4
Allgemein

www.bundesgerichtshof.de
www.bundessozialgericht.de
www.bundesverfassungsgericht.de
www.die-gesundheitsreform.de (Gesundheitspolitische
Informationen und praktische Tipps)
www.domain-recht.de/recht/ (Homepage – Hilfe für die
Wahl der richtigen Domain)
www.g-ba.de (Richtlinien und Beschlüsse des GBA)
www.igmr.uni-bremen.de/ (QM)
www.kbv.de (Informationen der Kassenärztlichen Bundesvereinigung)
www.patienten-information.de

Musterberufsordnung, Marketing im Internet

www.baek.de

Rechtsanwälte

www.metax.de (Steuerberatergesellschaft)

6.1.3   Suchmaschinen

Deutsche Suchmaschinen

www.dino-online.de
www.excite.de
www.fireball.de
www.google.de
www.go.com
www.web.de
www.yahoo.de

Medizinische Suchmaschinen

www.scirus.com

Suchmaschinen für E-Mail-Adressen

www.iaf.net

6.1.4   Buchempfehlungen

Alternative Heilverfahren

Fuchs H (1999). Rund um die GOÄ. Leitfaden zur Abrechnung
   von Naturheilverfahren und komplementären Therapie-
   einrichtungen für Vertrags- und Privatärzte. Stuttgart:
   Hippokrates.
Hufelandgesellschaft für Gesamtheitsmedizin (Hrsg). Hufe-
   land-Leistungsverzeichnis für Therapierichtungen der
   Biologischen Medizin. Stuttgart: Hüthig.
Weber KG, Milz F (1999). Abrechnung von Naturheilverfahren
   und komplementären Therapien in der GOÄ. Stuttgart:
   Hippokrates.

IGeLn

Erbach M, Graneis R (Hrsg) (2003). Die IGeL-Praxis. Das große
   Einmaleins der Selbstzahler-Medizin. München: Ärzt-
   liche Praxis Ed.
Hess R, Klakow-Franck R (Hrsg) (2004). IGeL-Kompendium
   für die Arztpraxis. Patientengerechte Selbstzahleran-
   gebote rechtssicher und wirtschaftlich gestalten. Köln:
   Deutscher Ärzte-Verlag.
IGeL plus (Zeitschrift). Offenbar: Ärzte-Zeitung.
Keim-Meermann B (2005). Richtig IGeLn von Anfang an.
   Selbstzahlerleistungen erfolgreich einführen. Hannover:
   Schlütersche Verlagsgesellschaft.

Krimmel L (2004). MEGO 2005. MedWell-Gebührenverzeich-
   nis für individuelle Gesundheitsleistungen. Landsberg:
   ecomed.
Leithoff P, Sadler B (Hrsg) (2001). Individuelle Gesundheits-
   leistungen (IGeL) in der Orthopädie. Stuttgart: Thieme.
Thill KD (2003). Professionelles IGeL-Management. Der IGeL-
   CheckUp. Norderstedt: BOD.
Thill KD (2004). Einfach verkaufen. Der IGeL-Verkaufstrainer.
   Landsberg: ecomed.

Kommunikation

Cicero A, Kuderna J (2001). Clevere Antworten auf dumme
   Sprüche. Killerphrasen kunstvoll kontern. Paderborn:
   Jungfermannsche.
Schulz von Thun F (2005). Miteinander reden, Bd. 1–3 (Son-
   derausgabe). Reinbek: Rowohlt.
Schulz von Thun F, Ruppel J, Stratmann R (2003). Miteinan-
   der reden. Kommunikationspsychologie für Führungs-
   kräfte (Neuausgabe). Reinbek: Rowohlt.

Management

Decker F (1997). Das Große Handbuch: Management für
   soziale Institutionen. Landsberg: moderne industrie.
Stähle WH, Conrad P, Sydow J (1999). Management. Eine ver-
   haltenswissenschaftliche Perspektive, 8. Aufl. München:
   Vahlen.

Organisation/Marketing

Schreyögg G (2003). Organisation. Grundlagen moderner
   Organisationsgestaltung, 4. Aufl. Wiesbaden: Gabler.
Streit V, Letter M (2005) (Hrsg). Marketing für Arztpraxen.
   Individuelle Gesundheitsleistungen organisieren, kalku-
   lieren und verkaufen. Berlin: Springer.
Welling H (2005). Das Handbuch für den Praxiserfolg. Praxis-
   marketing und Praxisorganisation für niedergelassene
   Ärzte, 3. Aufl. Stuttgart: Thieme.

Glossar

Abdingung

Juristische Bezeichnung; Vereinbarung, mit der gesetzliche oder untergesetzliche Normen außer Kraft oder inhaltlich geändert werden.

Arbeitsanweisung

Arbeitsvorgaben, die sich auf eine Tätigkeit oder einen Bereich beschränken. Sie sind in leicht verständlicher Form zu verfassen und inhaltlich an die Mitarbeiterinnen des Bereiches anzupassen.

Audit

Systematische und unabhängige Untersuchung, um festzustellen, ob die qualitätsbezogenen Tätigkeiten und der damit zusammenhängende Output den geplanten Anforderungen entsprechen. Es wird auch geprüft, ob diese Anordnungen tatsächlich geeignet sind, die definierten Ziele zu erreichen.

Auditive Menschen

Hör-Menschen.

Auditor

Jemand, der Audits durchführt und die Qualitätssicherung kontrolliert.

Autopsie

Untersuchung eines toten Menschen oder Tieres zur Ermittlung der Todesursache.

Basel II

Neufassung der Baseler Eigenkapitalvereinbarung; Aufsichtsregeln für Kreditinstitute, unter denen die Eigenkapitalregeln eine herausragende Rolle einnehmen.

Basiszinssatz

Zinssatz für die jüngste Hauptrefinanzierungsoperation der Europäischen Zentralbank vor dem ersten Kalendertag des betreffenden Halbjahres. (01.01./01.07. jeden Jahres) – § 247 BGB.

Benchmarking

Praxisvergleich; der Prozess, in dem man sich (seine Praxis) hinsichtlich ausgewählter wichtiger Leistungs- und Wirtschaftlichkeitskennziffern mit anderen, möglichst »den Besten«, vergleicht. Auf dieser Basis wird analysiert, wie solche Spitzenleistungen ebenfalls erreicht werden können.

Berufsausübungsgemeinschaft

Die frühere »Gemeinschaftspraxis« wurde umbenannt, nachdem sich ab 2007 nicht nur Ärzte mit Ärzten, sondern auch mit anderen Heilberufen zur Berufsausübungsgemeinschaft zusammenschließen können. Dieser Zusammenschluss ist örtlich, aber auch überörtlich zulässig.

Break-even-point

Der Punkt, an dem die Aufwendungen und die Erträge einer Praxis gleich hoch sind. Der ökonomische Praxiserfolg ist folglich gleich Null. Oberhalb dieses Punktes liegt die Gewinnzone, unterhalb die Verlustzone.

Browsertypen

Unterschiedliche Software-Typen zum Verwalten, Finden und Ansehen von Dateien.

Budgetierung

Die Begrenzung der Geldmenge im GKV-System zur Vergütung. Die Begrenzung der Anzahl der im Quartal vergütungsfähigen Punktmenge (Praxisbudget bzw. Regelleistungsvolumen).

Corporate Behavior

Einheitliches Auftreten und Verhalten gegenüber der Außenwelt (Patienten, andere Praxen, Krankenhäuser, Krankenkassen); die »gelebte Praxiskultur« (Umgang mit Patienten, Umgang der Mitarbeiter untereinander, die Art der Personal- und Organisationsentwicklung sowie die Innovationskultur).

Corporate Communication

Beinhaltet die Produkt- und Unternehmenskommunikation. Wie werden die Praxisleistungen und der Betrieb »Arztpraxis« kommuniziert (persönliche Gespräche, Broschüren, Flyer, Info-Tafeln, etc.)?

Corporate Design

Visuelle Ausdrucksformen in Form eines optischen Bildes der Praxis (Gestaltung der Praxisräume, Visitenkarten, Briefbögen, Namensschilder, Praxiskleidung, etc.). Eine einheitliche Gestaltung bzw. immer wiederkehrende charakteristische Merkmale erhöhen den Wiedererkennungswert.

Corporate Identity
Das Gesamterscheinungsbild einer Arztpraxis nach innen und außen, zusammengesetzt aus Corporate Behavior, Corporate Communications und Corporate Design.

Differenzstrategie
Das deutliche Abgrenzen von anderen Mitbewerbern durch die Gesamtheit und Mischung der Angebote.

Disclaimer
Haftungsausschluss.

Domain
In einem Netzwerk miteinander verbundene Gruppe von Computern, die im Internet durch einen gemeinsamen Namen identifiziert werden; Teilbereich eines elektronischen Netzwerks (Name zur Identifikation eines Internetservers).

E-Cash
Elektronische Bezahlung.

Einwilligungsfähigkeit
Liegt vor, wenn eine Person über die natürliche Einsichts-, Urteils- und Verständnisfähigkeit verfügt, um Risiken und Nutzen einer sie betreffenden Maßnahme (z. B. ärztliche Behandlung oder Weitergabe von persönlichen Daten) in ihrer ganzen Tragweite zu erfassen. Auch ein Minderjähriger kann diese Verstandesreife haben. Die Einwilligungsfähigkeit ist die Grundlage zur selbstbestimmten Entscheidung als Verwirklichung des Persönlichkeitsrechts. Sie ist keine rechtsgeschäftliche Erklärung, erfordert also auch keine Geschäftsfähigkeit.

Emnid-Institut
Markt- und Meinungsforschungsinstitut in Bielefeld.

Ergebnisqualität
Ständige Beobachtung der Ziele mit Prüfung der Erreichbarkeit.

Evaluation
Bewertung, Bestimmung des Wertes, Beurteilung.

Expertise
Gutachten eines Experten.

Externe Dokumente
Regelwerke und Empfehlungen wie Gesetze, Verordnungen, Richtlinien, Normen und Leitlinien, die einschlägig sind oder aus internen Überlegungen heraus als gültig anerkannt werden.

Fahrlässigkeit
Verletzung der im konkreten Fall erforderlichen Sorgfalt, also der Durchschnittanforderungen, die von jedermann verlangt werden können, der ein risikobehaftetes Tun oder Unterlassen (Verhalten) durchführt oder durchführen will.

Framelos
Ohne einen rechteckigen Abschnitt eines Fensters, das von einem Browser im Internet angezeigt wird.

Frielingsdorf Consult
Gesellschaft für betriebswirtschaftliche Praxisführung in Köln; spezialisiert auf die Beratung niedergelassener Mediziner in den strategisch entscheidenden Phasen des Berufslebens.

Geschäftsfähigkeit
Fähigkeit, selbstständig vollwirksame Rechtsgeschäfte vorzunehmen (s. § 104 BGB).

Image
Vorstellung; Bild, das ein Einzelner oder eine Gruppe von einer Einzelperson oder einer anderen Gruppe hat; Persönlichkeits-, Charakterbild.

Implementierung
Das Einsetzen oder Einbauen in ein bestehendes Computerprogramm und dadurch das Erstellen eines funktionsfähigen Programms (Einfügen in ein neues System).

Indizierung
Anzeigen oder auf etwas hinweisen, etwas als angezeigt erscheinen lassen.

Inkasso
Forderungseinzug.

Innovationskultur
Gesamtheit der Einführung von etwas Neuem; Erneuerung, Neuerung.

Interne Qualitätsaudits
Regelmäßige und systematische Untersuchung des dokumentierten QM-Systems im Hinblick auf Anwendung und Wirksamkeit mit dem Ziel der ständigen Verbesserung.

Intranet
Auf einen bestimmten Personenkreis begrenzte Kommunikation über einen nur per Code nutzbaren Zugang auf Internetseiten.

Kinästhetische Menschen
Fühl-Menschen.

K.O.-Leistungen
Leistungen, die aufgrund des Vertrages über die hausärztliche Versorgung von Hausärzten vom 01.01.2003 grundsätzlich nicht mehr zu Lasten der GKV abgerechnet werden dürfen, soweit keine Ausnahme aus Sicherstellungsgründen zugelassen ist.

Konditionen
Auf- und Abschläge, mit denen der Verkaufspreis variiert werden kann, aber das grundsätzliche Wertniveau erhalten bleibt.

Leistungskatalog
Hier: Andere Bezeichnungen für den einheitlichen Bewertungsmaßstab (EBM 2000 plus), in dem die ärztlichen Leistungen mit Punktzahlen bewertet sind.

Leitlinien
Systematisch entwickelte Entscheidungshilfen über die angemessene ärztliche Vorgehensweise bei speziellen gesundheitlichen Problemen.

Lex specialis
Das von zwei oder mehreren anwendbaren Gesetzen vorrangig anzuwendende Sondergesetz.

Marketing
Praxisführungskonzeption, die sich zum einen an den Bedingungen des Praxiseinzugsgebietes und der Kunden orientiert, andererseits aber auch versucht, im Sinne der eigenen Ziele zu beeinflussen.

Marktforschung
Bezeichnet die systematische Gewinnung und Aufbereitung aller relevanten Informationen über das Umwelt- und Beziehungsgefüge einer Arztpraxis, sowohl im Hinblick auf den Beschaffungsbereich als auch in Bezug auf Kunden und Leistungen.

Meeting
Offizielle Zusammenkunft zweier oder mehrerer Personen zur Erörterung von Problemen und Fachfragen.

Meta-Tags
Strukturierte Angaben, um ein Dokument »einordnen« zu können.

Navigation
Gesamtheit der Maßnahmen zur Bestimmung des Standorts.

Nischenstrategie
Das gezielte Einsetzen eigener Ressourcen durch eine Spezialisierung des Angebots.

Nullbeteiligung
Gesellschafter ohne Beteiligung am Gesellschaftsvermögen.

Off-label-use
Wortschöpfung des Bundessozialgerichts für die Anwendung von Arzneimitteln außerhalb ihrer zugelassenen Indikation.

Olfaktorisch-gustatorische Menschen
Geschmacks-Menschen.

Operator
Fachkraft für die Bedienung von elektronischen Datenverarbeitungsanlagen.

Organisation
Aufbau, Gliederung, planmäßige Gestaltung.

Phase-III-Studie
Studie mit einer großen Zahl von Patienten (mehr als 1.000), die in der Regel an mehreren Prüfzentren in mehreren Ländern gleichzeitig durchgeführt wird. Letzte Prüfung vor dem Antrag auf Zulassung des Arzneimittels.

Pop-ups
Zusätzliche Fenster einer Internetseite, die sich automatisch öffnen.

Praxisgebühr
Zuzahlung des GKV-Patienten gemäß § 28 Abs. 4 SGB V.

Preisstrategie
Das Produkt wird zu einem so extrem günstigen Preis-Leistungs-Verhältnis angeboten, dass es von anderen Wettbewerbern auf Dauer nicht unterboten werden kann.

Prozess
Kette aufeinander aufbauender Funktionen, die einen definierten Beginn und ein definiertes Ende haben.

Prozessqualität
Effektive und effiziente Prozessgestaltung und rechtzeitige Gegensteuerung.

Qualitätssicherung
Sicherstellen, das der Prozess beherrscht wird.

Quick-Info
Kleines Textfeld mit Informationen auf Buttons bzw. Links.

Rentabilität
Beschreibt das Verhältnis von Erlösen zu Kosten.

Richtlinien
Von einer rechtlich legitimierten Institution konsequente, schriftlich fixierte und veröffentlichte Regelungen des Handelns und Unterlassens, die für den Rechtsraum dieser Institution verbindlich sind und deren Nichtbeachtung definierte Sanktionen nach sich zieht.

Scheinselbstständig
Scheinselbstständig ist, wer keine versicherungspflichtigen Arbeitnehmer beschäftigt, die aus diesem Beschäftigungsverhältnis regelmäßig mehr als 325 € monatlich verdienen, und wer auf Dauer nur für einen Arbeitgeber arbeitet, eine für Beschäftigte typische Arbeitsleistung erbringt, dessen Tätigkeit keine Merkmale unternehmerischen Handelns erkennen lässt und wo eine Tätigkeit ausgeübt wird, die in ihrem äußeren Erscheinungsbild der Tätigkeit entspricht, die zuvor in einem Beschäftigungsverhältnis ausgeübt wurde. Liegen diese Merkmale vor, ist der »Selbstständige« sozialversicherungspflichtig.

SMART
Spezifisch, messbar, ausführbar/aktionsorientiert, realistisch, terminiert. Strukturierte Hilfe zur Zielformulierung.

Stille Reserve
Differenz zwischen aktuell erzieltem Veräußerungswert und dem in der Buchhaltung nach jährlicher Abschreibung (AfA) noch ausgewiesenen Wert, die besteuert wird.

Strukturqualität
Qualität des Praxisstandortes, der materiellen Ausstattung, der Qualifikation der Mitarbeiterinnen, der Aufbauorganisation, etc.

Style-Sheet-Angaben
So genannte »Stilvorlagen« einer HTML; vom Prinzip her vergleichbar mit »Dokumentvorlagen« in MS Word, etc.

synaX
Ärztefirma; Management erfolgt durch die ägnw (Ärztegenossenschaft Nord-West e.G.).

Teilberufsausübungsgemeinschaft
Siehe Berufsausübungsgemeinschaft, jedoch beschränkt in der Zusammenarbeit auf einen Teilbereich aus dem haus- oder fachärztlichen Leistungsbereich.

Teilkostenrechnung
Überschuss/Leistung = Honorar – variable Kosten.

Territorial

Zu einem Gebiet gehörend, ein Gebiet betreffend.

Unbestimmter Rechtsbegriff

Bezeichnung mit konturlosen Grenzen, die erst durch Auslegung ermittelt werden.

URL

Uniform Resource Locator; einheitliche Ressourcenadresse, Adresse eines Objekts im Internet, Internetadresse.

Verfahrensanweisungen

Sie beschreiben bereichs-/tätigkeitsübergreifende Informationsflüsse und Zusammenhänge. Dabei wird die Zusammenarbeit mehrerer Bereiche des Unternehmens geregelt. Es werden die Verantwortlichkeiten definiert, wer was zu leisten hat und wie das Ergebnis aussehen soll.

Vertragsarzt

Ein nach der Zulassungsverordnung für Vertragsärzte (Ärzte-ZV) zugelassener und damit zur Abrechnung der Behandlung gesetzlich Krankenversicherter zu Lasten der gesetzlichen Krankenkassen befugter Arzt.

Verzugszinsen

Gesetzliche Verzinsung der Hauptforderung, die ein Schuldner (Patient) nach Rechnungsstellung zahlen muss, wenn er die Forderung nicht innerhalb der Zahlungsfrist (spätestens nach Ablauf von 30 Tagen) zahlt.

Visualisierung

Auf optisch ansprechende Weise (bildhaft) darstellen.

Visuelle Menschen

Seh-Menschen.

Vollkostenrechnung

Überschuss/Leistung = Honorar – variable Kosten./. Anteil der Fixkosten.

Vorsorgevollmacht

Unterscheidet sich von einer normalen Vollmacht dadurch, dass sie den gesetzlichen Anforderungen zur Betreuung genügt. So bestimmt u. a. § 1904 Abs. 2 BGB »ärztliche Maßnahmen«, dass die Vollmacht nur wirksam ist, wenn sie schriftlich erteilt ist und die in § 1904 Abs. 1 BGB genannten Maßnahmen ausdrücklich nennt. Nur eine »Generalvollmacht« zu erteilen, genügt nicht!

Wildcard

Platzhalter für beliebig viele Zeichen, u. a. bei der Sucheingabe in Suchmaschinen (z. B. *, %).

Zertifizierung

Resultat einer Prüfung durch einen unparteiischen Dritten, das die Konformität sowohl der Prozesse als auch der Resultate mit den Kriterien der Güte, mit anerkannten Standards und Normen für eine bestimmte Zeitperiode bestätigt.

Zielgruppe

In einer Zielgruppe werden Patienten/zuweisende Ärzte mit einer ähnlichen Bedarfsstruktur zusammengefasst.

Stichwortverzeichnis

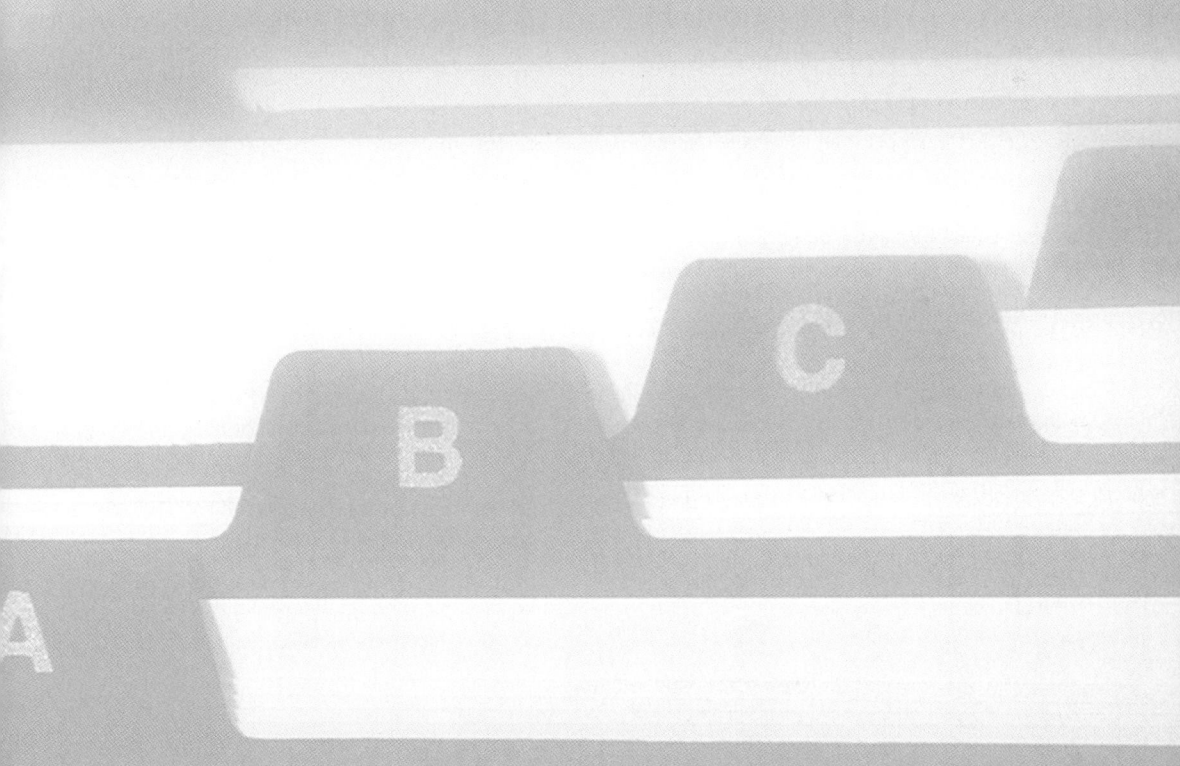

Printing: Ten Brink, Meppel, The Netherlands
Binding: Stürtz, Würzburg, Germany